각종 교정장치의
특징과 사용법

각종 교정장치의 특징과 사용법

악안면치열의 성장발육을 이용한 교합유도

마치다 유키오 감수

세키자키 카즈오 · 사토미 마사루 편저

대한소아치과학회 소아청소년교정교육연구위원회 역

김 성 오 (연세대학교 치과대학)

김 영 재 (서울대학교 치의학대학원)

박 기 태 (성균관대학교 의과대학)

서 현 우 (강릉원주대학교 치과대학)

양 연 미 (전북대학교 치과대학)

최 성 철 (경희대학교 치과대학)

현 홍 근 (서울대학교 치의학대학원)

dh 대한나래출판사

DaehanNarae Publishing, Inc.

#1507 SK V1 Tower
Younmujang 5 gagil 25, Sungdong-gu,
Seoul 04782, Korea
TEL: +82-2-922-7080
FAX: +82-2-922-0841
E-mail: nrpub@naver.com
Website: www.dhpub.com

KOREDEWAKARU! KAKUSHU KYOSEISOCHINO TOKUCHOTO TSUKAIKATA
by Yukio Machida
Edited by Kazuo Sekizaki, Masaru Satomi

Printed in Korea

각종 교정장치의 특징과 사용법–악안면치열의 성장발육을 위한 교합유도

발행일 2019년 10월 10일
감수 마치다 유키오
편저 세키자키 카즈오·사토미 마사루
역자 대한소아치과학회 소아청소년교정교육연구위원회
발행인 최용원
편집디자인 김지현·유문형
표지디자인 유문형
교정·교열 염정혜
발행처 **대한나래출판사** (등록 제2012-000051호/1994.6.10)
주소 서울시 성동구 연무장 5가길 25, SK V1 Tower 1507호 (성수동 2가 315-61)
전화 (02) 922-7080
팩스 (02) 922-0841
이메일 nrpub@naver.com
홈페이지 www.dhpub.com

ISBN 978-89-5741-682-2

정가 60,000원

감수자 서문

치아우식증치료 중심에서 교합유도 중심의 시대로

후생노동성의 치과질환실태조사에 따르면 1955년부터 1965년까지 소아 치아우식증 홍수의 시대였고 유치열이 막 완성된 3세 아이의 80% 이상이 치아우식증을 가지고 있었다고 한다. 당시 치과의사는 치아우식증치료에 쫓기는 날을 보냈을 것이다.

그 후 치아우식증이 감소하자 어린 환자와 부모는 부정교합에 관심을 가지게 되었고 교정치과 진료실을 찾는 이가 많아졌다. 그러나 많은 교정치과의는 영구치열이 완성될 때까지 기다리라는 진단을 내렸고 그 결과 많은 어린 환자가 소아치과 진료실을 찾았다. 상황이 이러했기 때문에 "치아우식증이 감소해 더 이상 장사가 잘될 순 없을 것이다."라고 했던 소아치과 진료실은 오히려 더 바빠졌다.

성장발육기를 전면적으로 이용하면서 정상교합을 방해하는 다양한 인자를 미연에 예방하고, 혹여 교합의 형성을 저해하는 이상 증상과 장애가 발생하면 조기에 처치해 건전한 영구치열교합으로 유도하는 것을 '교합유도'라고 부른다. 교합유도에는 수단에 따라 간격 유지, 유치의 삭제(disking), 간격회복처치, 간격획득처치, 간격축소처치, 치아의 소규모 이동, 상·하악 교합관계의 개선, 치열궁의 확대, 구강습관의 제거 등이 있다.

일반 교정치과의 중에 유치열기나 혼합치열기에 개입하는 부정교합처치, 즉 교합유도를 권장하지 않는 분도 계시는 것 같은데, 성장발육을 종료한 후 진행하는 부정교합 치료는 마치 성인이 되어 외국어를 공부하면 어렸을 때 습득했을 때보다 유창하게 말하기 어려운 것과 같다. 상·하악 교합관계가 비정상인 반대교합이나 교차교합을 유치열기에 처치해 정상교합으로 만드는 것은 매우 효과적이다. 견치 사이의 폭경이 확대되는 전치부 교환기에 전치부 총생을 치료하는 방법 역시 주효하다고 생각한다.

지금의 소아치과치료는 과거의 치아우식증치료 중심에서 교합유도 중심으로 옮겨가고 있다고 해도 과언이 아니다. 앞으로 교합유도의 도입을 계획하는 분이 계시다면 본서는 물론 각종 교합유도 관련 서적의 숙독을 권하고 싶다.

교합유도는 결코 간단한 치과교정치료가 아니라는 것을 염두에 두고 실천하기 바란다.

2017년 5월

마치다 유키오(町田幸雄)

감수자 및 저자 약력

감수자

마치다 유키오(町田幸雄)

1955년 동경치과대학 졸업
1963년 동경치과대학 조교수(치과보존학)
1966년 동경치과대학 교수(소아치과학)
1974년 일본소아치과학회 회장
1995년 동경치과대학 부학장
1998년 동경치과대학 명예교수
2001년 일본소아치과연구소 창설

<저서>

- 유치열기부터 시작하는 교합유도(一世出版, 2006)
- 교환기를 훌륭하게 이용한 교합유도(一世出版, 2006)
- 임상방사선적 · 병리조직학적 뒷받침이 되는 유치치내요법(一世出版, 2014)
- 일반임상의가 다루는 유치열기부터 목표로 하는 '영구치열기 정상교합' 획득의 길(편저, HYORON, 2015)

<소속단체>

일본소아치과학회/일본외상치학회/일본소아치과연구회/마치다숙

편저자

세키자키 카즈오(関崎和夫)

1983년 일본대학 치학부 졸업
일본대학 치학부 보철학교실 크라운 · 브릿지학강좌 입국
1991년 니가타 현 미쓰케 시에 세키자키치과의원 개설

<저서>

- GP를 위한 교합유도(일본퀸테센스출판, 2014)
- 일반임상의가 다루는 유치열기부터 목표로 하는 '영구치열기 정상교합' 획득의 길(편저, HYORON, 2015)
- 기능적 교정요법 입문(공저, 東京臨床出版, 2017)

<소속단체>

일본교정치과학회/일본소아치과학회/일본악교합학회/Or-thoFreak교정연구회/일본소아치과연구회/마치다숙

편저자

사토미 마사루(里見 優)

1983년 츠루미대학 치학부 졸업
1988년 츠루미대학대학원 치학연구과(치과교정학) 수료
1990년 야마가타 현 야마가타 시에 사토미교정치과클리닉 개설
2008년 츠루미대학 치학부 비상근강사

<저서>

- 쉽게 이해하는 MFT(공저, 와카바출판, 2014)
- 임상가를 위한 교정 YEARBOOK 2015(공저, 일본퀸테센스출판, 2015)
- 기본 · 숙련 MFT 구강근 연습 실천 가이드(공저, 덴탈다이아몬드, 2016)
- 기능적 교정요법 입문(공저, 東京臨床出版, 2017)

<소속단체>

일본교정치과학회(인정의 · 전문의)/일본구개열학회/일본악변형증학회/일본소아치과학회/일본임상교정치과의회/일본구강근기능요법학회/도호쿠교정치과학회/마치다숙/성장치과의료연구회/일본 Facial Orthotropics 연구회

집필자

가나오 아키라(金尾 晃)
고이시 고(小石 剛)
기쿠치 사에코(菊地紗恵子)
나카무라 다카시(中村 孝)
나카무라 요헤이(仲村陽平)
나카지마 다카토시(中島隆敏)
다이 기요시(田井規能)
다카기 아츠시(高木淳史)
다카노 마코토(高野 真)
다카하시 기미코(高橋喜見子)
도노기 노리코(外木徳子)
마시코 마사노리(益子正範)
마치다 나오키(町田直樹)
마치다 유키오(町田幸雄)
미타니 야스시(三谷 寧)
사토미 마사루(里見 優)
세키자키 카즈오(関崎和夫)
스기노 미치다카(杉野道崇)
시미즈 기요에(清水清恵)
아카기 히데아키(赤木秀瑛)
오무라 슈헤이(大村周平)
오키토 도시히코(沖藤寿彦)
이와무라 히로시(岩村 浩)
이토 리츠키(伊藤率紀)

저자 서문

최근 소아 치아우식증이 급감함에 따라 어린 자녀를 키우는 많은 가정의 관심이 '치아우식증 치료·예방'에서 '치아배열'로 옮겨 가고 있다. 그런 변화에 민감하게 반응한 일반 치과의사는 유아·소아기의 치아우식증·치주병 예방을 당연한 것으로 받아들여, 건전하고 아름다운 영구치열의 완성을 추구하는 포괄적인 예방, 즉 교합유도를 도입하기 시작했고 일반 치과의사의 교합유도가 선풍적인 인기를 끌게 되었다.

그러나 '교합유도≒쉬운 교합'이라고 생각하는 일반 치과의사가 많은 것 같다. 최근 인기 있는 상교정장치나 마우스 쉴드(mouth shield)형 교정장치를 사용해 교합을 유도했는데 '생각처럼 치아가 이동하지 않는다, 예기치 못한 방향으로 성장해 손을 대기 힘들다'와 같은 문제가 발생한 사례를 쉽게 볼 수 있다. 교합유도는 결코 쉬운 교정이 아니다.

이런 실패를 피하기 위해서도 교정치료에 관한 기초지식과 테크닉이 반드시 필요하고, 두부방사선 규격사진의 분석, 모형 분석 등 기본검사, 교정을 개시하는 시기와 발치·비발치의 진단을 학습한 후 교합을 유도해야 한다. 또한 상교정장치나 마우스 쉴드형 교정장치만 가지고 교정치료를 완수할 수 없으므로 멀티브라켓장치를 사용하는 standard edgewise법 등 교정에 관한 기본 테크닉을 습득한 후 그것들을 보완하는 각종 교정장치에 대해서도 공부해야 한다. 각종 교정장치를 시기적절하게 선택적으로 적용할 수 있다면 교정치료 전반에 걸쳐 수준 높은 치료결과를 얻을 수 있을 것이다. 그러기 위해 본서를 꼭 활용하기 바란다.

본서는 각종 교정장치를 소개하는 것이 주목적이므로, 지면 관계상 교정치료와 진단에 필요한 구강검사, 두부방사선 규격사진, 모형분석, 안모의 비율 검사, 구강기능검사에 관한 자세한 설명을 간소화하거나 생략하였다. 그러나 본서의 집필진은 정밀검사를 거친 후 환자와 가족에게 치료계획을 설명하고 교정치료에 들어갔음을 미리 알려드린다.

본서의 원서 제목이 "이제 알 수 있다! 각종 교정장치의 특징과 사용법"이기는 하나 본서를 읽는 것만으로 '이제 알 수 있다!'고 판단한다면 큰 착각이다. 알면 알수록 어려운 것이 공부이기 때문이다. 따라서 본서가 교정치료를 배우는 계기가 되어 독자 여러분께 미력하게나마 도움이 되기를 희망한다.

2017년 5월

세키자키 카즈오(関崎和夫)

역자 서문

구강 내 질환의 양상이 과거에 비해 많이 변화되었고, 사람들의 심미적인 외모에 대한 관심이 증가함에 따라 소아치과의사, 교정과의사뿐만 아니라 일반 치과의사들 사이에서도 교정치료에 대한 관심은 크게 증가하고 있다. 사실 교정치료 방법에 있어서 고정성 장치를 붙이지 않고 치료가 가능한 방법이 소개되는 등 교정치료의 술식은 과거에 비해 많이 편해진 편이다.

교정치료의 목표는 환자 개개인마다 다르게 설정될 수 있고 또 그렇게 되어야 한다. 술자는 환자가 어떤 부분을 고치고자 하는지 환자의 의사를 고려한 후 그에 맞는 치료의 목표를 설정하고 그 목표를 환자와 충분히 공유하여야 한다. 치료의 목표가 설정되면 그에 도달하기 위한 방법은 술자마다 다양하게 적용될 수 있다. 흔히 교정치료를 시작하려는 치과의사들은 어떤 장치를 사용할지 또는 어떤 테크닉을 적용할지에 최우선의 관심을 가지는 경우가 많은데, 그보다 몇 배 중요한 것은 정확한 진단을 통해 적절한 치료의 목표를 설정하는 것이며 이 목표에 도달하는 방법은 실로 다양하게 존재한다. 교정치료 방법에는 수많은 테크닉이 있지만 어느 교정의사든 자기만의 한두 가지 테크닉을 차용하여 치료에 적용하고 있으며, 어느 한 가지 테크닉이 다른 테크닉보다 훨씬 우수하다고 말하기는 어렵다. 소위 유명하다는 교정의사들 역시 그들이 다양한 테크닉을 두루 잘 사용하여 유명해졌다기보다는 어느 한 가지 테크닉 또는 장치에 대한 충분한 know-how를 가지고 있기 때문이다. 어느 한 가지 장치 또는 테크닉을 원칙에 입각하여 꾸준히 사용하다 보면 그에 따른 know-how가 생기고 달인의 경지에 이를 수 있게 되는 것이다.

본 저서는 교정환자의 진단에 중점을 두었다기보다는 성장기에 있는 소아·청소년 환자에 적용될 수 있는 다양한 장치들을 자세히 소개한 책이다. 장치를 처음 사용하는 치과의사들이 실제 임상에서 부딪칠 수 있는 문제들을 다양한 증례들과 함께 설명하고 있어서 실제 임상에 큰 도움이 될 것이다.

이 책의 출판을 위해 힘써 주신 대한소아치과학회 소아청소년교정교육연구위원회 교수님들과 한글판 번역에 노력해 주신 대한나래출판사 임직원분들께 깊은 감사의 마음을 전합니다.

2019년 10월

역자 대표 교수 박기태

목차

감수자 서문 ······ 마치다 유키오 V
감수자 및 저자 약력 ······ VI
저자 서문 ······ 세키자키 카즈오 VII
역자 약력 ······ VIII
역자 서문 ······ 역자 대표 교수 박기태 IX

총론 악안면치열의 성장발육을 이용한 교합유도 ······ 세키자키 카즈오 1

제I부 치아이동장치 ······ 13

제1장 Schwarz 장치 ······ 다카노 마코토 14
제2장 Lingual Arch Appliance ······ 도노기 노리코 24
제3장 Multi-bracket Appliance ······ 마치다 나오키 35

제II부 치열확대장치 ······ 45

제4장 Quad Helix Appliance ······ 아카기 히데아키·오무라 슈헤이·다이 기요시 46
제5장 Rapid Maxillary Expansion(RME) Appliance ······ 고이시 고·나카지마 다카토시·기쿠치 사에코 57
제6장 Clear Expansion Appliance(CLEA) ······ 다카하시 기미코 70
제7장 Lip Bumper와 Greenfield Molar Distalizer(GMD) ······ 스기노 미치다카 80
제8장 Pendulum Appliance ······ 오키토 도시히코·나카무라 다카시 91

제 III 부 기능적 턱교정장치 ········ 103

제9장 Mouth Shield Appliance ········ 가나오 아키라·다카기 아츠시·나카무라 요헤이 104
제10장 Bimler Appliance와 Soldered Lingual Arch(SLA) ········ 이토 리츠키 115
제11장 Bite Jumping Appliance(BJA) ········ 사토미 마사루 127
제12장 구강근기능요법과 악습관제거·혀거상 장치 ········ 시미즈 기요에·사토미 마사루 140

제 IV 부 종합 시스템 ········ 153

제13장 Biobloc ········ 사토미 마사루 154
제14장 Right Angle Maxillary Protraction Appliance(RAMPA) 치료
········ 마시코 마사노리·이와무라 히로시·미타니 야스시 166

마치며 ········ 사토미 마사루 178
찾아보기 ········ 179

총론

악안면치열의 성장발육을 이용한 교합유도

총론 악안면치열의 성장발육을 이용한 교합유도

세키자키 카즈오(関崎和夫)

악안면치열의 성장발육

'악안면치열의 성장발육을 이용한 교합유도'를 공부하려면 먼저 '악안면치열의 성장발육'을 알아야 한다. 인간의 성장발육을 말하자면 출생 직후부터 키 성장이 멈추는 20세까지를 성장발육기로 본다. 따라서 많은 일반 치과의사들은 '키가 크는 동안 악안면치열도 성장한다'고 생각한다. 그러나 악안면치열의 성장발육기에 있어서는 두개안면을 구성하는 상악골, 하악골, 상악 치열, 하악 치열 등 부위에 따라 성장의 정점이 대체로 다르다.

특히 치열은 유치열기 → 절치 교환기(혼합치열 전기) → 측방치군 교환기(혼합치열 후기) → 영구치열기로 변화하는데(그림 1), 성장발육이 가장 왕성한 시기는 절치 교환기~측방치군 교환기다. 상·하악 치열궁의 길이는 영구 중절치 맹출부터 급격한 성장발육을 시작해 제2유구치가 탈락할 때까지 성장한다(그림 2). 그러나 제2유구치가 탈락하면 Leeway space를 상실하고 제1대구치는 근심으로 이동해, 제2대구치의 맹출과 함께 제1대구치부터 근심 길이가 감소한다[1](그림 3). 상·하악 치열궁의 폭경도 유견치, 제1유구치, 제2유구치가 잔존해 있는 시기는 성장발육을 계속하지만, 치아 탈락 및 후속 영구치의 맹출과 함께 폭경이 정점을 찍고 그 후 폭경이 유지되거나 감소된다[2](그림 4, 5). 특히 영구 견치 맹출 후 하악 견치 간 폭경이 현저하게 감소하고, 영구 견치 맹출기에 하악 절치부에 있던 총생은 악화될 뿐 개선되지 않는다[3,4]. 영구치 맹출 후 치열궁 폭경이 확장되는 곳은 상악 제1대구치 사이뿐이다.

따라서 치열의 성장발육기는 절치 교환기~측방치군 교환기이고, 제2유구치 탈락 이후 제1대구치부터 근심 치열의 성장발육이 거의 종료되어 치열궁의 장경 및 폭경의 자연 성장발육을 거의 기대할 수 없는 시기라고 이해해야 한다. 그러나 하악골체의 성장발육은 치열과 달리 영구치열기가 되어도 하악지, 하악두가 성장하고, 특히 남자는 20세를 지나도 성장발육하는 경우가 있어 상·하악 교합관계를 확립할 때는 이러한 성장을 고려해야 한다[4](그림 6).

총론

그림 1 치열의 성장발육

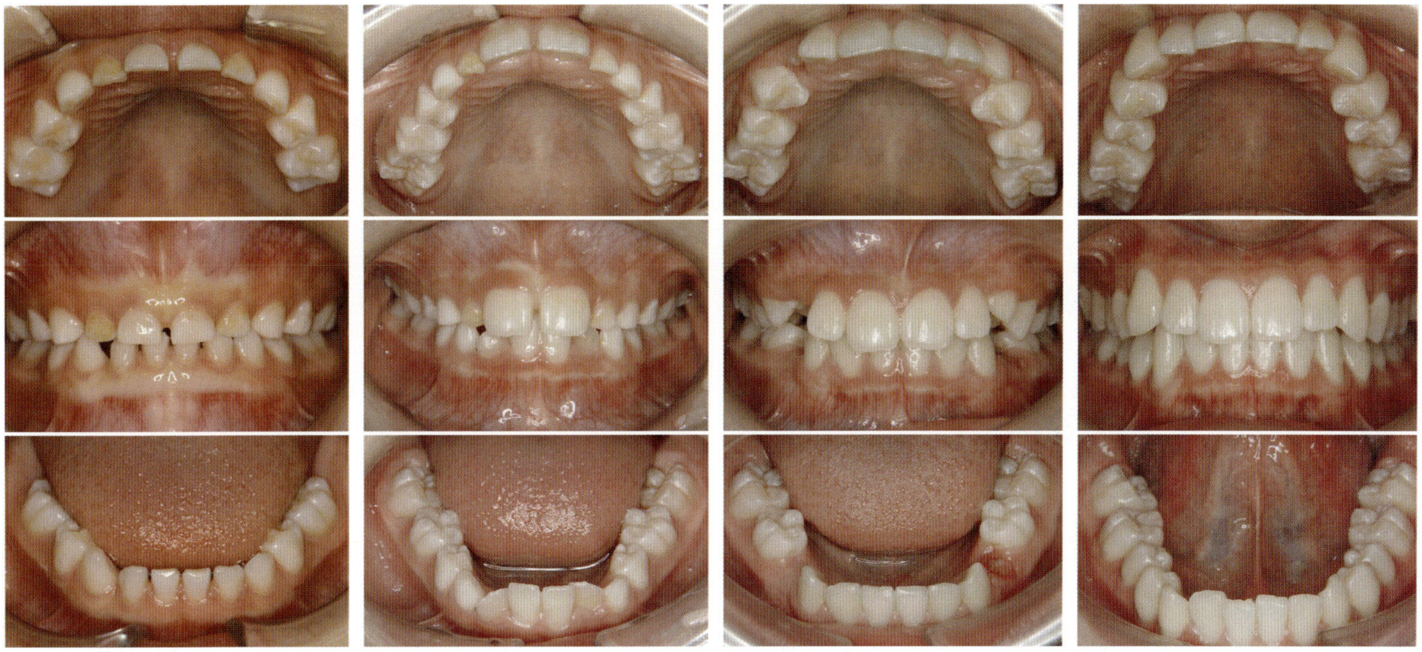

그림 1-1. 유치열기.

그림 1-2. 절치 교환기.

그림 1-3. 측방치군 교환기.

그림 1-4. 영구치열기.

그림 2 상·하악 치열궁 길이의 성장발육

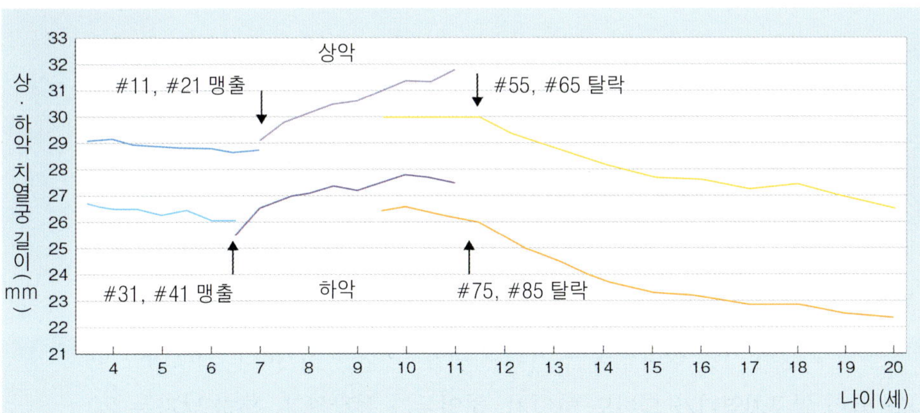

참고문헌 2)에서 인용

치열궁 길이의 계측 포인트

〈유치열〉
제2유구치 최원심 끝~유중절치 순면

〈혼합치열〉
제2유구치 최원심 끝~영구 중절치 순면

〈영구치열〉
제1대구치 최근심 끝~영구 중절치 순면

총론

그림 3 Leeway space의 상실.

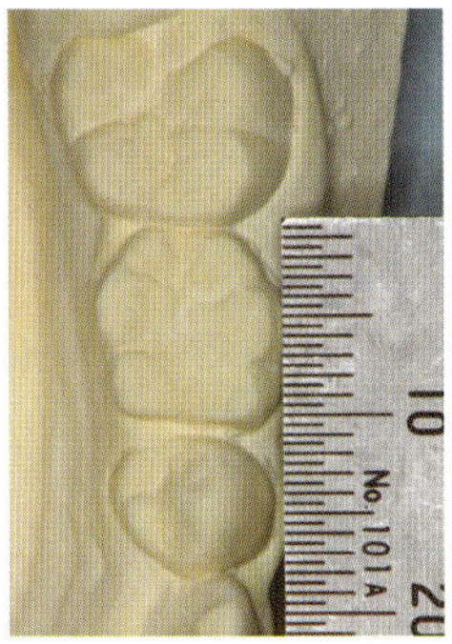

그림 3-1. 제2유구치 탈락 직전.

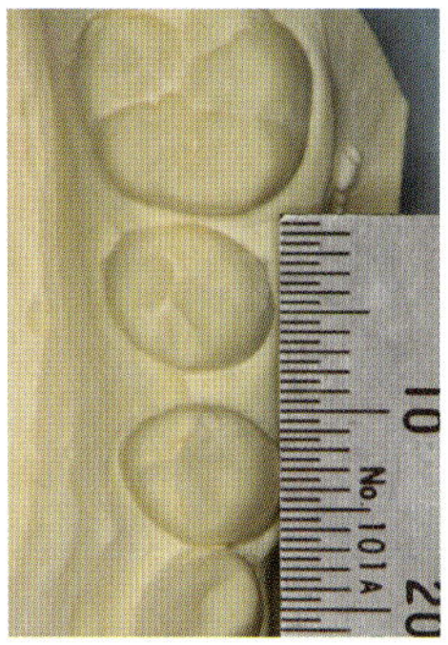

그림 3-2. 제2유구치 탈락.

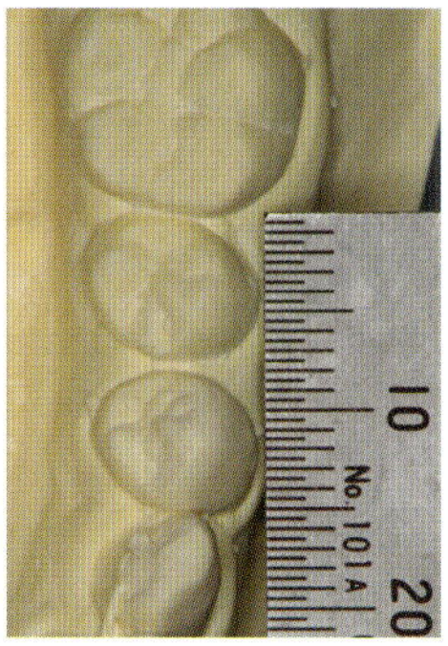

그림 3-3. 2개월 후.

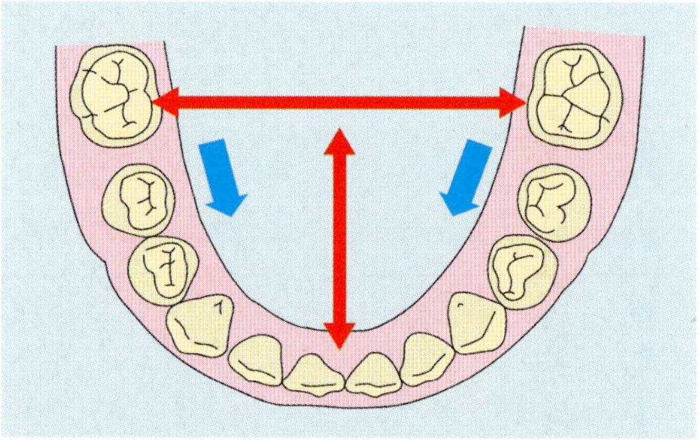

그림 3-4. 제2유구치가 탈락하면 조기에 제1대구치가 근심의 치열궁이 좁아지는 방향으로 이동하므로(파란색 화살표) 치열궁 길이와 제1대구치 사이의 폭경이 소량 감소한다.

그림 4 상악 치열궁 폭경의 성장발육.

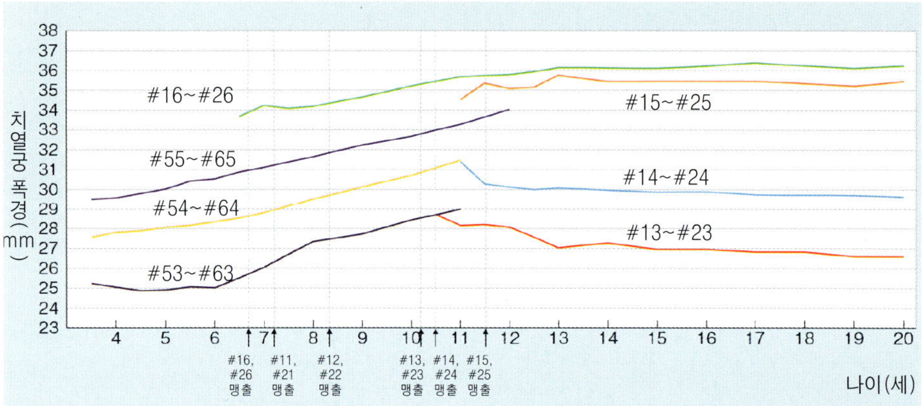

참고문헌 2)에서 인용

상악 치열궁 폭경의 계측 포인트

각 치아의 구개측 치경부 최하점 사이

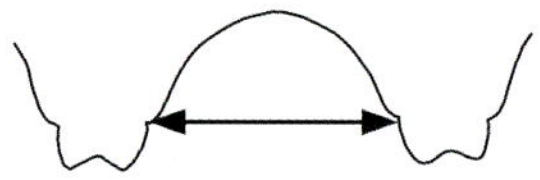

유치가 잔존해 있는 동안에는 상악 치열궁의 폭경이 성장하지만, 영구치열기가 되면 거의 성장하지 않거나 감소한다. 영구치 맹출 후 치열궁의 폭경이 성장하는 치아는 상·하악 중에 상악 제1대구치뿐이다.

그림 5 하악 치열궁 폭경의 성장발육.

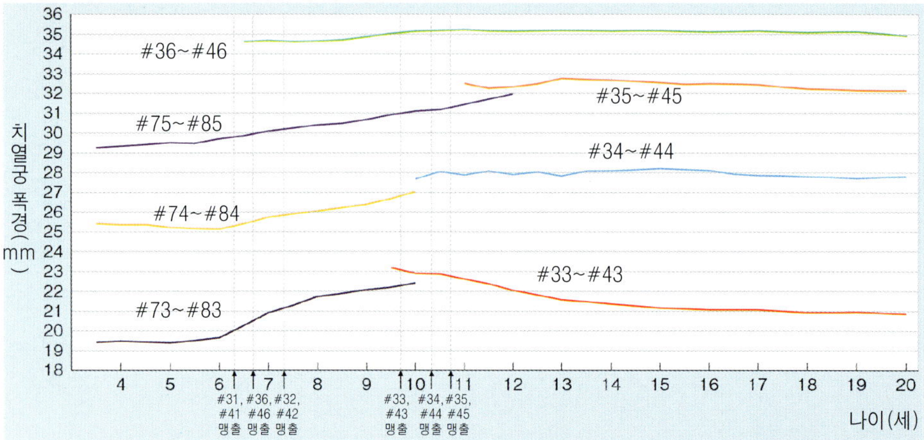

참고문헌 2)에서 인용

하악 치열궁 폭경의 계측 포인트

각 치아의 설측 치경부 최하점 사이

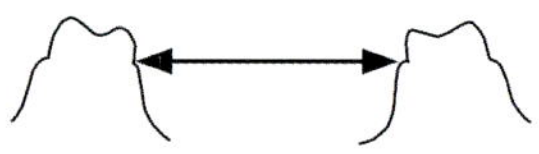

하악 치열궁의 폭경도 유치가 잔존해 있는 동안 성장하지만, 영구치열기가 되면 거의 성장하지 않고 특히 하악 견치 간 폭경의 감소가 현저하다. 따라서 영구 견치 맹출기에 하악 절치부에 있던 총생은 더 악화될 뿐 개선은 없다.

그림 6 상·하악 성장발육의 차이.

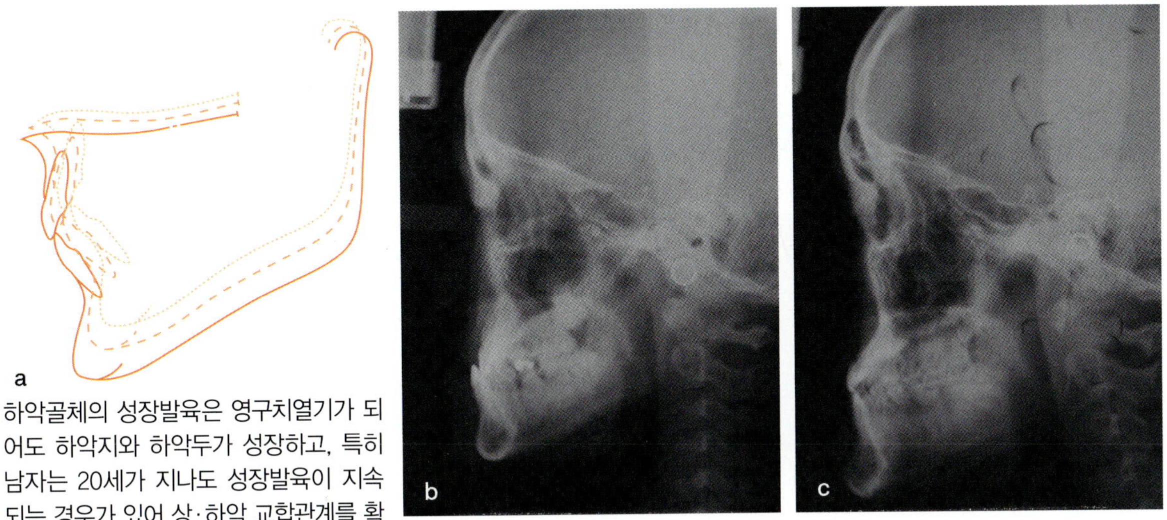

하악골체의 성장발육은 영구치열기가 되어도 하악지와 하악두가 성장하고, 특히 남자는 20세가 지나도 성장발육이 지속되는 경우가 있어 상·하악 교합관계를 확립할 때는 이러한 성장을 고려해야 한다.

초진 시 11세 3개월 남자.

7년 후 18세 3개월 남자.

'악안면치열의 성장발육을 이용한 교합유도'란?

'악안면치열의 성장발육을 이용한 교합유도'의 장점은 다음과 같다.

1. 절치 교환기~측방치군 교합기에 진행하므로 치열의 성장발육이 왕성한 시기에 개입해 부정교합치열을 개선할 수 있다[1-4](그림 7, 8).
2. 성장발육기(절치 교환기~측방치군 교환기)에 하는 교합유도는 영구치열기까지 방치해 다양한 요인으로 복잡해진 부정교합치열을 치료할 때보다 문제가 더 단순한 환경에서 치료를 종료할 수 있고, 혹여 영구치열기에 부정교합이 재발하거나 새롭게 출현하더라도 단순해진 치열 내에서 교정치료를 다시 진행할 수 있다.

한편 '악안면치열의 성장발육을 이용한 교합유도'의 단점은 다음과 같은 것을 들 수 있다[4].

1. 초기 부정교합을 식별할 수 있고, 원인을 이해하며, 미래의 치열과 교합상태를 예측할 수 있는 등 악안면치열의 성장발육을 충분히 이해하지 못하면 치료가 어렵다[4,5].
2. 절치 교환기부터 영구치열 완성기까지 진행하므로 치료기간이 길어 환자와 치과의사가 느끼는 부담이 크다.

앞으로 교합유도를 시작하려는 일반 치과의사는 '악안면치열의 성장발육을 이용한 교합유도'의 장·단점을 충분히 고려하고 신중하게 실천하기를 당부한다[4,6].

그림 7 치열궁 길이가 증가하는 시기에 반대교합을 개선한 예.

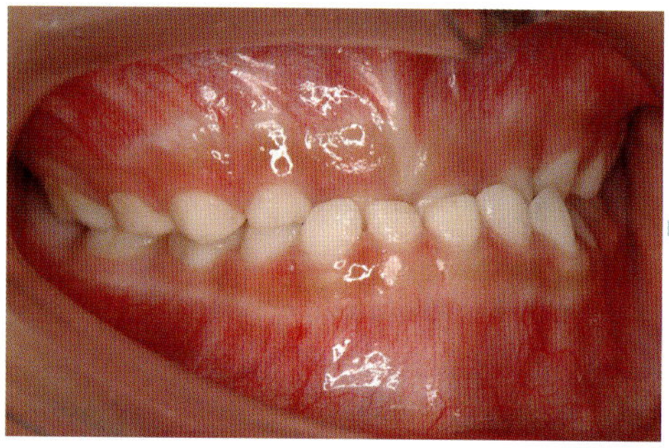

그림 7-1. 4세 11개월. 유치열기는 반대교합이다.

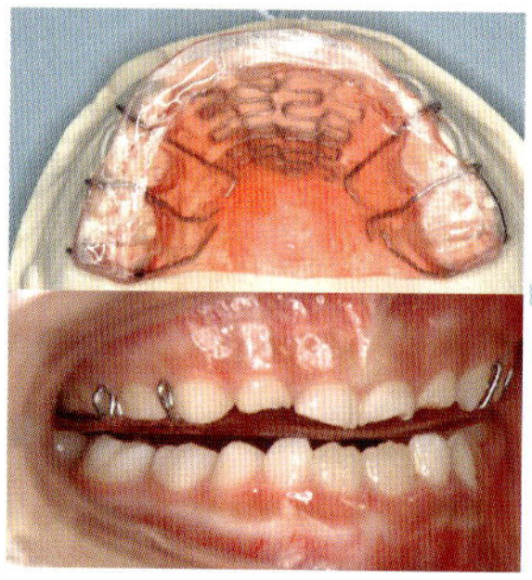

그림 7-2. 5세 4개월. 절치 교환기에 상교정장치를 사용하였다.

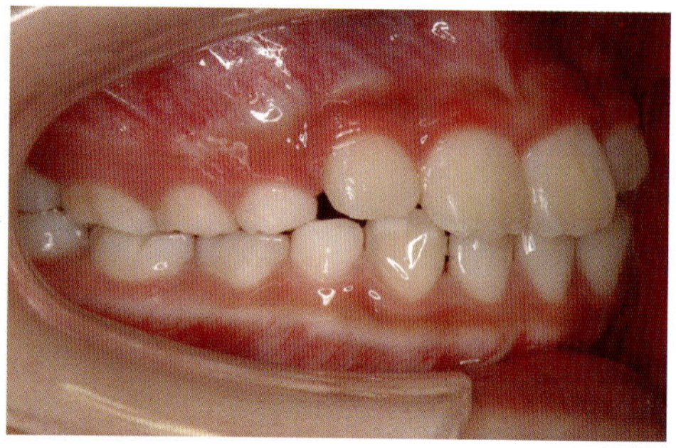

그림 7-3. 7세 4개월. 치열궁 길이가 크게 성장하는 시기에 개입해 개선하였다.

그림 8 치열궁 폭경이 증가하는 시기에 총생을 개선한 예.

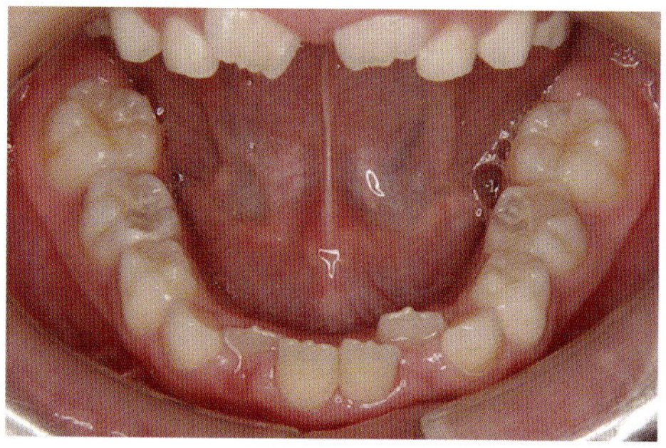

그림 8-1. 7세 5개월. 측절치가 설측에 맹출하였다.

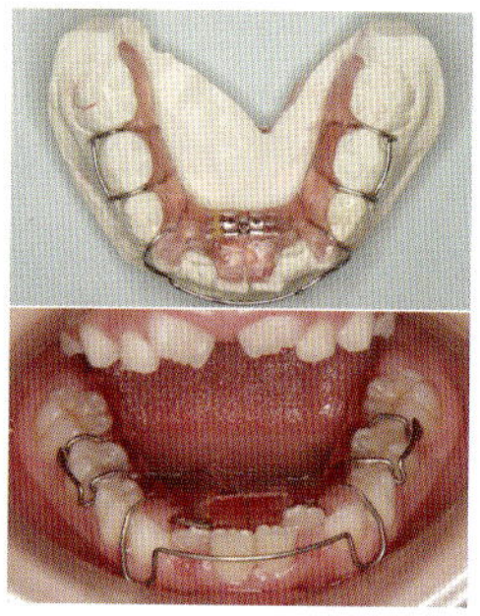

그림 8-2. 7세 5개월. Schwarz 장치로 치열을 확장하였다.

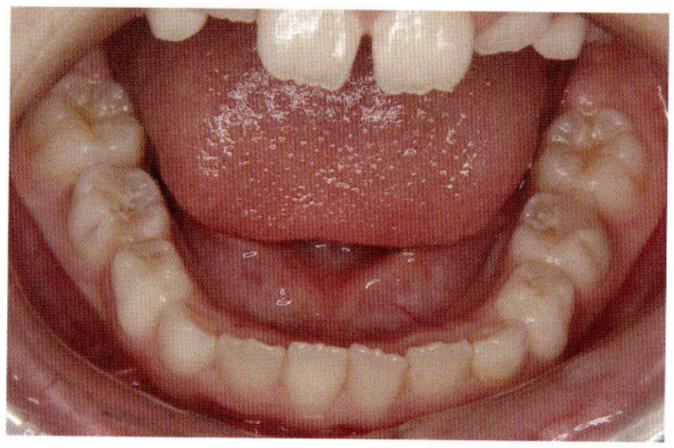

그림 8-3. 8세 2개월. 치열궁 폭경이 크게 성장하는 시기에 개입해 개선하였다.

악안면치열의 성장발육을 활용할 수 있는 각종 교정장치

이 책에서 소개하는 교정장치(그림 9)는 유치열기 → 절치 교환기(혼합치열 전기) → 측방치군 교환기(혼합치열 후기)에 악안면치열의 성장발육을 이용해 진행하는 교합유도에 유효한 장치를 중심으로 선별하였다. 따라서 영구치열이 완성되기 전의 성장발육에 사용하지 않는 마우스피스형 교정장치와 성장발육을 제한하는 이모장치(chin cup), 임플란트 교정은 이 책에서 제외시켰다.

총론에서는 개요만 소개하고 자세한 내용은 각론에서 ① 장치의 특징, ② 적응증, ③ 증례, ④ 장치의 제작·조정 방법, ⑤ 장치 사용 시 주의사항과 치료 시 주의사항 등을 설명하기로 한다.

그림 9-1 단수~복수 치아를 이동하는 장치.

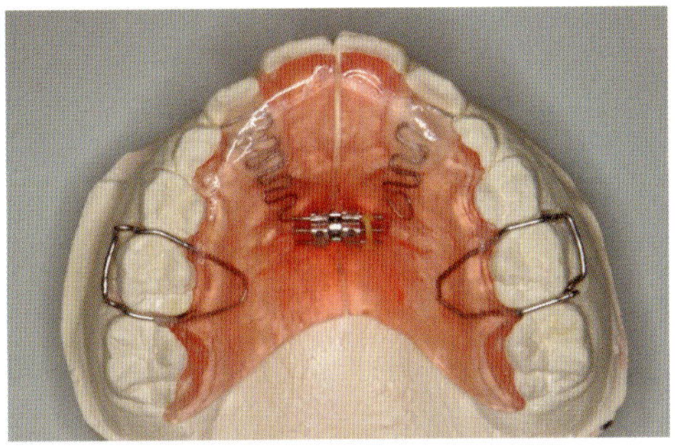

상교정장치
가철성. 19세기 중반부터 유럽에 사용되기 시작했고 경질고무상에서 레진상으로 교체되어 지금까지도 선택되는 장치. 금속 스프링이나 확대 스크류를 연결해 치아이동이나 치열의 측방·전방·후방 확대가 가능하다. 확대 스크류를 조합한 장치를 'Schwarz 장치'라고 부른다.

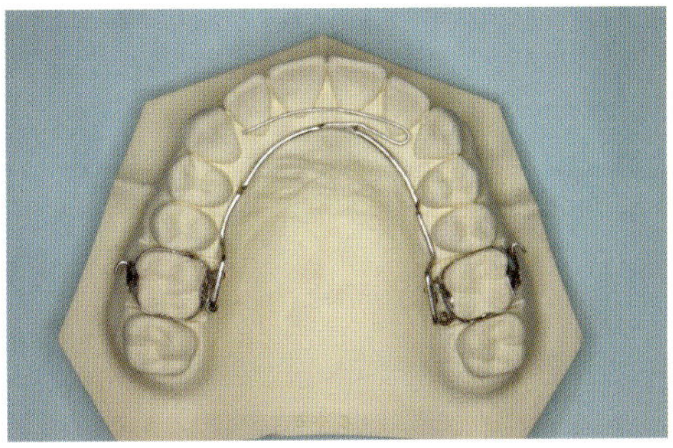

Lingual arch appliance
고정성. 1918년 Mershon JV가 발표해 현재까지도 사용하는 장치. 주선에 다양한 타입의 보조 스프링을 납착해 치아를 전방, 측방, 후방, 정출 등 다양한 방향으로 이동할 수 있다.

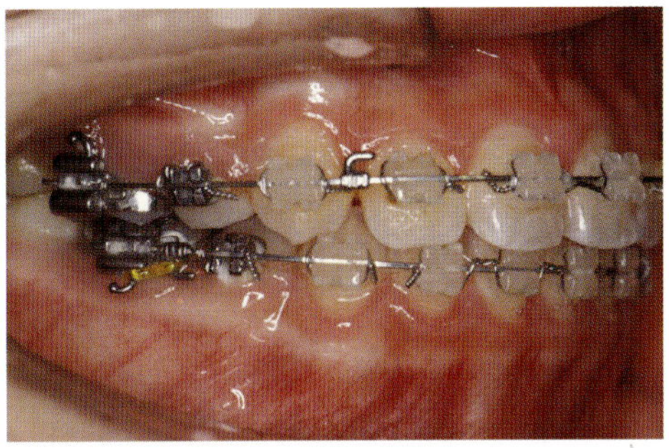

Multi-bracket appliance
고정성. 1928년 Angle EH에 의해 발표되었고, 진화를 거듭하며 현재까지 선택되는 장치. 현대 교정장치의 주류. 브라켓을 치면에 접착하고 구부리거나 형상기억합금 등 다양한 강선을 사용해 치아를 이동한다.

그림 9-2 치열 측방확대장치.

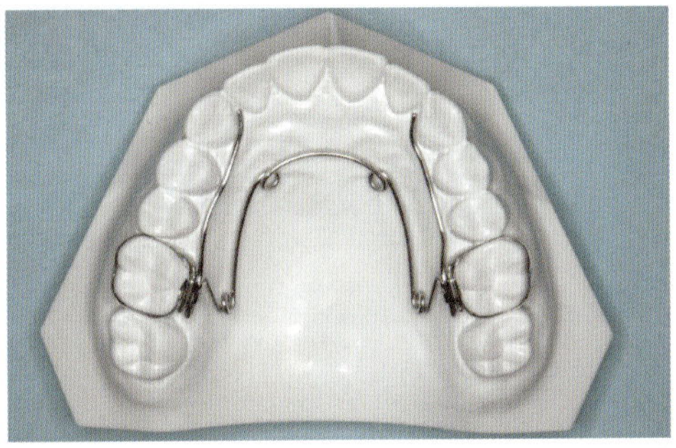

Quad Helix
완속확대장치. 고정성. 1973년 Ricketts RM이 발표하고 4개의 helical loop, arm, 대구치 밴드로 구성된다. Arm의 설치 위치를 조절해 구치부의 측방확대, 전치부의 전방·측방 확대, 제1대구치 회전이 가능하다. 하악에도 응용이 가능하다.

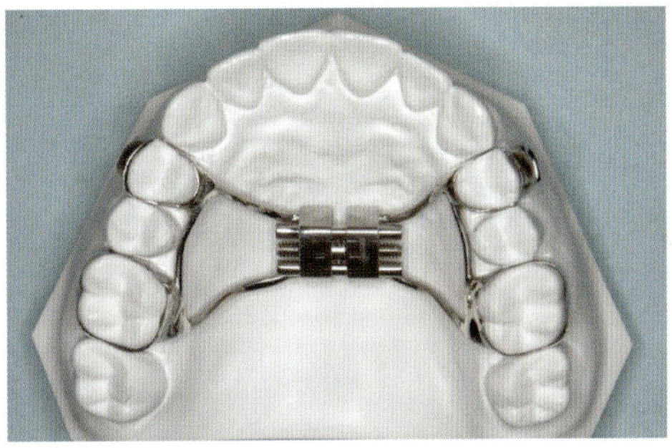

Hyrax type RME
급속상악확대장치. 고정성. 상악을 약 2~3주간 0.2~0.4mm/day 속도로 측방확대하고 정중구개봉합까지 이개한다. 상악 치조기저도 확대가 가능하다. 최근에는 완속측방확대장치로 사용하기도 한다.

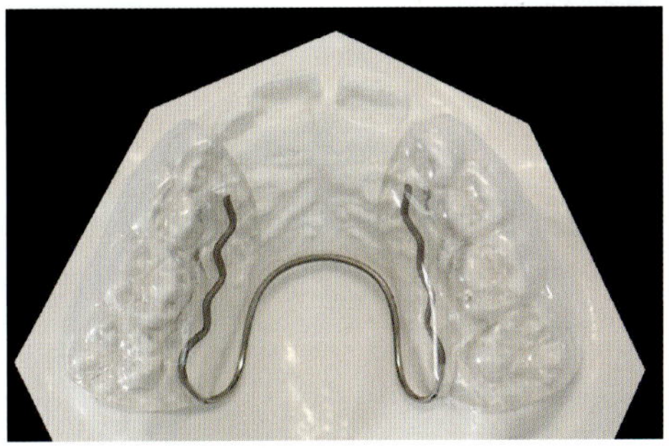

Clear expansion appliance(CLEA)
완속확대장치. 가철성. 가열성형 플라스틱 시트에 형상기억합금 β-티타늄 강선을 조합해 상악과 하악 치열의 측방확대가 가능하고, Ni-Cr에 대한 금속 알레르기 환자에도 사용할 수 있다.
*장치의 개발·사진 제공: 다카하시(高橋喜見子) 선생

그림 9-3 치열 후방확대장치.

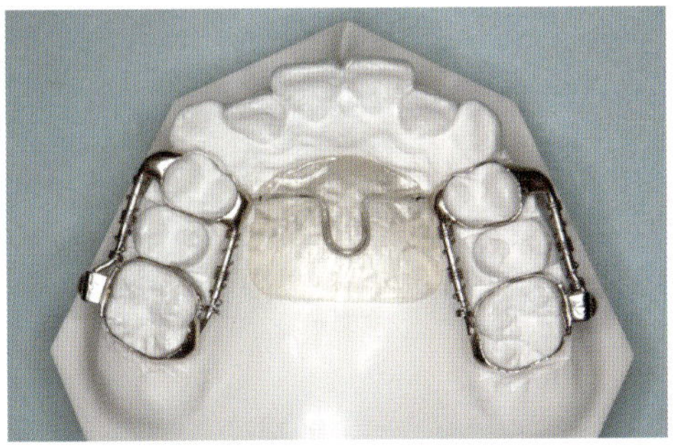

Greenfield molar distalizer(GMD)
고정성. 상악 대구치의 원심이동장치. Greenfield RL이 개발하고, 구개부 Nance button과 소구치·대구치의 밴드 사이에 Ni-Ti 오픈 코일로 구성되어 있다. 주로 헤드기어에 비협조적인 환자에게 사용한다.

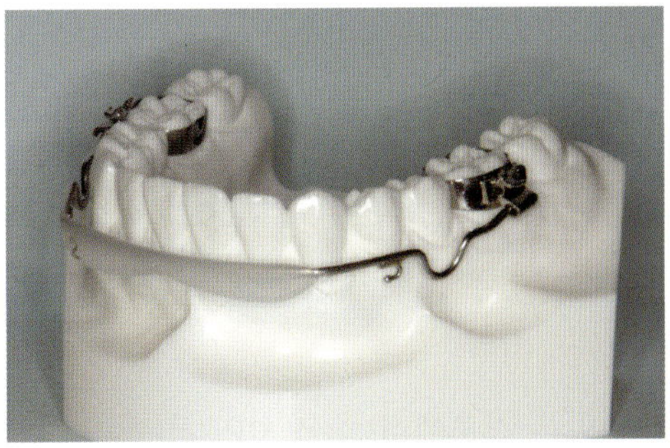

Lip bumper
고정성. 하악 대구치의 원심이동장치. Lip bumper의 사용 목적은 ① 아랫입술의 압력이 강하고 하악 전치 총생이나 설측경사를 보이는 증례의 입술 압력을 배제하고, ② 입술 압력을 이용해 대구치를 원심으로 이동시키는 것이다. 최근에는 대구치의 원심이동에 많이 사용한다.

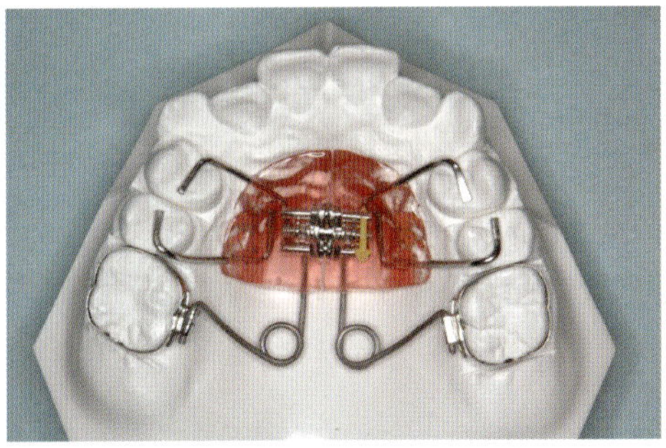

Pendulum appliance
고정성. 상악 대구치의 원심이동장치. 1922년에 Hilgers JJ가 개발. 구개부 Nance button, 상악 제1·2소구치의 교합면에 본딩된 교합면 레스트, 상악 제1대구치를 후방이동시키는 TMA 강선에 helical loop를 연결한 대구치 밴드로 구성되어 있다.

총론

그림 9-4 기능적 교정장치, 악습관 방지장치, 기타

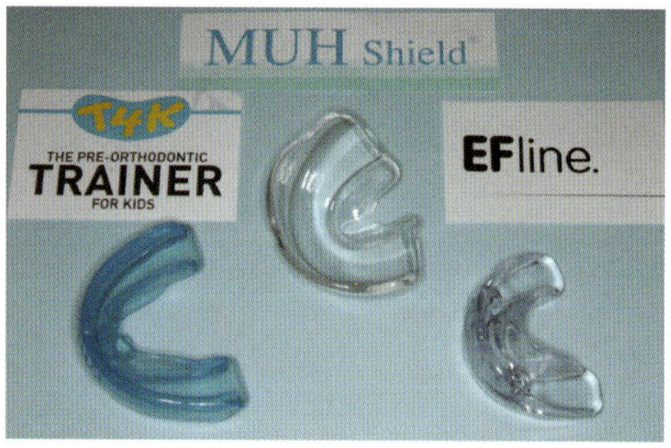

Mouth shield appliance

가철성. 기능적 교정장치. 유치열기부터 절치 교환기(혼합치열 전기)의 상악전돌, 하악전돌, 총생 증례에 사용하고, 혀나 입술의 기능이상을 수정하며, 악위나 치열을 교정할 수 있다. 부정교합의 종류마다 형태가 다르고 소프트와 하드 타입이 있다. 제작자에 따라 사용 방법과 목적이 다소 차이가 있으므로 선택에 주의를 요한다.

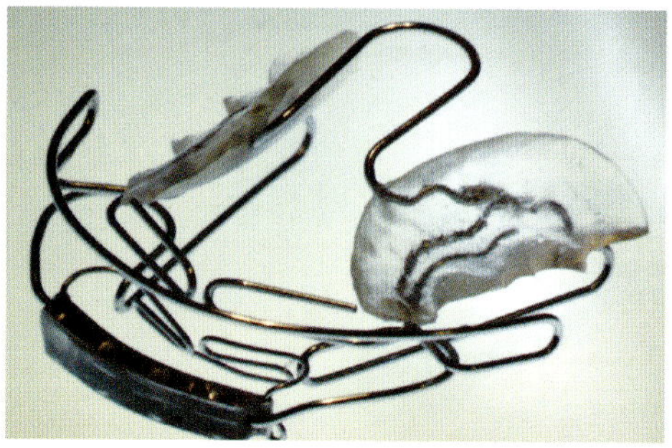

Bimler appliance

가철성. 기능적 교정장치. 1936년 Andresen V와 Häupl K가 고안한 'activator'를 Bimler HP가 개량해 1949년에 발표하였다. 상악전돌, 하악전돌증에 사용하고 interdental spring을 사용하면 치열확대, 전·후방으로의 변화, 각 치열이동도 가능하다.

*사진 제공: 이토(伊藤率紀) 선생

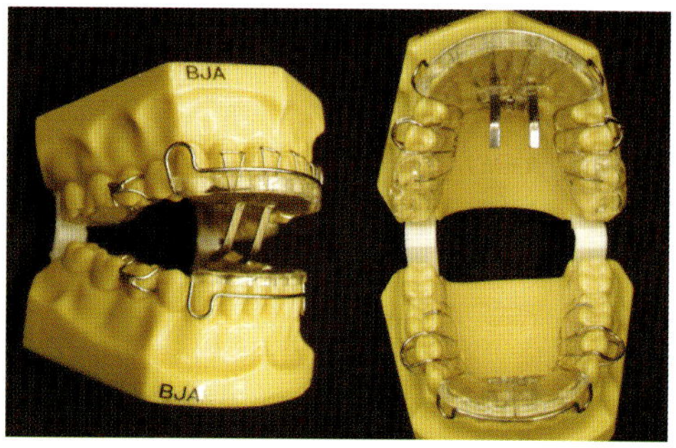

Bite jumping appliance(BJA)

가철성. 기능적 교정장치. 1989년에 Sanger FG가 고안하였다. 상악과 하악 장치로 이루어진 트윈플레이트 타입이고, 개구 시에도 구성교합위를 취해 항상 근기능력을 이용할 수 있으며, 장착 중에 대화가 가능하다. 상·하악 확대 스크류로 치열을 확대할 수 있다. 치조성 또는 골격성 2급부정교합의 개선에 사용한다.

*사진 제공: 사토미(里見 優) 선생

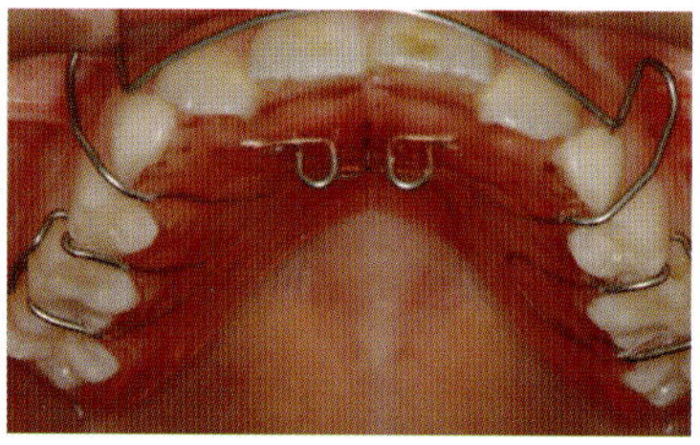

악습관제거장치

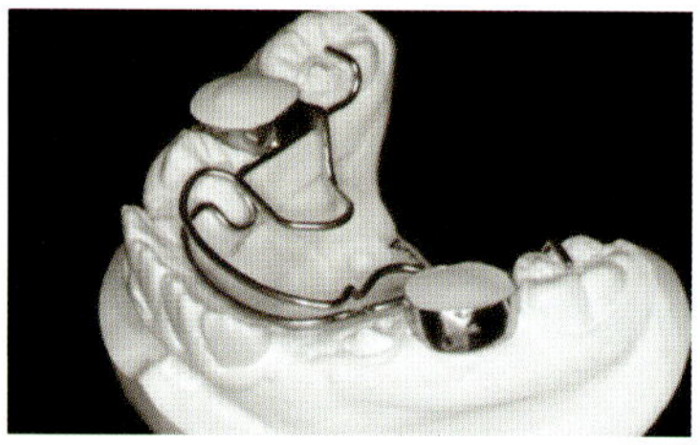

허거상장치*

악습관제거·허거상 장치

악습관제거장치는 상악 구개 전방에 가시 형태의 스파이크가 있고, 혀 내밀기 습관을 개선하는 장치이다. 혀거상장치는 혀의 위치와 혀운동을 개선하기 위해 하악에 장착하는 장치인데 혀거상용 wedge wire를 악설골근선 위에 구부리고, 소구치부에 길이 조정용 U-loop를 부여한 lingual arch와 대구치 밴드로 이루어져 있다.

*장치 개발·사진 제공: 사토미(里見 優) 선생

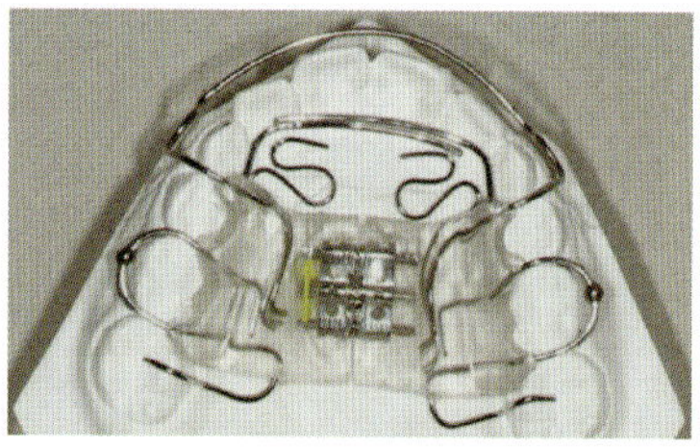

Biobloc Stage 1

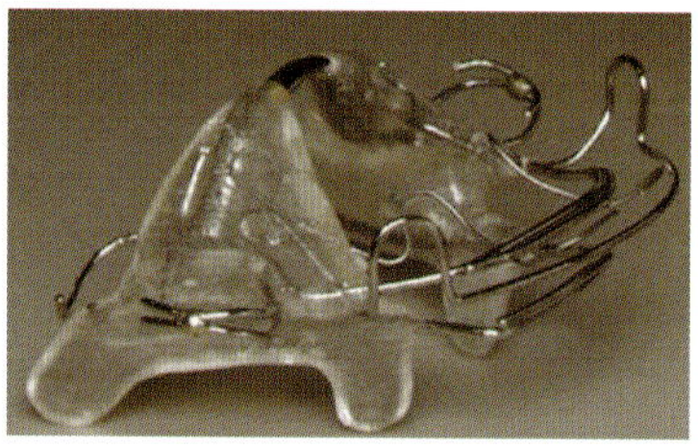

Biobloc Stage 3

Biobloc appliance

Mew J에 의해 1977년에 발표된 장치로, Stage 1에서는 1주에 1mm 'semi-rapid 확대'를 시행하고, 치열 배열 공간의 확보와 함께 중안면의 전방성장을 유발한다. Stage 3은 하악을 전방에 배치해 상·하악의 교합위를 안정시킨다.

*사진 제공: 미타니(三谷 寧) 선생

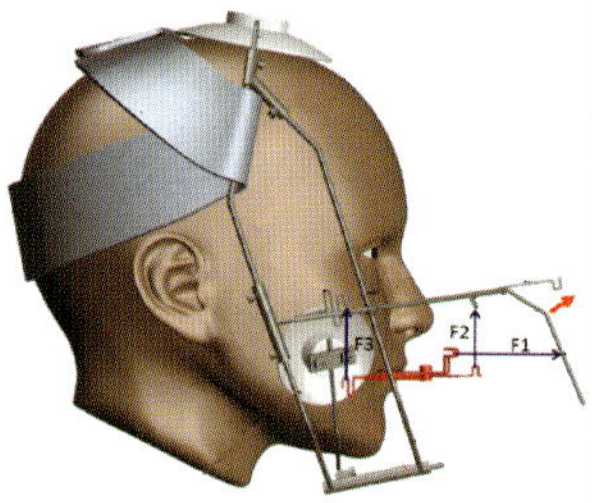

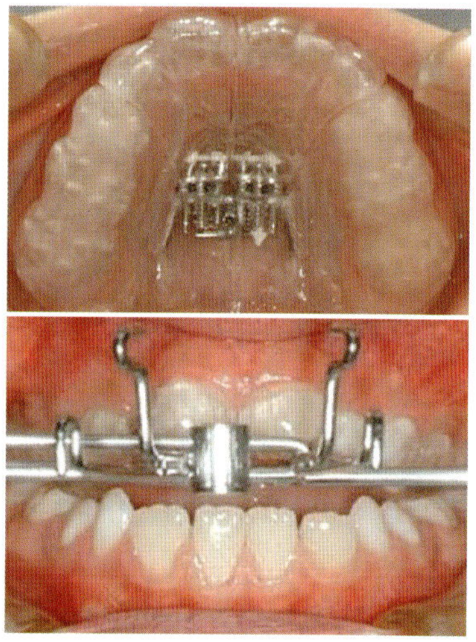

RAMPA

미타니(三谷 寧) 선생은 Mew J의 semi-rapid 확대 이론을 계승하였다. Semi-rapid 확대할 때 전방견인장치 right-angled maxillary protraction appliance(RAMPA)를 사용해 중안면골의 변화를 유발하고, 악안면 구강 성장기에 골격성 중증 부정교합의 치료 효과를 높인다.

*장치 개발·사진 제공: 미타니(三谷 寧) 선생

한 가지 장치로 교정치료를 진행하기는 거의 불가능하다

그동안 발표된 다양한 교정장치의 선택 기준과 사용법을 숙지하지 못한 채, 간단하게 사용할 수 있을 것 같은 상교정장치나 mouth shield appliance를 선택하거나, 더 심각하게는 한 가지 장치에 관련된 지식만 습득해 교합유도를 시작하거나, 또는 한 가지 장치로 모든 교정치료가 가능하다고 착각하는 일반 치과의사가 많은 것 같다. 그러나 한 가지 장치로 교정치료를 진행하는 것은 거의 불가능에 가깝고, 골프를 예로 들면, 초보 골퍼가 능선이 있고 경사가 있으며 벙커가 있는 골프장을 퍼터 1개로 도는 것과 같기 때문에 무모한 교정치료가 될 수밖에 없다. 상교정장치를 사용해 교정치료를 시작했지만 치료 도중에 한계를 느끼거나 부적절했다는 판단이 서면 즉시 multi-bracket appliance 같은 다른 방법으로 대처할 수 있는 교정전문의와 연계한다(그림 10, 11).

Eirew[7]는 "간단한 상교정장치, 기능적 교정장치, multi-bracket appliance*를 자유롭게 구사하고 필요에 따라 선택적으로 적용할 수 있다면 교정치료 전반에 걸쳐 좋은 치료결과를 얻을 수 있다."고 하였다. 기본적인 교정진단법과 교정치료법을 배우고 부정교합이 있는 환자에게 필요한 교정장치를 적절한 시기에 단독 또는 병행 사용하는 등 복수의 장치를 선택할 수 있어야 한다.

*주: 원문에는 'multi-bracket appliance'가 아닌 '전대환(full band) 교정장치'라고 쓰여 있는데 현재 상황에 맞춰 'multi-bracket appliance'로 변경하였다.

일반 치과의사가 교합유도할 때 주의할 점

1. 교합유도는 결코 쉬운 교정이 아니다.
2. 모든 증례를 상교정장치로 치료할 수 없다.
3. 모든 증례를 비발치·확대치료로 해결할 수 없다.
4. Standard edgewise technique의 기초를 배운 후 교합유도를 개시한다.
5. 최초의 교합유도는 교정전문의의 지도하에 진행한다.
6. 문제가 발생했을 때 치료를 지원할 수 있는 교정전문의를 가까이에 둔다.

총론

그림 10 Schwarz 장치로 확대한 후 multi-bracket appliance로 교정한 예.

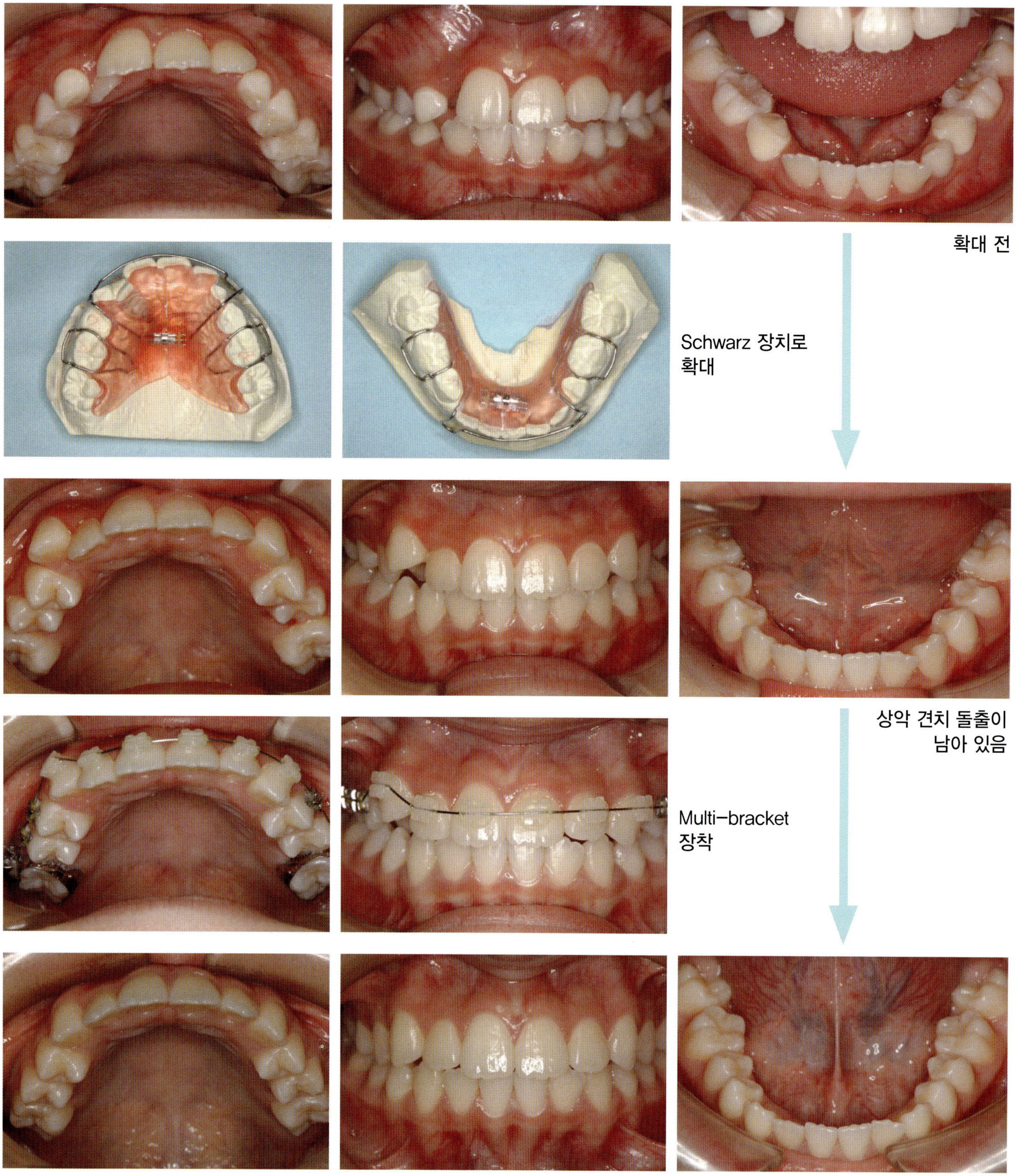

초진 시 상악 우측 측절치가 구개측에서 맹출, 하악 우측 유견치가 조기에 탈락하고, 영구 견치 맹출공간이 소실된 상·하악 총생 증례. 상·하악 치열을 Schwarz 장치로 확대하고 상악에 multi-bracket appliance를 장착하여, 치열을 정렬하였다.

그림 11 Schwarz 장치로 확대한 후 교합사면판으로 전·후방 교합위를 교정한 예.

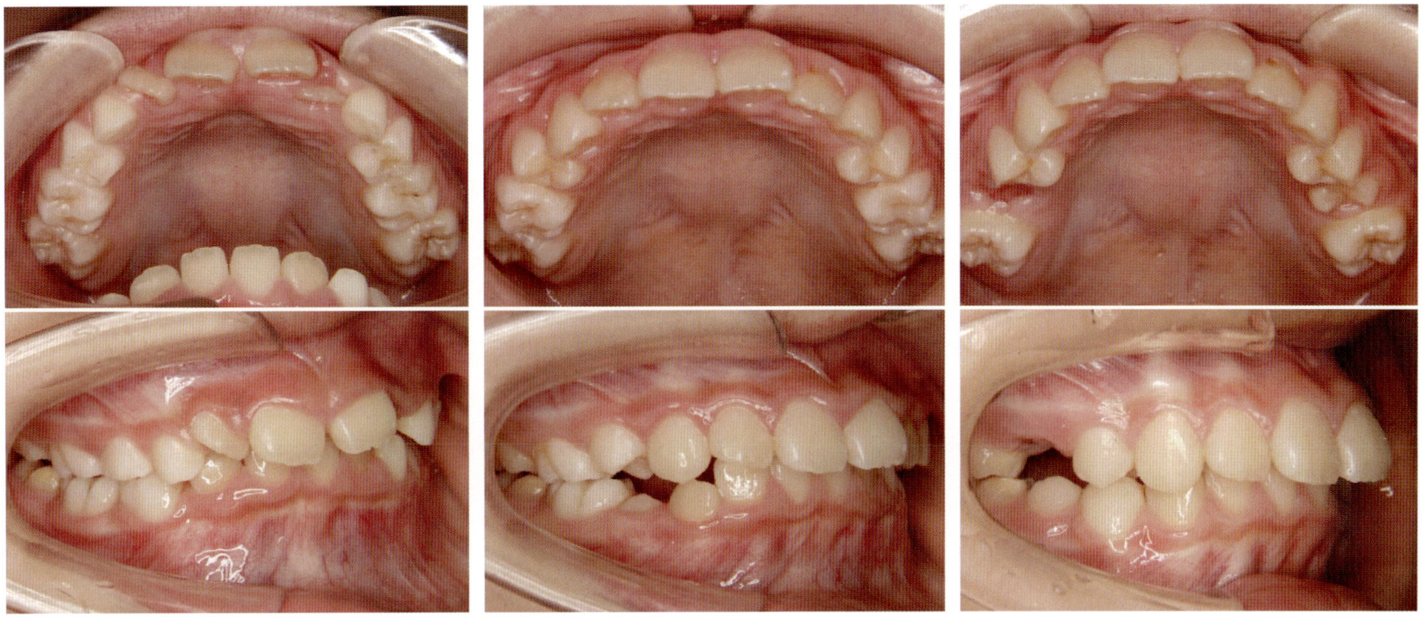

확대 전 | 확대 후 | 그 후 상악전돌

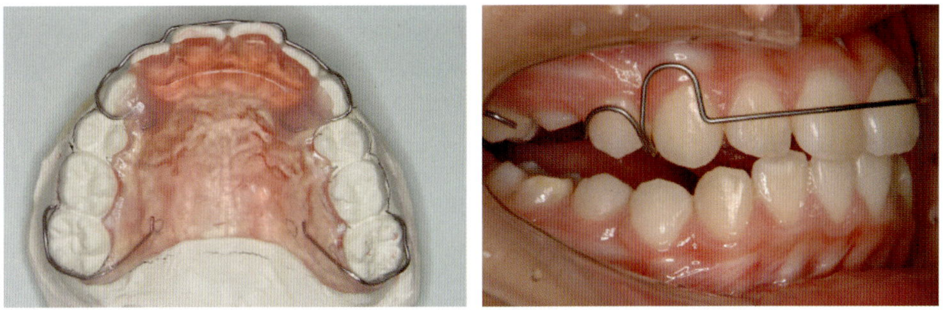

기능적 교정(교합사면판)

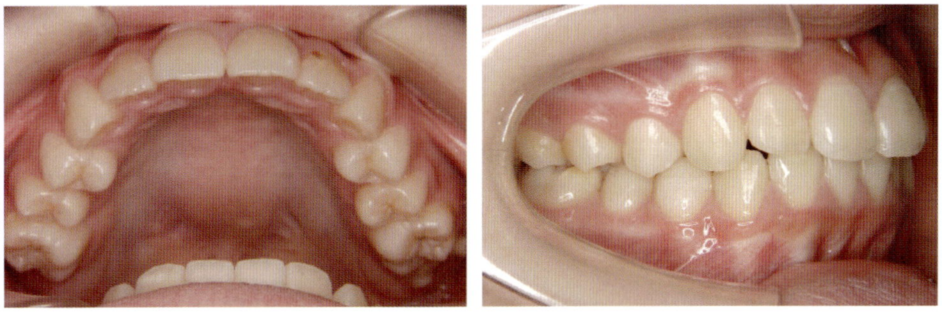

동적 교정 종료

초진 시 상·하악 총생 증례. 상·하악 치열을 Schwarz 장치로 확대한 후 측방치군 교환기에 상악전돌이 출현하여 교합사면판을 사용한 기능적 악교정으로 상·하악 교합관계를 긴밀하게 만들었다.

교합유도는 결코 쉬운 교정치료가 아니다

'악안면치열의 성장발육을 이용한 교합유도'를 진행하려면 유아·소아기로부터 성인기에 이르기까지 치아·치열·치조부·교합의 성장발육을 공부하고 두부방사선 규격사진, 모형분석에 관한 기본 검사, 교정 개시 시기와 발치·비발치의 진단능력과 각종 교정장치를 구사할 수 있는 교정술식을 습득해야 한다.

교합유도는 결코 쉬운 교정치료가 아니다. 1~2치아의 부정교합이라도 발육성장기 교정에는 예기치 않은 성장을 보이는 예가 많다. 교합유도에 실패하면 치료를 포기하고 별 생각 없이 교정전문의에게 의뢰하는 일반 치과의사가 많다고 들었다. 의료인으로서 용납되지 않는 행동이다. 일반 치과의사는 교합유도를 시작하기 전에 자신이 교정전문의가 아니라는 점을 인식하고 스스로의 능력과 수준을 직시하고 신중하게 판단해야 하며, 하지도 못할 교합유도에 손을 대서는 안 된다. 일반 치과의사 입장에서 증례의 난이도를 분별하고 자신의 기량과 능력을 냉정하게 판단하기가 쉽지 않겠지만, 조금이라도 불안한 마음이 있다면 처음부터 손을 대지 말고 교정전문의에게 맡겨야 한다.

참고문헌

1）町田幸雄：乳歯列期から始めよう咬合誘導 第1版 第1刷．一世出版，東京，2006.
2）町田幸雄：交換期を上手に利用した咬合誘導 第1版 第1刷．一世出版，東京，2011.
3）町田幸雄，関崎和夫：一般臨床医が手がける 乳歯列から目指す“永久歯列期正常咬合”獲得への道．ヒョーロン・パブリッシャーズ，東京，2015.
4）関崎和夫：GPのための咬合誘導 効果的な歯列拡大と床矯正の限界 第1版 第1刷．クインテッセンス出版，東京，2014.
5）坂井正彦：咬合誘導—いつ，なにを，なぜするか—，咬合誘導についての基本的考え方．小児歯科臨床，7（10）：85-91，2002.
6）関崎和夫：不正咬合の“芽”はどのように見つけるの？ 咬合誘導から始まる生涯メインテナンス．歯科衛生士，39（3）：29-39，39（4）：29-35，2015.
7）Graber TM，Neumann B，中後忠男（訳）：グレーバー＆ノイマン 可撤式矯正装置の臨床．序文xvi．医歯薬出版，東京，1984.

제 I 부

치아이동장치

제1장 Schwarz 장치

다카노 마코토(高野 真)

상교정장치(Schwarz 장치)란?

상교정장치(Schwarz 장치)는 교정학 교과서에 'active plate'라고 소개되는데, 상에 스프링, 스크류, 클래스프 등을 부착해 사용한다. 1846년 Robinson이 상교정장치를 발표하고(그림 1a), 1877년에 Kingsley가 경질고무상에 확대 스크류(Jack-screw)를 조합한 하악확대장치를 제작하였다(그림 1b). 이 장치가 구조, 기능적으로 'Schwarz 장치'의 원점이고, 그 후 Nord(1928년)가 심플 스크류를 조합해 확대상을 제작한 것을 계기로 상교정장치가 유럽에서 발전하였다. 1938년에 Schwarz가 앞의 장치를 정리하여 교정학 교과서(상·하권)를 출간한 이래, 확대 스크류를 조합한 상교정장치를 'Schwarz 장치'라고 부르게 되었다. 이렇듯 Schwarz 장치는 Schwarz 혼자 힘으로 개발한 장치가 아니다.

Schwarz 장치(그림 2)는 완속확대장치(slow expansion appliance)이고 치아를 경사이동시키며, 교정력(치아를 치조돌기 내에서 이동시키는 교정력)으로 작용한다. 상악은 성장발육기에 정중구개봉합도 이개할 수 있고 악정형력도 기대할 수 있지만, 하악은 생후 4~12개월 사이에 하악 정중봉합이 폐쇄되어 이개가 불가하고 치아와 치조돌기가 한 덩어리가 되어 경사이동만 한다.

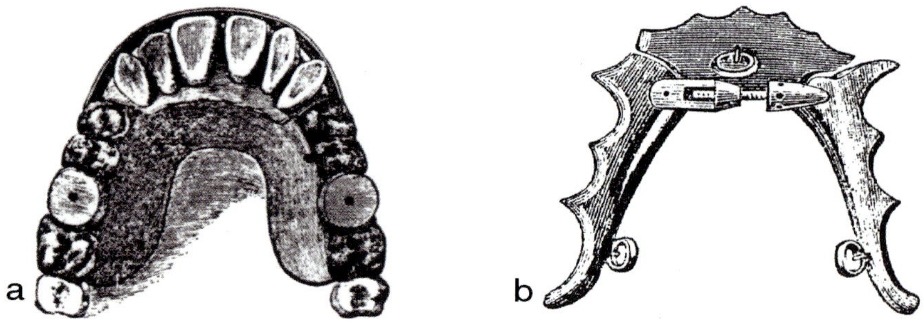

그림 1. 상교정장치의 시작. a: Robinson의 교합상[1846년, 현재 확인 가능한 가장 오래된 장치 그림: 참고문헌 1)에서 인용]. b: Kingsley의 확대 스크류를 경질고무상에 조합한 하악확대장치[1877년: 참고문헌 1)에서 인용].

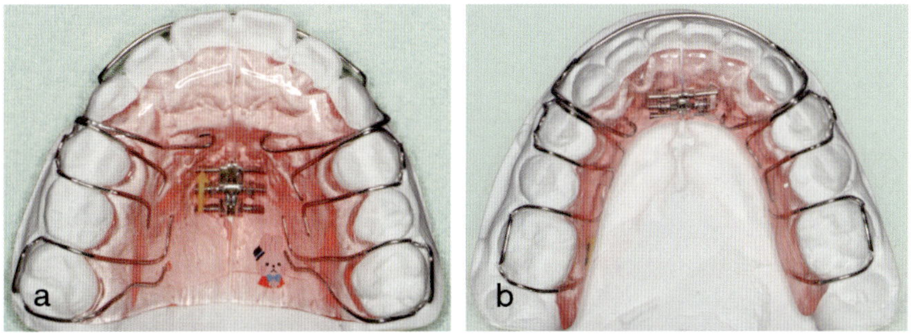

그림 2. 상악과 하악의 Schwarz 장치.

적응증

중증 치열부정교합은 적응증에서 제외하지만 총생, 교차교합, 반대교합, 상악전돌, 과개교합, 공극치열(spacing)처럼 경증 치열부정교합에 대해서는 적절한 진단하에 사용하면 효과적인 선택지가 될 수 있다.

구체적인 사용법은 측방확대가 일반적인데, 스크류나 스프링, 클래스프의 위치와 형태를 조정하면 전방이나 후방으로 치아이동, 경사치아 바로 세우기, 치간이개의 폐쇄, 부분적인 치아이동도 가능하다(그림 3~10).

상교정장치(Schwarz 장치)의 적응증 1: 하악의 전치부 총생

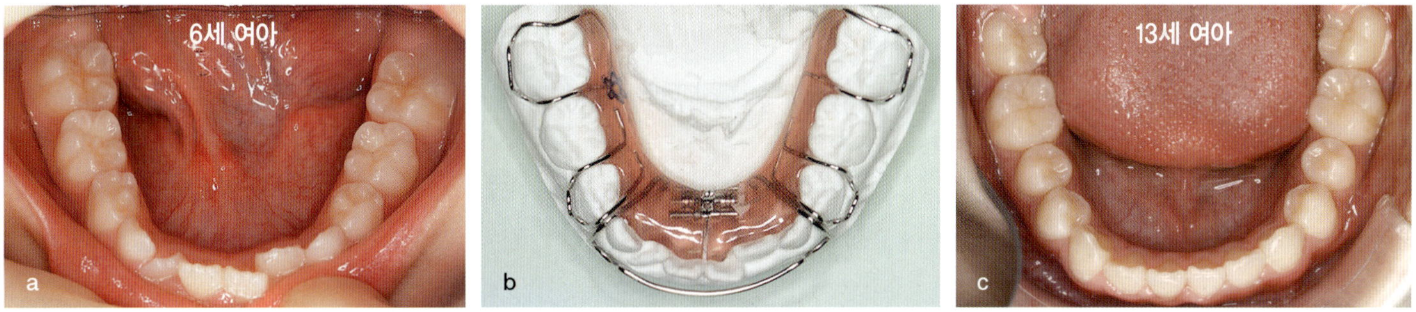

그림 3. 하악 총생치열에 대하여 성장발육기를 이용해 Schwarz 장치로 측방확대하였다(견치 사이의 부족량: 3.8mm).

적응증 2: #21, #31의 교차교합

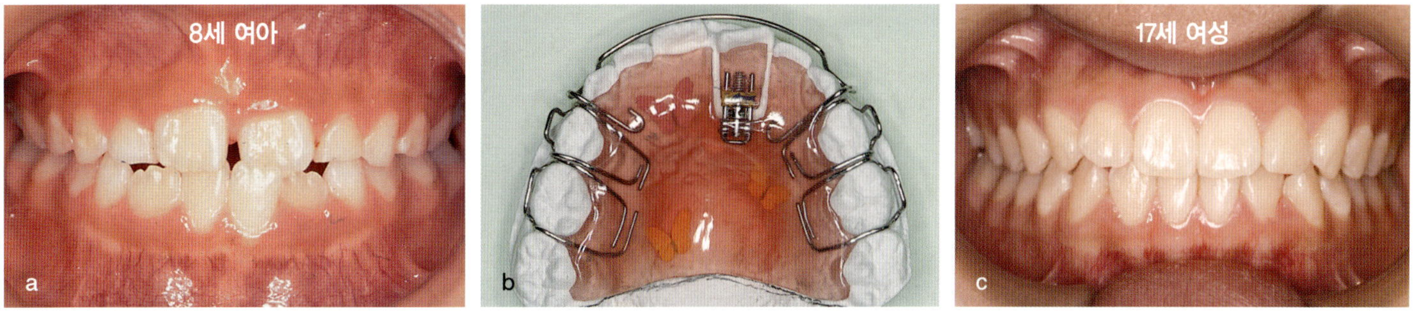

그림 4. #21, #31의 교차교합에 대하여 #21 전방이동 스크류를 사용해 개선하였다.

적응증 3: #83의 조기탈락과 #43의 맹출공간 소실

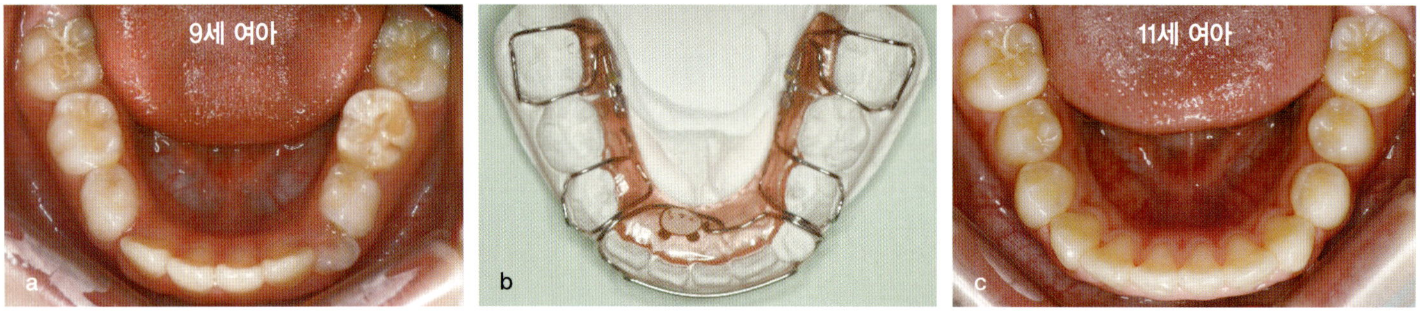

그림 5. #83의 조기탈락으로 #84가 근심으로 이동하여 #43의 맹출공간이 없다. #73도 탈락 직전이고 #33의 폭경에서 공간부족이 예상되어 스크류를 사용해 좌·우 구치부를 원심이동시켜 공간을 확보하기로 하였다.

적응증 4: #84의 맹출장애와 #46의 근심경사

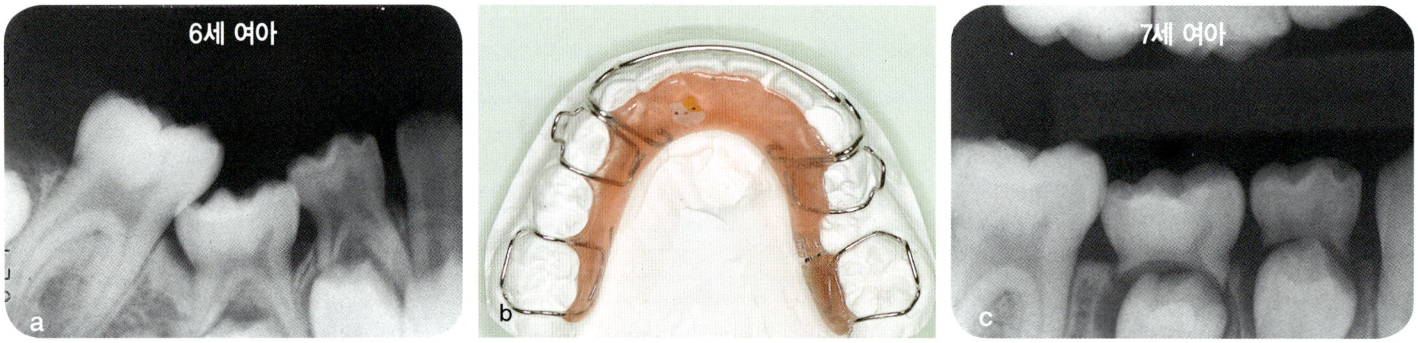

그림 6. #46의 근심경사, #85의 맹출장애. #46을 스크류로 원심이동시키면서 바로 세우고 #85를 정상 방향으로 맹출시켜 #45의 교환을 유도하였다(장치 장착 1년).

적응증 5: #31, #41의 정중이개와 #32, #42의 맹출공간 부족

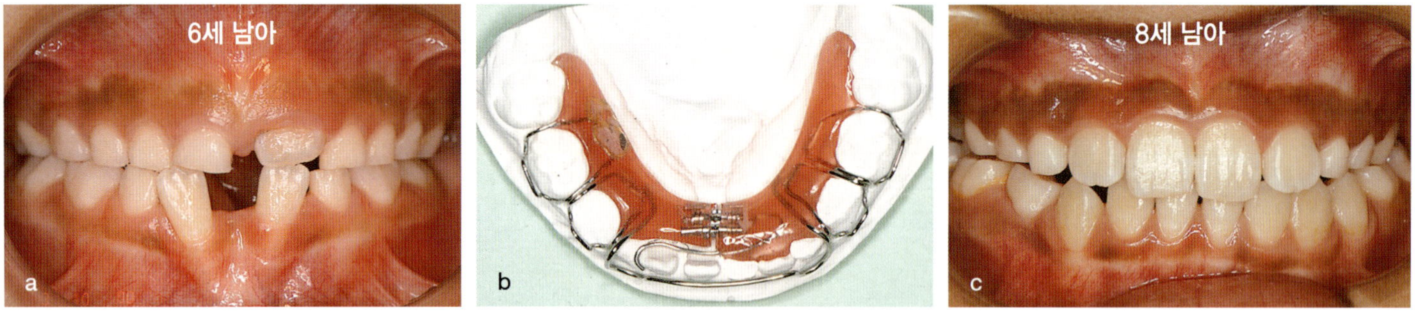

그림 7. #31, #41의 정중이개. #31, #41의 정중이개와 #32, #42의 맹출공간 부족에 대하여 #82의 원심에 클래스프를 교차시켜 훅을 걸고 스크류로 확대하면서 #41, #82를 정중으로 이동시켜 정중이개를 개선하였다. 공간을 확보해 #32, #42가 정 위치에 맹출하였다(장치 장착 2년).

적응증 6: #27의 협측 반대교합

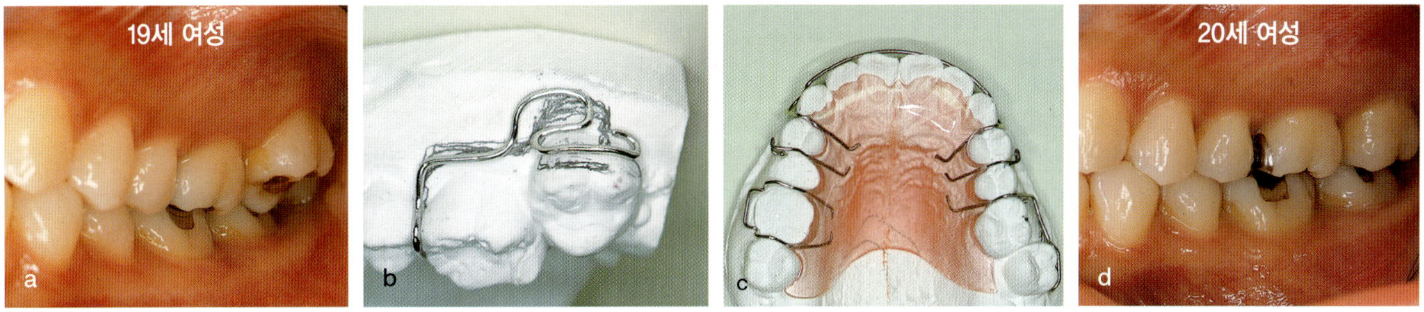

그림 8. #27의 협측 반대교합. 상에 연장한 클래스프로 #27 협측에서 힘을 가해 협측 반대교합을 해결하였다. #27의 구개측 레진은 치아에 접촉시키지 않고 이동시킬 공간을 미리 확보한다(장치 장착 6개월).

적응증 7: 전치부 반대교합

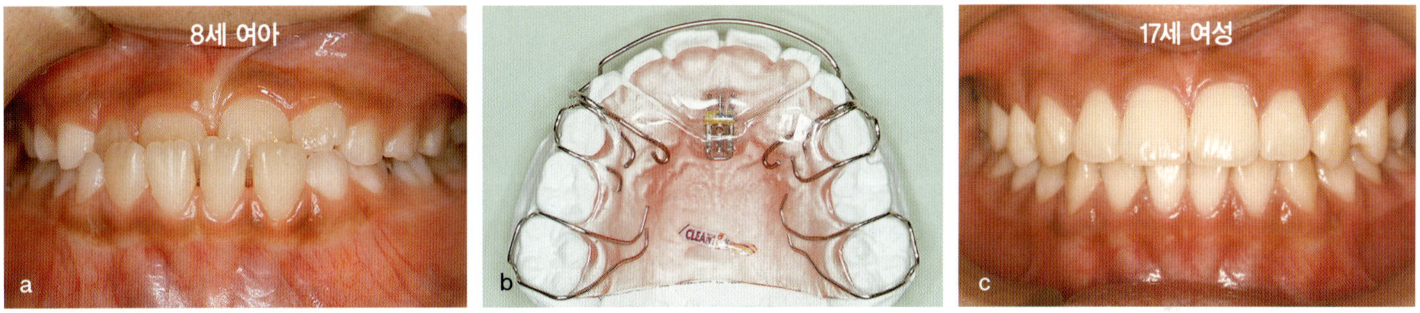

그림 9. 전치부 반대교합. #11, #12, #21, #22, #31, #32, #41, #42의 반대교합에 대하여 절치 교환기에 #11, #12, #21, #22를 전방으로 이동시키는 스크류를 사용해 피개를 개선하였다(장치 장착 2년).

적응증 8: #22의 설측전위와 #22, #32의 반대교합을 동반하는 총생치열 *(계속)*

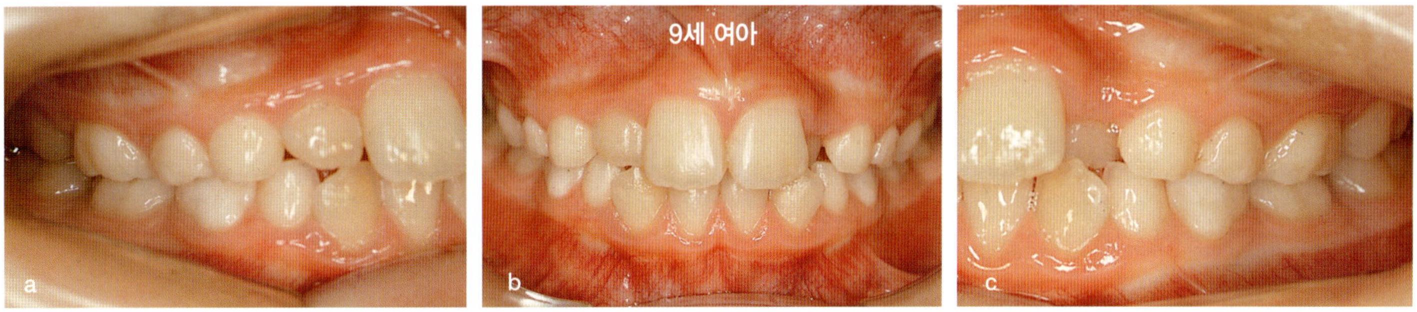

그림 10. a~c, 상·하악 총생. #22의 설측변위와 반대교합.

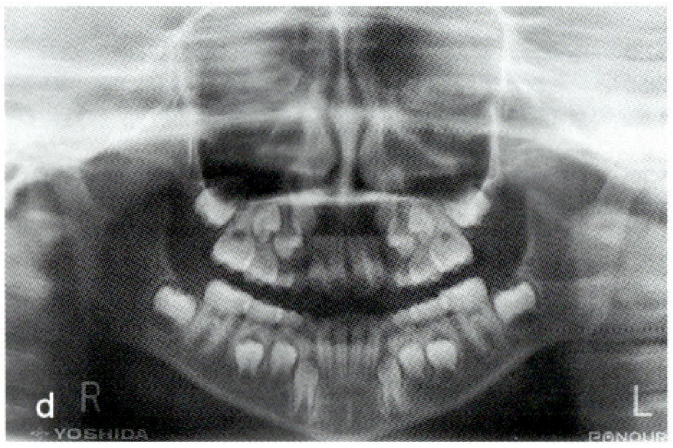

그림 10. d, 초진 시 파노라마 방사선사진.

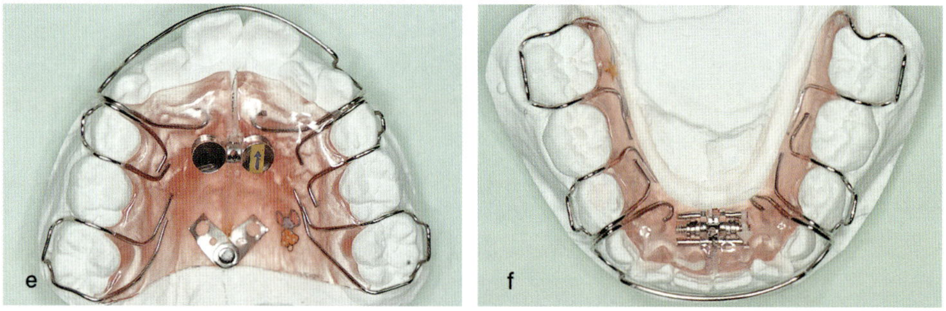

그림 10. e, f, 상악은 부채꼴로 확대하기 위해 fan 타입의 확대 스크류를, 하악은 일반 확대 스크류를 조합한 Schwarz 장치를 사용하였다.

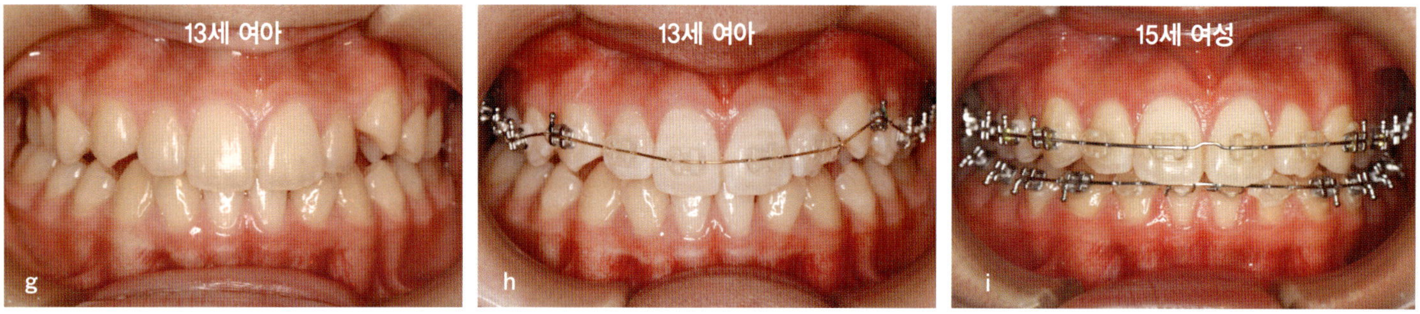

그림 10. g~i, 상악은 fan 타입을 사용해 구치부 교합을 변경하지 않고 전치부를 충분히 확대하고, 하악은 Schwarz 장치로 확대하였다. #22의 설측변위와 반대교합을 개선한 단계에 direct bonding system(DBS)으로 치열을 정돈하고 교합의 안정을 도모하였다.

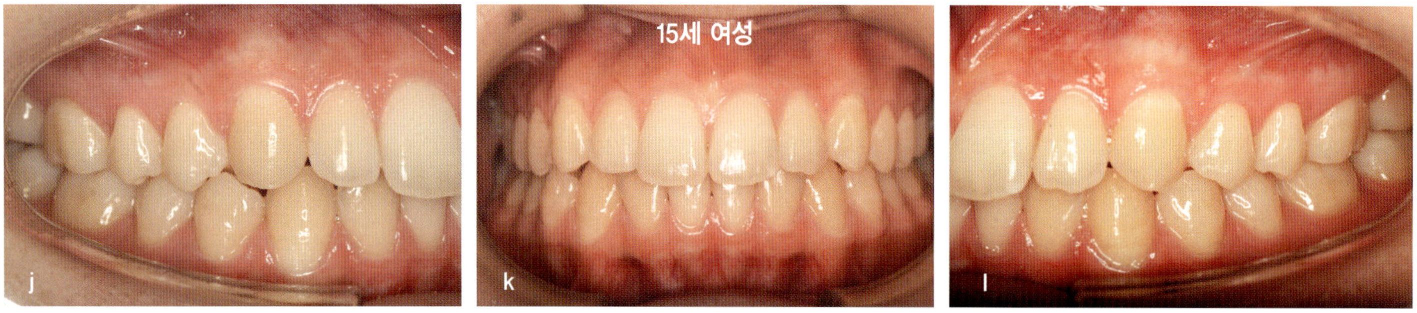

그림 10. j~l, 장치를 제거한 후의 구강 내 사진. 상교정장치만 사용해서는 교합을 안정시키기가 곤란해 DBS를 사용하는 증례가 많으므로 테크닉을 공부한다.

장치의 제작 방법

장치의 제작 순서는 그림 11과 같다. 필자가 상의 레진부를 설계할 때 치아를 이동시키고 싶은 방향은 상으로 덮지 않고 공간을 확보하고, 반대로 이동을 원하지 않는 치아는 상과 접촉시켜 치아를 고정한다. 유지장치는 안정성을 고려해 대부분의 증례에 아담스 클래스프를 사용하고 치아를 확실하게 이동시킬 때는 스크류를 선택한다. 필자는 원내에서 상교정장치를 제작하는데, 치과기공소에 제작을 의뢰할 때는 장치의 용도와 설계를 충분히 전달한다.

완성한 상교정장치는 구강 내에 시적해 '접촉'의 유·무를 확인하고 유지장치나 입술 압력의 배제, 치아이동에 사용하는 순측선의 조정, 이동장치를 확인한 후 보호자와 본인에게 조작법과 사용법을 설명한다.

상교정장치(Schwarz 장치)의 제작법

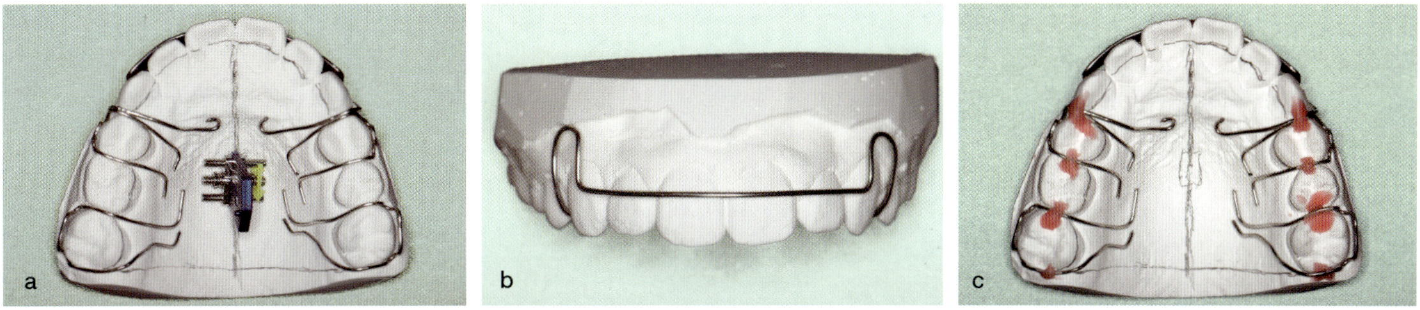

그림 11. **a~c**, 설계하기 전에 '상을 어디까지 덮을지', '어떤 유지장치(단순한 C 클래스프, 아담스 클래스프, 볼 클래스프 등)를 선택할지', '유지장치를 어디에 걸지', '순측선의 위치', '이동시키는 장치(스크류나 스프링 등)'를 결정한다. 그리고 장치의 개략적인 위치를 모형에 그린 후 강선을 구부려 왁스로 임시고정한다.

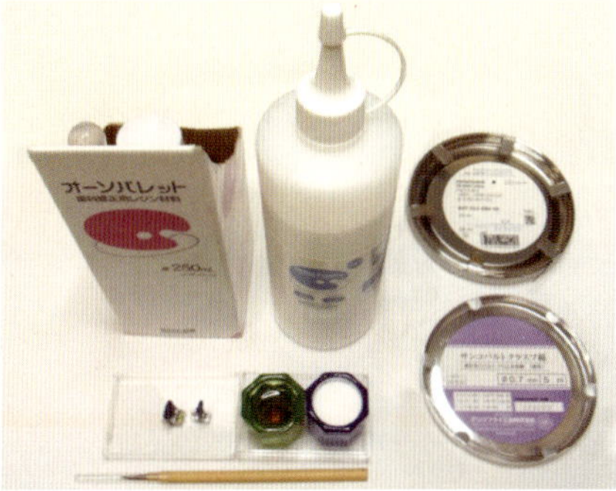

그림 11. **d**, 치과교정용 레진 재료는 Ortho Pallet(Shofu), 확대 스크류(Ortho Dentaurum)를 사용. 클래스프는 순측선에는 탄력이 있는 레마늄 강선 지름 0.8mm(Ortho Dentaurum)를 사용. 그 밖에 선코발트 클래스프 지름 0.7mm(Dentsply Sankin)를 사용.

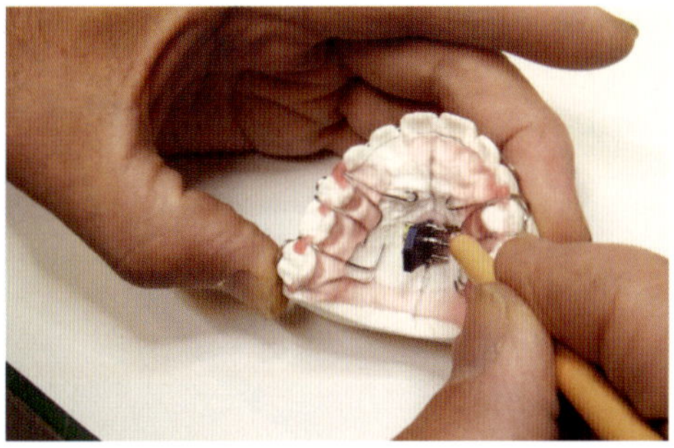

그림 11. **e**, 붓으로 레진을 직접 축성한다.

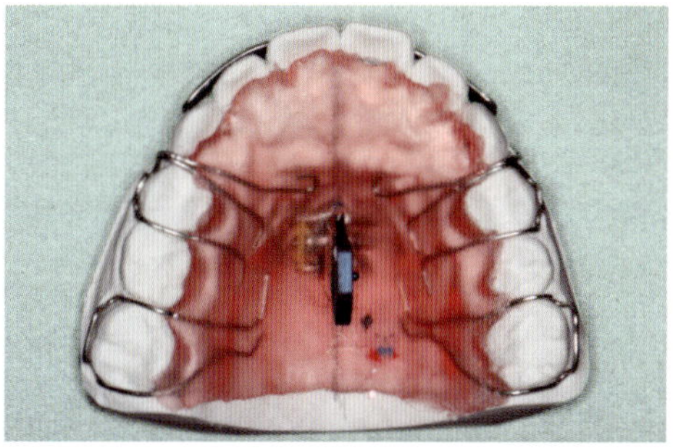

그림 11. **f**, 설계선까지 균등하게 레진을 축성하고 경화를 기다린다.

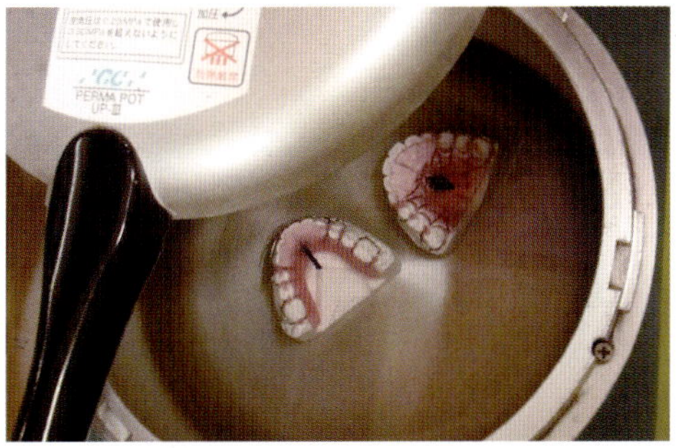

그림 11. **g**, 가압중합(PERMA POT UP-Ⅲ/GC).

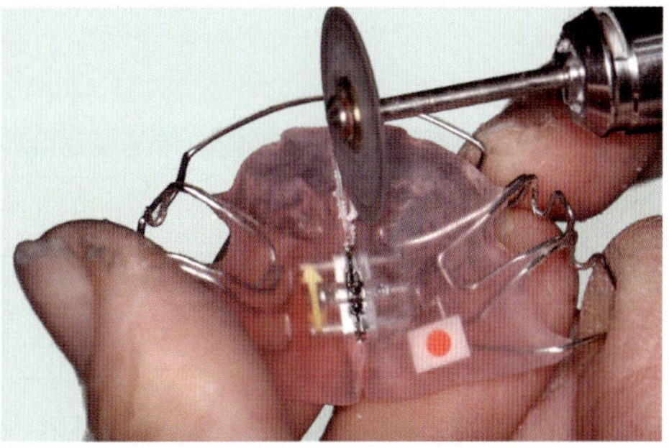

그림 11. **h**, 중합 종료 후 정중부를 디스크로 절단한다.

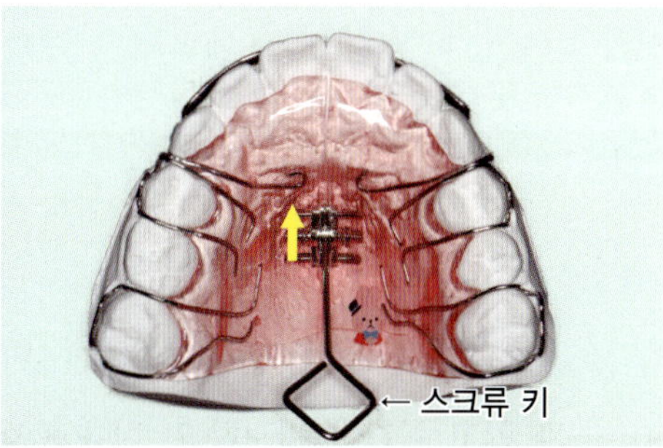

그림 11. **i**, 연마해 완성. 스크류 키를 확대 스크류 구멍에 끼워 화살표(노란색) 방향으로 확대한다(상세 내용은 그림 13g 참조).

장치 사용 시 주의사항과 조정 · 수리법

1

Schwarz 장치는 주로 측방확대를 목적으로 사용하는데, 클래스프나 스프링, 스크류의 위치를 조절하면 다양한 용도로 사용할 수 있다. 치아의 전방이동이나 후방이동, 클래스프를 교차해 걸면 공간의 봉쇄와 구치의 설측경사도 개선할 수 있어 응용범위가 넓다(그림 12). 증례에 따라 스크류 등의 장치를 여러 개 설계할 수도 있지만 동시에 다수의 스크류를 진행할 수 없으므로 변형을 예방하기 위해 1개씩 조정하고 그때마다 꼼꼼하게 확인하며 신중하게 대처한다.

다양한 용도로 사용할 수 있는 상교정장치(Schwarz 장치)

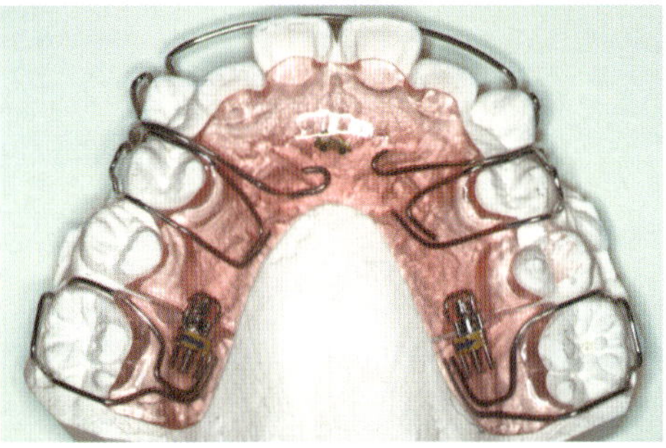

그림 12. **a,** 좌·우 양측에 스크류를 걸 수 있지만 동시 진행은 조정이 어려우므로 한쪽씩 신중하게 확대한다.

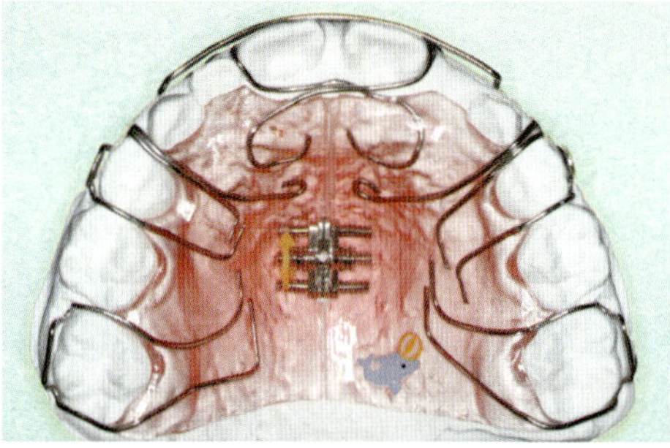

그림 12. **b,** #11, #21에 교차해 클래스프를 걸면 확대와 동시에 정중이개를 개선할 수 있다.

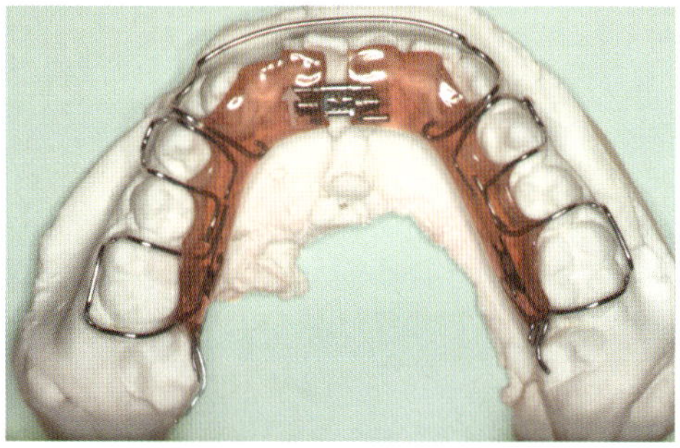

그림 12. **c,** #75, #85의 원심과 #36, #46의 설측에 클래스프를 걸면 확대와 동시에 #36, #46의 설측경사를 개선할 수 있다.

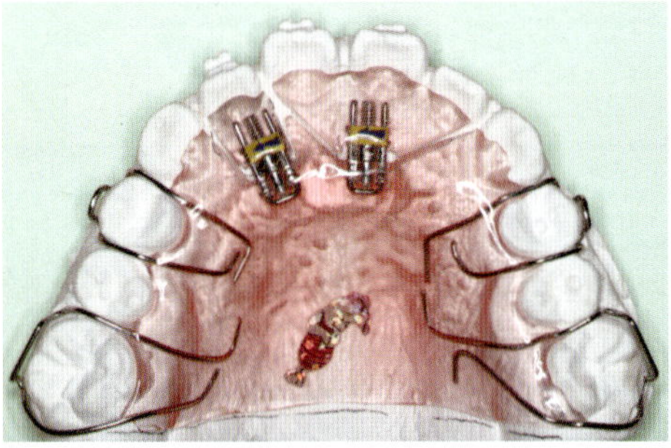

그림 12. **d,** 전치의 전방이동 시 각 치아의 이동방향과 이동 거리가 다른 경우에 스크류 2개를 사용하면 미세하게 조정할 수 있다. 이 경우도 한쪽씩 신중하게 확대한다.

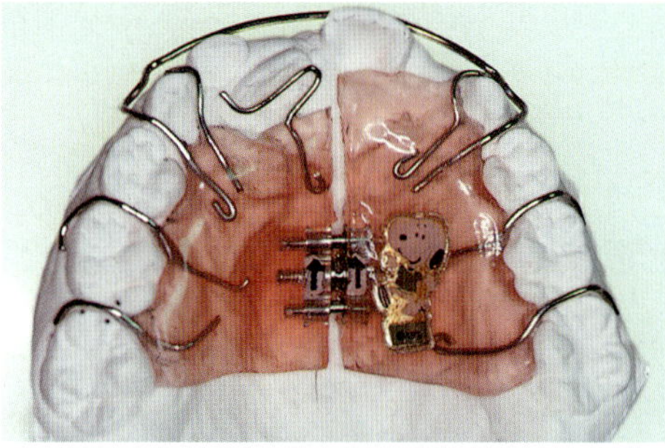

그림 12. **e,** 단순한 C 클래스프로도 Schwarz 장치를 제작할 수 있지만 확대 중에 유지력을 조정하기가 곤란하다. 전치의 전방이동은 탄력이 있는 클래스프로도 가능하다.

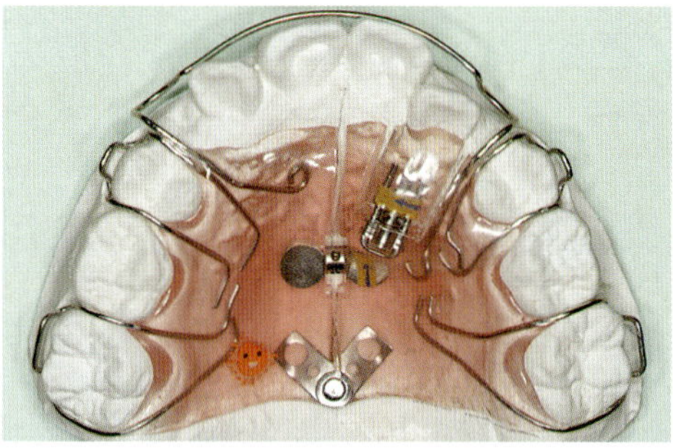

그림 12. **f,** V자형 치열궁처럼 구치부 교합을 변경하지 않고 전치부의 확대량을 늘리고 싶다면 fan 타입의 스크류를 사용한다. 일반 타입에 비해 확대량이 많기 때문에 매번 적합을 확인하면서 신중하게 확대한다. 이 증례는 조정이 어려우므로 전방이동을 먼저 진행한 후에 확대하였다.

1

1. 장치 사용 시 주의사항

① 장착할 때마다 적합을 확인하고 변형하지 않도록 반드시 양손으로 탈착한다(보호자에게 탈착 방법을 지도한다).

② 식사하거나 양치할 때는 빼고, 집에 있거나 잠자거나 쉬는 날에는 가급적 착용하도록 한다. 환자와 보호자에게 양해를 구하고 학교에서도 착용하도록 한다(장착 시간이 길면 효과가 높다고 설명한다).

③ 등교하거나 외출할 때 전용 통을 준비해 급식시간이나 체육시간에 반드시 통에 담아 보관하도록 한다(분실을 방지하기 위해 통에 이름과 연락처를 기록한다).

④ 치료 초기에는 확대할 때 불편감을 호소할 수 있으므로 3일에 1회, 화살표 방향으로 1/3(30°)씩 확대하고, 적응해 장착 시간을 확보할 수 있게 되면 서서히 확대량을 늘린다(그림 13g). 확대할 때마다 적합을 확인하고 1달에 1회 주기로 내원하게 해 점검한다.

⑤ 장치는 붓을 사용해 스크류나 클래스프를 중심으로 흐르는 물에 씻은 후 전용액에 보관한다(그림 13m)(마르면 변형될 수 있으므로 장시간 철거할 때는 전용액이나 물에 담아 보관한다).

⑥ 장치를 며칠간 착용할 수 없게 된 경우 스크류를 돌리면 들어가기도 하지만 '장치가 맞지 않거나', '통증을 느끼면' 반드시 내원하게 한다.

2. 장치의 조정 · 수리법

환자가 조심히 다루어도 사용하다 보면 장치가 변형되거나 파절될 수 있으므로 그때마다 확인하고 필요하면 수리한다. 그림 13에 본 의원에서 겪은 대표적인 문제 사례와 대처법을 소개한다.

결론

상교정장치(Schwarz 장치)는 가철성이고, 확대 스크류의 기계적 작용으로 치열과 치조골을 강제로 확대한다. 확대 작용시간이 간헐적이고, 확대량과 치료효과를 예측하기 쉽기 때문에 앞으로 교합유도를 시작하려는 분에게 도입하기 쉬운 장치이다. 특히 소아기(성장발육기)는 성장발육을 적절하게 활용할 수 있고, 생체 적응이 높으며, 형태 개선과 함께 정상적인 구강근기능도 획득하기 쉬워 이 시기에 사용하는 것이 가장 적합하다. 또한 가철성이므로 청소하기에 좋고 고정성에 비해 우식과 치주질환의 발병이 적다. 다만 장치 사용 시 악안면의 성장발육에 대한 충분한 이해가 필요하다.

상교정장치는 '장착하면 끝'이 아니라 '이제부터 시작'이라는 마음가짐이 필요하다. 장착하지 않으면 효과를 볼 수 없으므로 환자와 신뢰관계가 중요하다. 신뢰관계를 구축하려면 '간단한 방법'이라는 안이한 이유 때문에 장치를 선택하는 것이 아니라, 적절한 진단하에 모든 가능성 및 다른 교정법과 차이점을 충분히 숙지한 후 환자에게 설명하고 납득시키는 것이 중요하다. 환자가 내원하면 주의 깊게 관찰해 조정을 반복하고, 환자와 보호자가 불안해하지 않도록 격려하면서 신뢰관계를 쌓아 간다.

'상교정장치=간단한 교정'이 아닌, 상교정장치 효과에 관한 정확한 지식이 필요하다. 또한 상교정장치만 적용해 영구치열기까지 완결하는 증례는 많지 않고, 다른 교정 테크닉도 습득했으면 한다. 예상외로 까다로운 증례를 만날

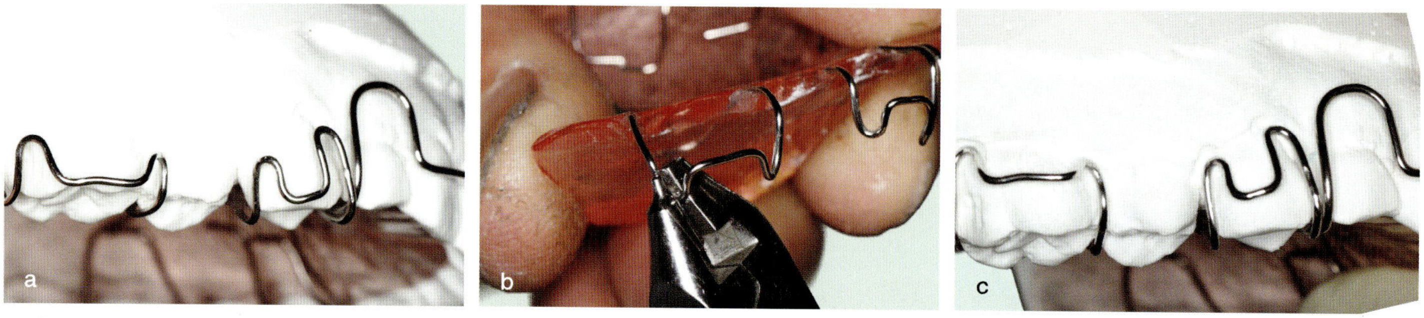

그림 13. a~c, 장치를 탈착하거나 확대하는 중에 치아가 이동해 클래스프나 상과 접촉한다. 이 증례는 상과 접촉하는 곳을 신중하게 삭제한 후 #14의 들뜸과 원심으로 이동해 적합하지 않은 #16의 클래스프를 조정하였다. 구강 내에서는 확인이 곤란하므로 가급적 모형상에 조정하는 것이 확실하다.

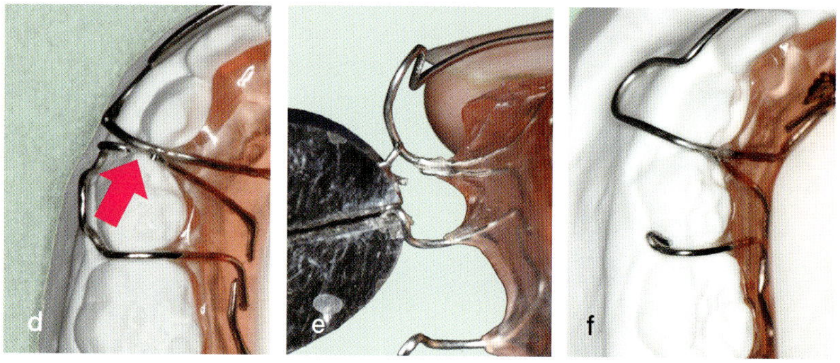

그림 13. d~f, 교합의 영향과 장치의 탈착으로 순측선과 아담스 클래스프가 파절되기도 한다. 이 증례는 아담스 클래스프의 근심부가 파절되어(화살표) 그 부분을 자르고 끝을 구부려 적합시켰다.

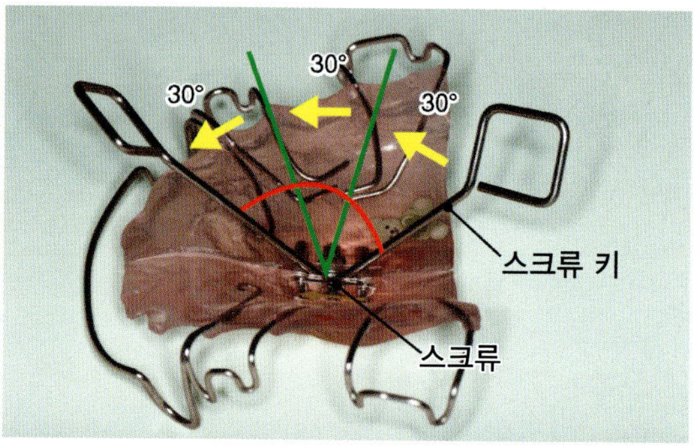

그림 13. g, 스크류를 조정하는 방법. 필자의 의원은 3일에 1회, 화살표 방향으로 1/3(30°)씩 확대를 시작하고 익숙해져 장착 시간을 확보할 수 있게 되면 확대량을 서서히 늘린다.

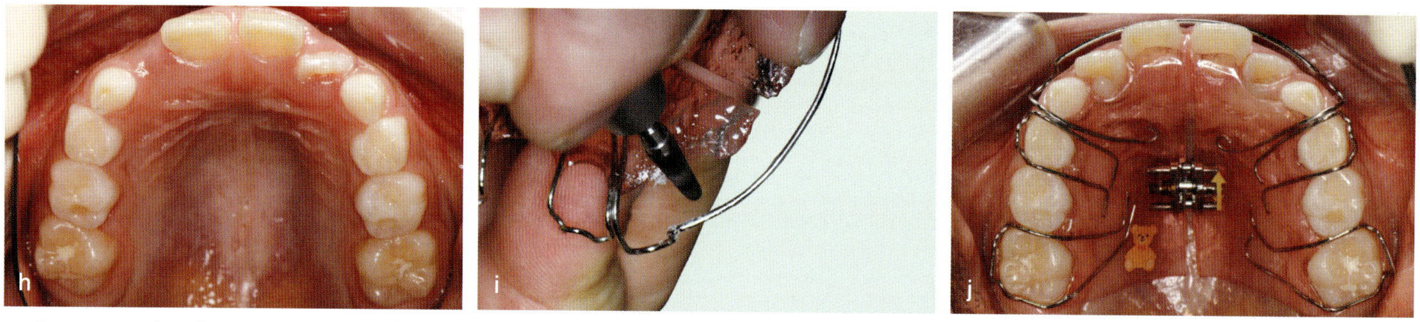

그림 13. h~j, 상교정장치는 주로 치열교환기에 사용하므로 치아이동과 영구치로 이행하는 과정 중에(특히 최대 풍융부가 맹출하는 시기) 접촉하는 예가 많다. 그곳을 주시하면서 계속 조정한다. 이 증례는 #12이 맹출할 때 설측결절이 예상보다 컸기 때문에 접촉이 생긴 곳을 조정하였다. 특히 구치부가 교체될 때 설측이 잘 접촉하므로 주의를 요한다.

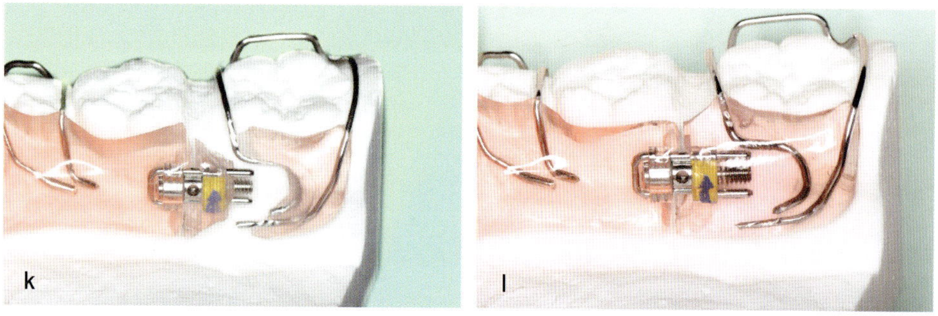

그림 13. k, l, 스크류를 사용한 근심이동과 원심이동은 하나의 장치로 치료를 종료하는 경우가 드물기 때문에 스크류를 몇 차례 교체한다. 환자의 부담을 줄이기 위해 가급적 장치를 새로 제작하지 말고 다른 부위에 문제가 없다면 스크류만 교체한다. 눈으로 확인하지 말고 모형에서 확인하며 교환하는 것이 더 확실하다.

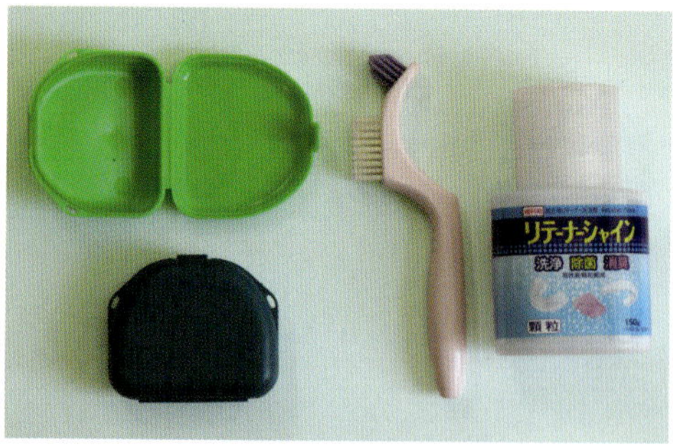

그림 13. m, 필자의 의원에서 사용하는 통, 붓, 세정제.

수 있으므로 교정전문의와 긴밀한 연계도 필요하다.

앞서 기술하였듯이 상교정장치는 적절한 진단하에 사용하면 매우 유용한 장치이다. 따라서 특성을 충분히 이해한 후 필요하다면 다른 치료법을 조합해 증례를 신중하게 선별해 접근하는 자세가 필요하다. 이제부터라도 고정관념에서 탈피해 교정은 물론 다양한 분야도 연마해 지역의료에 일조하기를 당부하고 싶다.

참고문헌

1） Weinberger BW : Orthodontics an historical review of its origin and evolution. CV Mosby Company, St. Louis, 1926.
2） 関崎和夫：GP のための咬合誘導 効果的な歯列拡大と床矯正の限界. クインテッセンス出版, 東京, 2014.
3） 町田幸雄, 関崎和夫：一般臨床医が手がける 乳歯列から目指す“永久歯列期正常咬合”獲得への道. ヒョーロン・パブリッシャーズ, 東京, 2015.
4） 髙野 真：「経過」と「変化」（池田雅彦, 押見 一, 丸森英史 編）. ヒョーロン・パブリッシャーズ, 東京, 131-147, 2010.

제 2 장 Lingual Arch Appliance

도노기 노리코(外木徳子)

Lingual Arch Appliance란?

주호선이 치열이나 치아의 설측 또는 구개측에 있는 장치를 말한다.

1. 개요

치과교정학이 전문분야로 첫걸음을 내디딘 것은 1900년 Angle(1855~1930년)이 미국 세인트루이스에 치과교정 전문학교를 설립한 때부터다. 1912년에 발표한 'pin and tube appliance'와 1928년에 발표한 'edgewise appliance'는 치아의 삼차원 이동을 가능케 한 획기적인 발명이었다. 그러나 문제가 많았고 생물학적 관점에서 지나치게 강한 교정력 때문에 치주조직의 훼손을 우려하는 목소리가 높았다.

그런 중에 교정치료의 새로운 개념인 'lingual arch appliance'가 1918년에 생물학자로 불린 Mershon JV에 의해 발표되었다. 이 장치는 비교적 구조가 단순하고 치열궁이나 턱의 발육을 촉진하면서 치아이동을 시도할 수 있어, 유럽 교정치과의들의 지지를 얻었다. 일본은 이와가키(岩垣 宏), 다카하시(高橋新次郎)에 의해 소개되었는데, 응용 범위가 넓어 현재까지도 임상에 폭넓게 사용되고 있다[1].

2. 장치의 구성[2-4]

Lingual arch appliance는 고정성과 반고정성으로 분류된다(그림 1). 구치부에 금속 밴드를 부착하고 금속 밴드를 주호선으로 연결해 보강고정*하고, 보조강선으로 약한 힘을 지속적으로 가하는 장치다. 주호선만 사용해 간격 유지, 보정, 치아이동을 진행하기도 한다.

기본 구성(그림 2)은 ① 금속 밴드, ② 주호선, ③ 고정 부분, ④ 보조강선(그림 3)이다.

*역주: 원문의 표현은 '가강고정(加强固定)'인데 고정의 상실을 예방하기 위해 고정원을 보강하는 처치를 일컫는 말로, 일본 교정 분야에서 고유명사처럼 사용하는 용어이다.

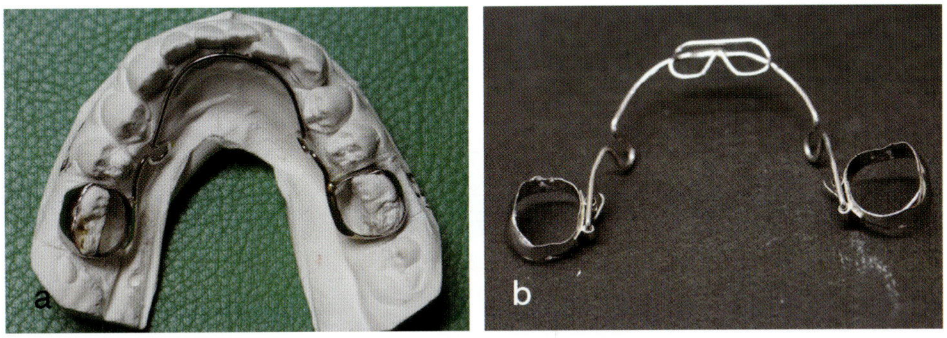

그림 1. **a,** 고정성 lingual arch appliance. 고정 부분을 사용하지 않고 주호선과 금속 밴드를 직접 납착한다. 주호선에 조정용 U-loop를 추가하면 좋다. **b,** 반고정성 lingual arch appliance. 고정 부분 튜브에서 다리 부분을 탈착하면 금속 밴드를 철거하지 않고 구강 밖에서 조정할 수 있다.

Lingual arch appliance의 구성

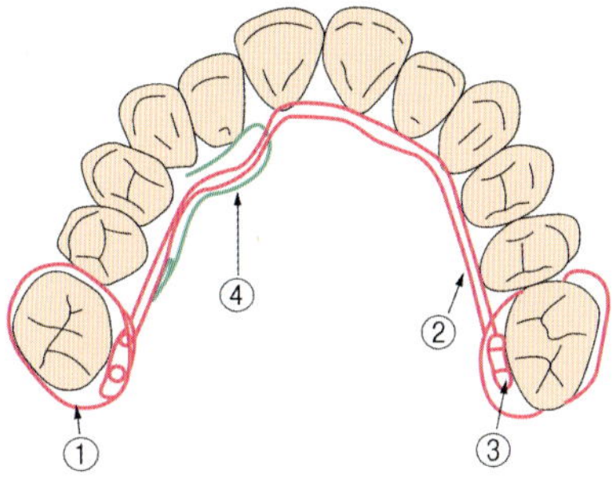

그림 2. Lingual arch appliance의 구성.

① 금속 밴드: 제1대구치 또는 제2유구치에 부착한다.

② 주호선: 일반적으로 0.9mm의 코발트크롬 교정용 강선을 사용한다.

③ 고정 부분: 반고정성의 경우 주호선을 탈착할 때 사용한다(더블튜브형 ST Lock이 일반적). 고정성의 경우는 주호선과 직접 납착하는 부위이다.

④ 보조강선: 직경 0.35~0.6mm의 교정용 강선을 주호선에 납착해 활성화시켜(구부려 탄성을 갖게 함) 치아를 이동한다.

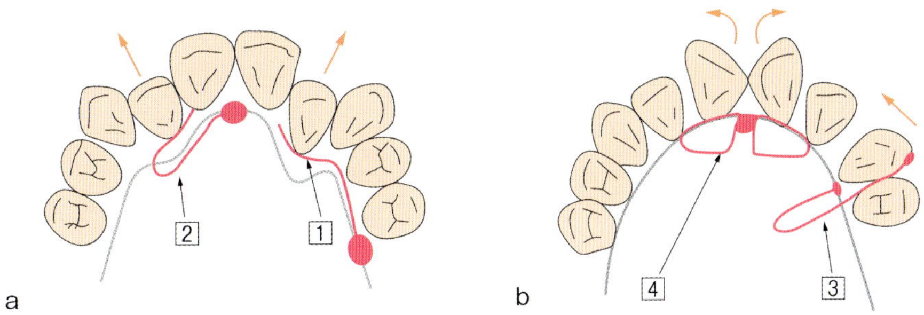

그림 3. 보조강선의 종류. 1 단식강선, 2 복식강선, 3 지양강선, 4 연속강선.

① 금속 밴드

제1대구치나 제2유구치(때로는 소구치)에 부착한다.

② 주호선

금속 밴드 사이를 연결해 고정 부분을 보강한다. 직경 0.9mm의 강선이 일반적이다. 각 치아의 설측 치경부에 가볍게 접촉시켜 완만하게 구부린다. 이동시키고 싶은 치아가 있을 때는 보조강선이 들어가도록 치경부에서 살짝 떨어뜨린다.

③ 고정 부분

고정성은 이곳에 주호선과 금속 밴드를 납착시킨다. 반고정성은 주호선과 보조강선의 조정을 용이하게 만든 장치다. 현재는 주로 더블튜브 타입의 ST Lock(Dentsply Sankin)(그림 4)을 사용한다. 그 밖에 반원관이나 반원선을 조합해 가로에서 미끄러져 들어가게 만든 타입도 있다.

다리의 전방 단면을 주호선의 단면과 납착해 하나의 주호선을 만든다. 이렇게 해서 주호선은 구강 내에 확실하게 유지된다(그림 10e 참조).

④ 보조강선

일반적으로 직경 0.35~0.6mm, 길이 25~30mm의 교정용 강선(코발트크롬합금)을 사용한다. 이를 통해 이동하는 치아에 지속적이고 약한 교정력(20~50g)을 발휘한다. 주호선에 납착해 강선을 구부리는데, 형상에 따라 [1] 단식강선, [2] 복식강선, [3] 지양강선, [4] 연속강선이 있고, 치아의 이동 방향에 따라 사용할 보조강선이 결정된다. 또한 보조강선이 주호선 아래를 통과하면 보조강선이 들뜨지 않고 치아에 교정력을 확실하게 전달할 수 있다. 보조강선의 특징과 이동 방향을 표 1에, 보조강선의 교정력을 확인하는 방법을 표 2에 정리하였다.

표 1. 보조강선과 주요 이동 방향

보조강선의 종류	주요 이동 방향	특 징
[1] 단식강선	전치 순측이동	보통 25~30mm 길이가 적절하다. 직경 0.5~0.6mm 강선
[2] 복식강선	전·구치의 순·협측이동	단식강선보다 교정력의 조정 범위가 넓다.
[3] 지양강선	근·원심이동	U자강선이라고도 부른다.
[4] 연속강선	소구치 협측이동 전치 순측이동·회전 개선	교정력이 증가하므로 직경 0.35~04mm의 가는 강선을 사용한다.

반고정성 lingual arch appliance와 ST lock의 탈착법

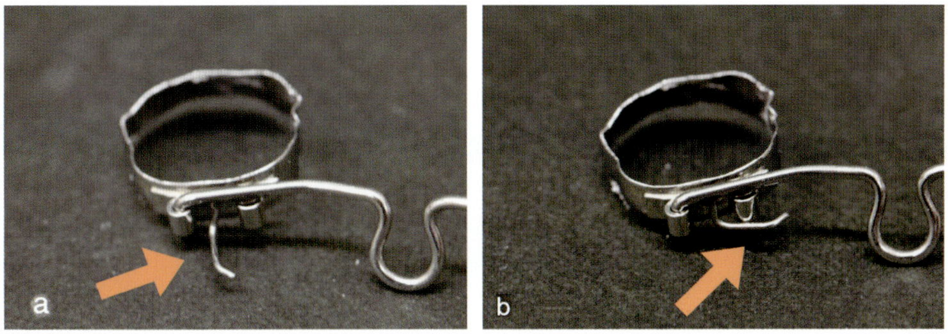

그림 4. a, 더블튜브 타입의 ST Lock을 철거할 때 레버 상태. b, 더블튜브 타입의 ST Lock을 고정할 때 레버 상태.

표 2. 보조강선의 교정력을 확인하는 방법

교정력	보조강선
적절하다.	치면에 접촉한다.
약하다.	치면에서 떨어져 있다.
강하다.	설면에서 미끄러지듯 들뜬다.

적응증(장치의 다양성)[5–10)]

유치열기부터 영구치열기까지 폭넓게 이용할 수 있고(특히 혼합치열기의 사용이 많음) 다양한 조합이 가능하다.

1. 1~2개 치아 위치이상의 개선(순측, 협측이동, 근원심이동)(그림 5, 6)

Lingual arch appliance의 적응증 1: 복식강선으로 #42을 순측이동한 예

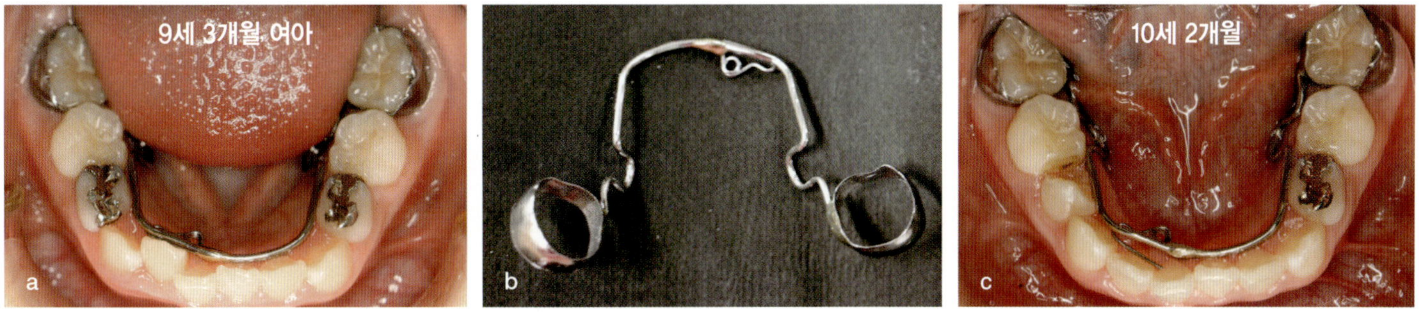

그림 5. 설측으로 기운 치아 1개를 복식강선을 사용해 순측 방향으로 이동한 예(장치 장착 1년).

적응증 2: 지양강선으로 #32을 이동한 예

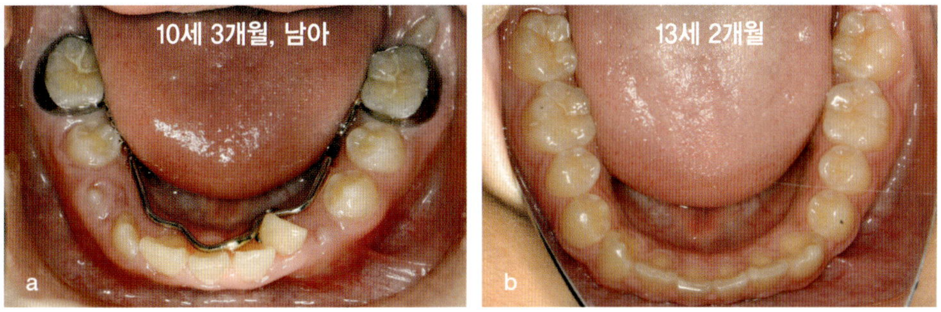

그림 6. 치아 1개의 회전과 근심전위에 대하여 지양강선을 사용해 개선한 예(장치 장착 2년).

2. 가벼운 치성의 1~2개 치아의 반대교합(그림 7)
3. 치열궁 길이를 확보하는 간격유지장치(그림 8)
4. 매복치의 견인과 교합유도[5]
5. 혀습관을 제거하는 장치(그림 9)
6. 대구치의 원심이동, 구개측 이동장치
7. 저위설의 개선장치[6]
8. Multi-bracket appliance 사용 시 보강고정장치
9. 보정장치

보조강선의 두께, 형태, 위치에 따라 다양한 조합이 가능하다. 또한 주호선으로 치열궁 길이를 확보하면 치아의 자연스러운 이동도 기대할 수 있다.

적응증 3: 연속강선으로 반대교합을 개선한 예

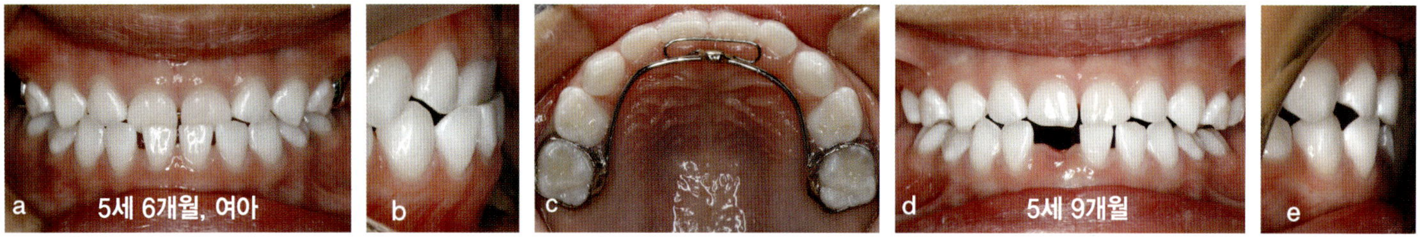

그림 7. 연속강선으로 유절치의 반대교합을 개선한 예(장치 장착 3개월).

적응증 4: 주호선의 조정과 치열궁 길이를 확보해 정상치열로 유도한 예

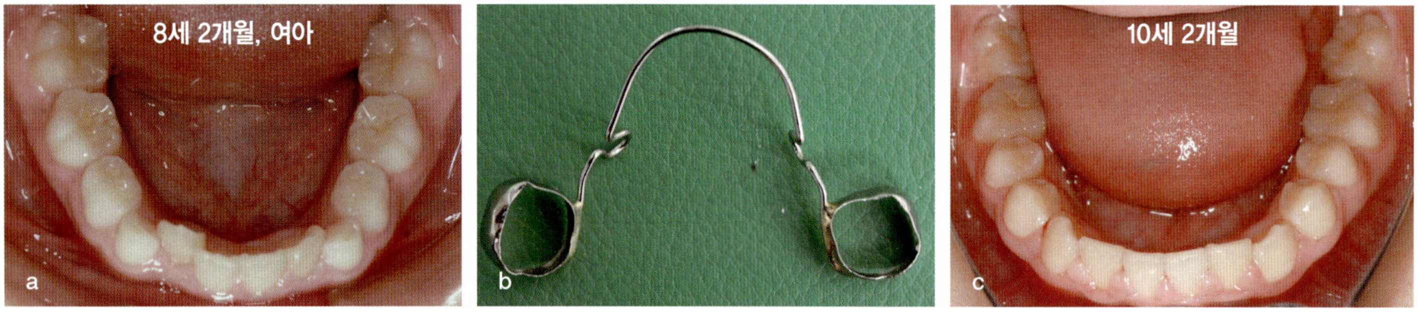

그림 8. 고정성 lingual arch appliance를 사용하고 U-loop로 조정하며 치열궁 길이를 확보해 정상치열로 유도한 예(장치 장착 2년).

적응증 5: 주호선에 crib을 납착하고 개교를 개선한 예

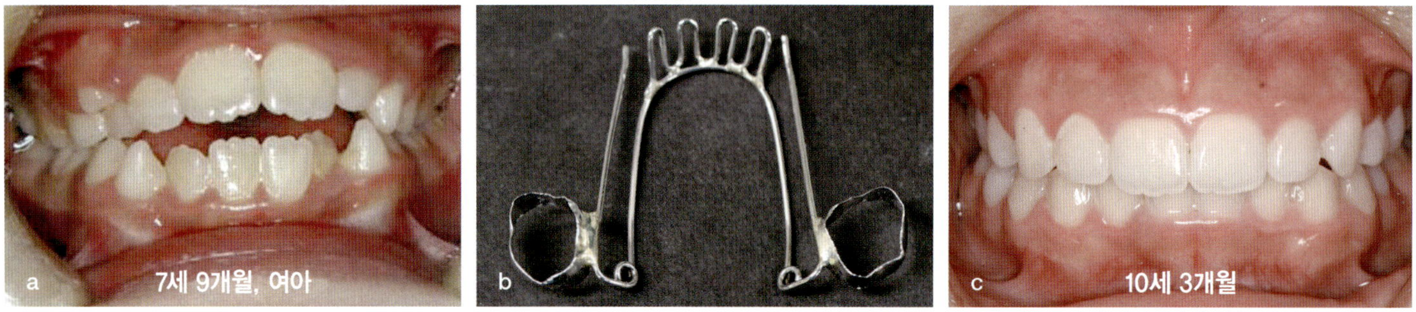

그림 9. 혀 내밀기 습관을 방지하는 crib(선반 모양의 스토퍼)을 만들어 전방의 개교증을 개선한 예(장치 장착 3년).

◀장점▶

1. 환자의 협조에 좌우되지 않고 치아를 확실하게 이동할 수 있다.
2. 치아이동에 작용하는 교정력이 20~40g으로 약하기 때문에 생체에 위해를 가하지 않고 지속성을 기대할 수 있다.
3. 구강 내 위생 상태를 악화시키지 않는다.
4. 장치의 장기 사용이 가능하다.
5. 응용 범위가 넓어 사용법이 다양하다.
6. 치아의 이동 양식은 기본적으로 경사이동이지만, 맹출 중인 치아에 약한 힘을 지속적으로 작용시키면 치체이동도 기대할 수 있다.
7. 환자의 고통, 불쾌감이 적다.

◀단점▶

1. 다수치 이동에는 부적합하다.
2. 치아에 접착하는 금속 밴드부나 보조강선부를 깨끗하게 청소하지 못해 치주염이나 우식이 발생할 수 있다.
3. 치아를 다양한 방향으로 이동시킬 수 없다.

장치의 조정법

구강 내 시적 시 주의사항[14,15)]

1. 반고정성
   ① ST Lock이 치은에 접촉하고 금속 밴드가 정확히 적합하지 않는다면 ST Lock의 튜브 치경측 주변을 삭제한다. 핀을 삽입하고 튜브에서 나온 핀을 삭제한다.
   ② ST Lock의 위치가 높고 대합치와 접촉한다면 ST Lock의 튜브 교합면 주변을 삭제한다. 핀을 삽입하고 튜브에서 나온 핀을 삭제한다.
   ③ 호선 끝이 고정 부분에 잘 삽입되었는지 확인한 후 '레버' 끝을 튜브의 근심측 아래를 향해 당기고 호선 끝이 벗겨지지 않도록 한다(그림 4b). 주호선을 탈착할 때는 '레버'를 안쪽으로 돌린다(그림 4a).
2. 보조강선의 힘이 이동하고 싶은 치아에 적절하게 발휘되는지 점검한다.
3. 영플라이어나 라이트와이어 플라이어를 사용해 보조강선을 조정한다. 길이 25~30mm, 직경 0.5mm 강선을 1.0mm 정도 변위되게 구부려 조정하면 치아를 이동하기에 적절한(20~50g) 교정력이 치아에 작용한다.

2

Lingual arch appliance의 제작 순서['교정치과기공 사카모토'의 사카모토(坂本卓也) 씨 제공][11–13]

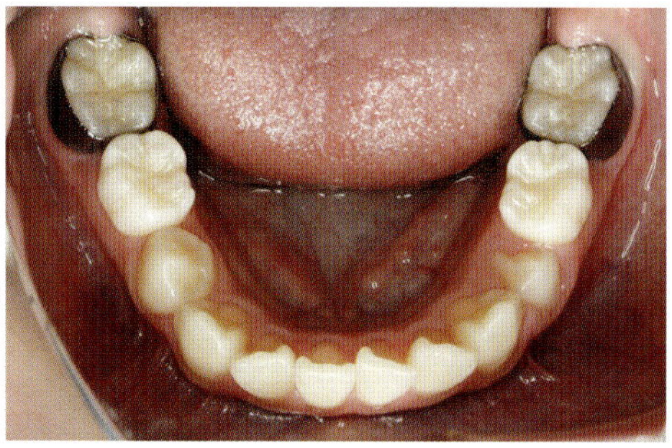

그림 10. a, 치아에 금속 밴드 부착.

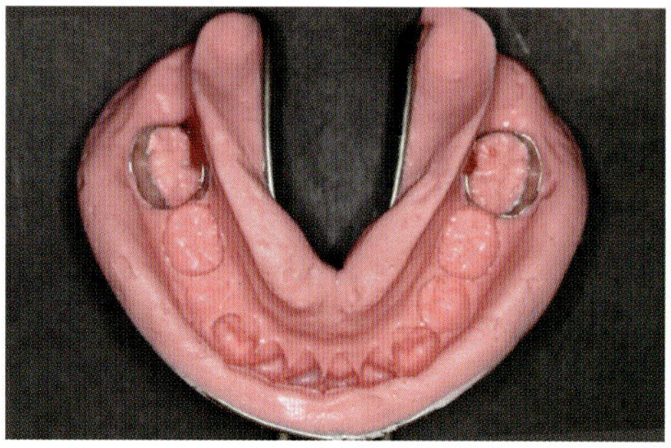

그림 10. b, 알지네이트로 전악 인상채득. 인상면에 금속 밴드를 끼운 후 납착부에 접촉하는 유지밴드 안쪽에 파라핀 왁스를 주입한다.

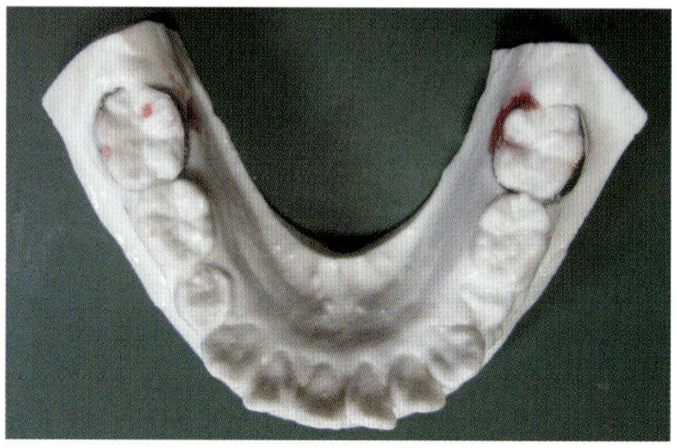

그림 10. c, 작업용 석고 모형.

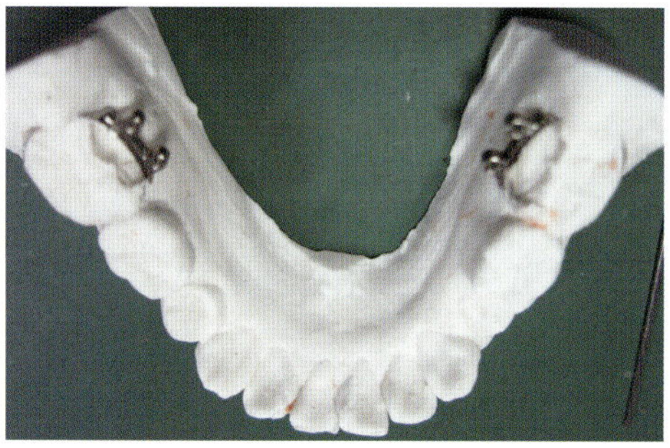

그림 10. d, ST Lock 납착.

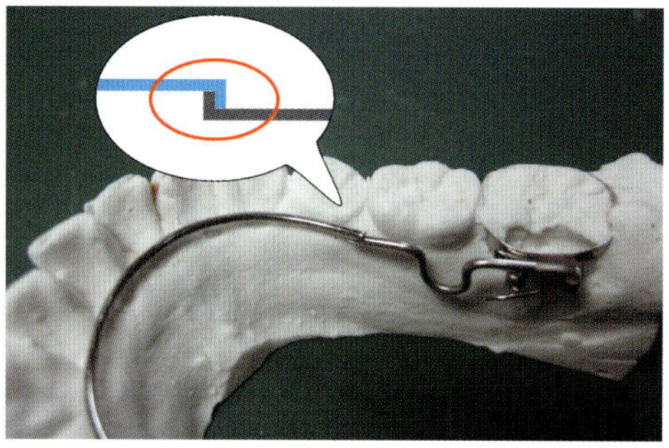

그림 10. e, 주호선과 고정 부분의 다리부 구부리기와 적합. 납착부는 원 안 그림과 같이 납착하기 편한 형태로 만든다.

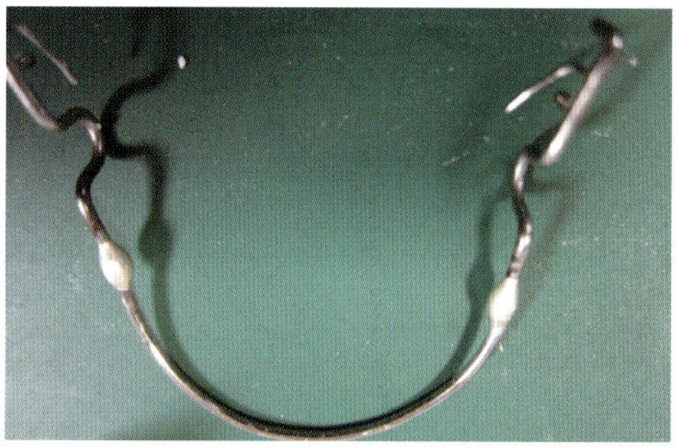

그림 10. f, 주호선과 고정 부분 앞쪽을 납착한다.

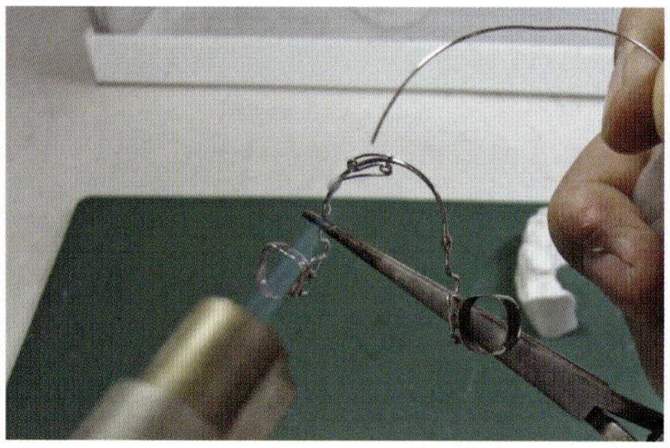

그림 10. g, 보조강선을 구부려 납착한다.

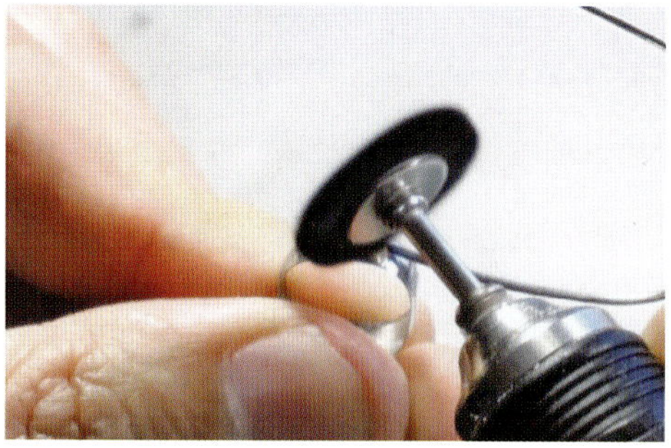

그림 10. h, 연마.

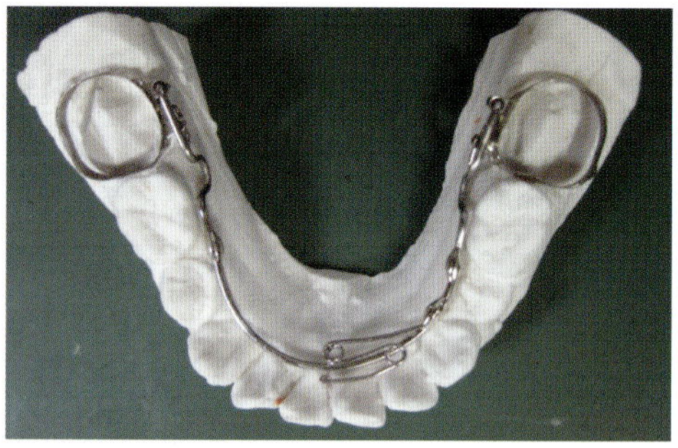

그림 10. I, 완성.

장치 사용 시 주의사항

1. 강선을 사용한 장치는 형태가 단순해 불편감이 적지만 손가락이나 혀로 힘을 가하면 변형되거나 파손될 수 있다.
2. 단단하거나 점성이 있는 음식을 먹으면 장치의 보조강선이 변형되거나 파손될 수 있다.
3. 고정 부분이나 보조강선부의 위생 상태가 불량하면 치은염과 우식이 발생하므로 구강을 깨끗하게 관리한다.
4. 불편감이 있거나 보조강선이 다른 부위에 접촉하는 것이 느껴지면 즉시 내원한다.

장치를 조정할 때 주의사항

1. 고정 부분의 밴드 우식, 시멘트의 일부 탈락에 기인하는 우식에 주의한다. 장치를 오랫동안 장착하면 금속 밴드 주변을 정기적으로 점검하거나 금속 밴드를 분리해 청소한다.
2. 주호선이 들뜨거나 고정 부분 치아에 잘못된 토크가 가해지지 않는지 점검한다.
3. 보조강선의 교정력이 강하거나 순측경사가 큰 경우는 고정 부분의 치아가 원심으로 경사지므로 보조강선의 교정력을 줄이거나 helical loop를 사용하여 약한 힘을 지속적으로 가한다.
4. 보조강선이 적절한 교정력을 발휘하려면 힘을 가하는 설면에 레진을 축성하거나 lingual button을 달아 스토퍼로 사용하기도 한다.
5. 주호선이나 보조강선이 치은을 강하게 압박하거나 상처를 주지 않는지 확인하고 조정한다.

결론

Lingual arch appliance는 다양한 조합이 가능하므로 응용 범위가 넓다. 기본적으로 치열궁 길이를 확보하면서 1~2개 치아의 치아이동을 목적으로 사용하므로, 전악에 걸친 부조화를 야기해 회복 불능의 상태가 되는 경우는 거의 없다(그림 11, 12). 또한 단순한 구조가 많다. 따라서 초보자가 다루기 편한 장치라고도 말할 수 있다.

고정성·반고정성 장치이므로 소아의 협조에 결과가 크게 좌우되는 가철성 장치에 비해, 단시간에 확실한 결과를 얻을 수 있다. 장착 후 2~3일은 이물감을 느끼지만 대부분의 환자는 불쾌감을 느끼지는 않았다. 한편 환자의 교합상태나 습관에 따라 장치가 변형되어 교정력이 정확한 방향으로 작용하지 않을 수도 있으며 힘이 적절한지 항상 확인이 필요하다. Lingual arch appliance는 만능 장치가 아니다. 다른 장치와 병용하거나 교체가 필요한 경우도 있다. 마지막에 교합을 확립할 수 있는 브라켓 와이어 테크닉 지식과 기술 습득도 필요하지만 평소 교정전문의와 연계도 중요하다.

장치의 특징과 장·단점을 숙지하고 적응증을 선별하여 적절한 힘을 가한다면 임상 역량은 크게 확대될 것이다.

증례 1: Lingual arch appliance만 사용해 치열궁 길이를 확보하고 정상교합으로 유도한 증례

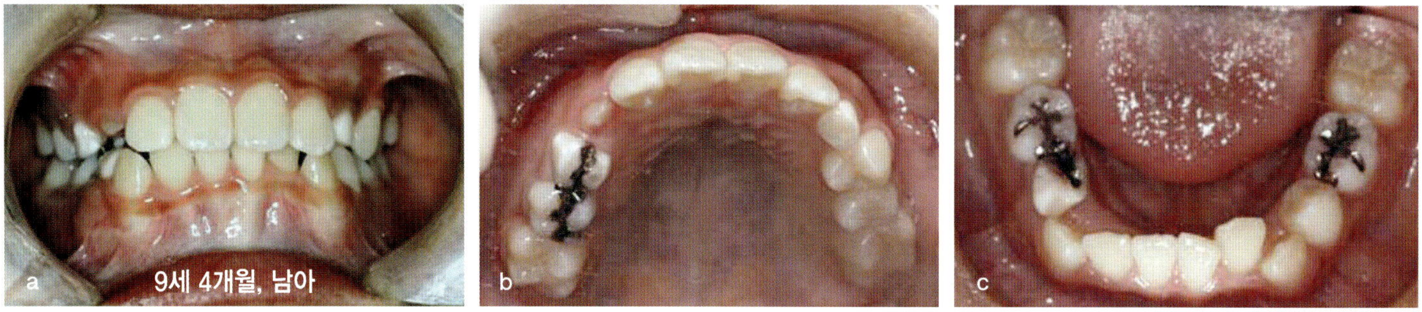

그림 11. a~c, 치료 전. 9세 4개월.

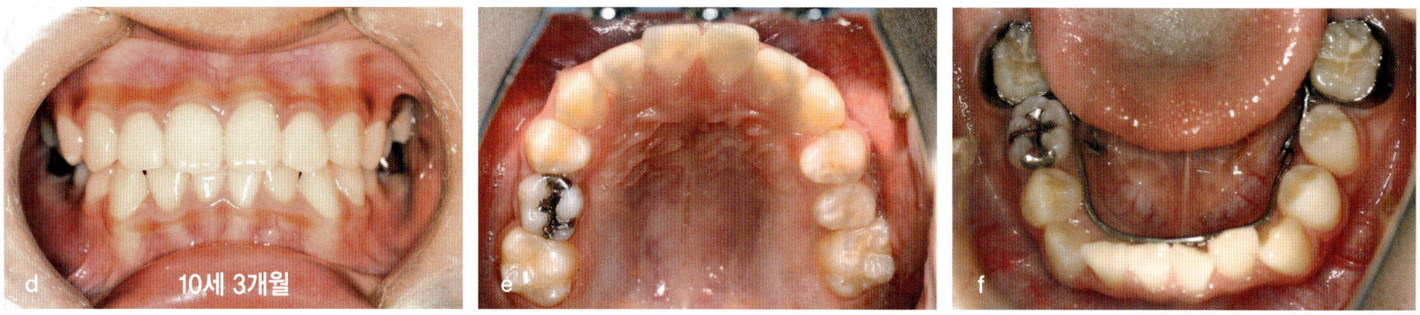

그림 11. d~f, 측방치군 교환 시기에 치열궁 길이를 확보하기 위해 장치를 장착.

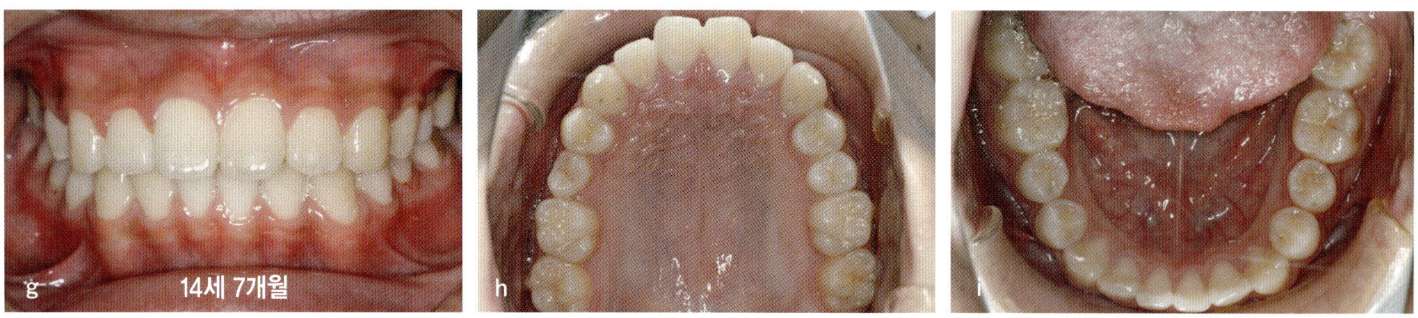

그림 11. g~i, 제2대구치 맹출 종료(장치 장착 3년).

증례 2: 주호선에 유도선을 납착해 매복치를 견인하고 정상교합으로 유도한 증례

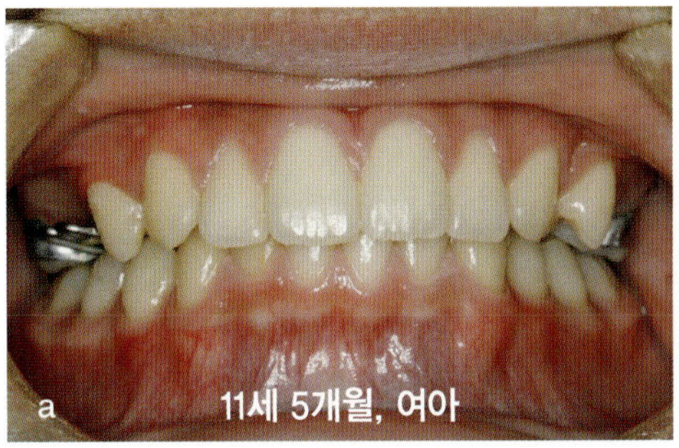

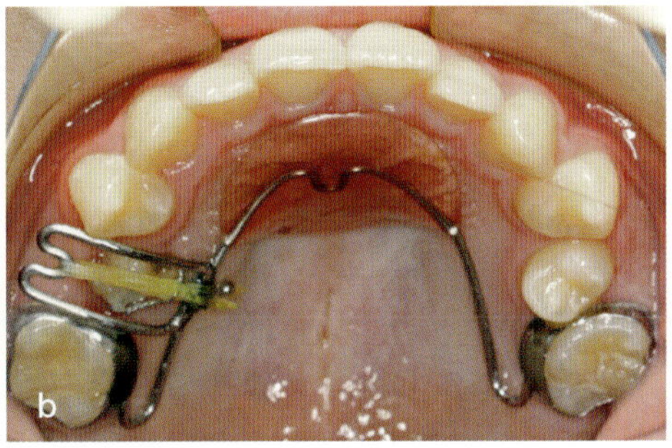

그림 12. a, b, 매복된 #15를 견인하고 협측으로 유도한다.

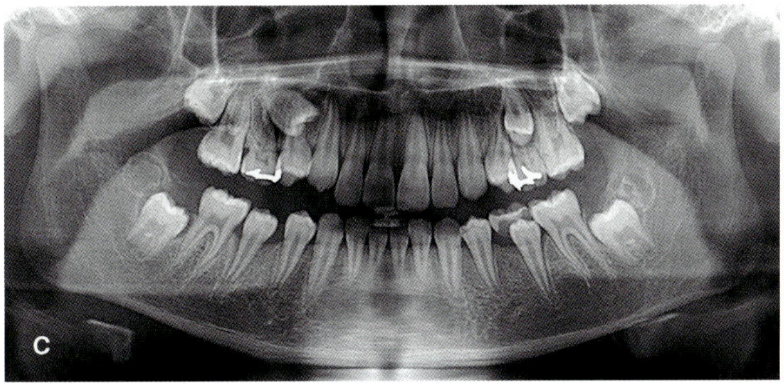

그림 12. c, 견인 전 파노라마 방사선사진.

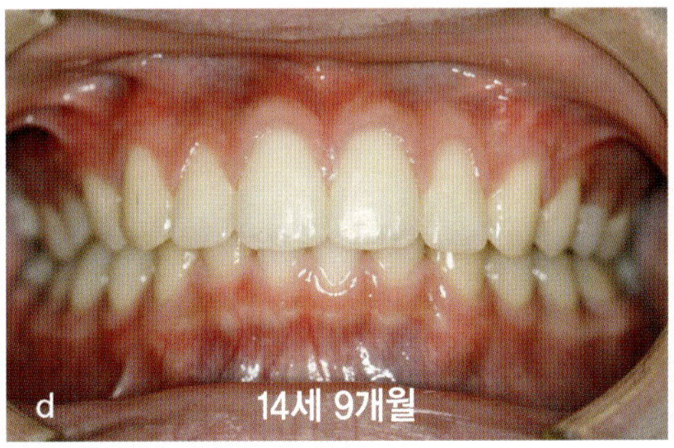

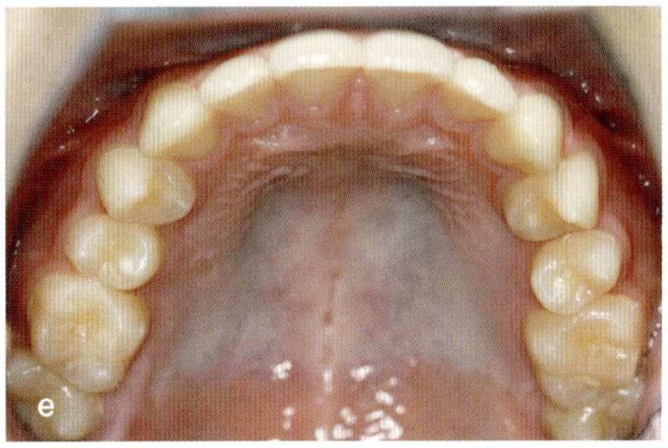

그림 12. d, e, 최종배열에 브라켓 와이어를 사용하였다(장치 장착 2년).

참고문헌

1）与五沢矯正研究会 編，与五沢文夫 監：矯正臨床の基礎．クインテッセンス出版，東京，2008.

2）飯塚哲夫：歯科矯正学．180-181，クインテッセンス出版，東京，1989.

3）中村昭二：矯正治療のワンポイントテクニック ソルダード・リンガルアーチ（S.L.A.）について．日本歯科評論，649：199-201，1996.

4）新井一仁，石川博之，福井和徳，槇 宏太郎，松本尚之，三浦廣行，溝口 到，山田一尋，北井則行，後藤滋巳，清水典佳，寺田員人，中村芳樹：新しい歯科矯正学．永末書店，京都，2000.

5）町田幸雄：咬合誘導の基礎と臨床 発育段階に応じた臨床の実際．ヒョーロン・パブリッシャーズ，東京，1985.

6）里見 優，森村真紀，菊地美和子，大塚幹子，相馬弘子，斎藤愛子，平田晴香：舌挙上を図る低位舌用リンガルアーチの考案．小児歯誌，48（5）：614，2010.

7）町田幸雄：交換期を上手に利用した咬合誘導．一世出版，東京，2010.

8）関崎和夫：GP のための咬合誘導．クインテッセンス出版，東京，2014.

9）町田幸雄，関崎和夫：一般臨床医が手がける 乳歯列期から目指す“永久歯列期正常咬合”獲得への道．ヒョーロン・パブリッシャーズ，東京，2015.

10）青島 攻：矯正の『手』本テクニック 舌側弧線・唇側弧線装置の応用．デンタルダイヤモンド，25（6）：61-65，2000.

11）Brian D. Willison，北総征男 訳：矯正装置の製作ガイド—基礎知識と技工—．東京臨床出版，東京，2005.

12）小川清隆：矯正歯科における技工 舌側弧線装置（Lingual arch）．歯科技工，31（9）：1084-1091，2003.

13）中島栄一郎：矯正歯科装置の技工ガイドブック．12，クインテッセンス出版，東京，2011.

14）平野 護：一般臨床医のための実践歯科矯正．96-99，東京臨床出版，東京，2002.

15）後藤滋巳，氷室利彦，槇 宏太郎，石川博之：チェアサイド・ラボサイドの矯正装置ビジュアルガイド．52-63，医歯薬出版，東京，2004.

제 3 장 Multi-bracket Appliance

마치다 나오키(町田直樹)

Multi-bracket Appliance란?

Multi-bracket appliance는 주로 브라켓, 호선, 버티컬 튜브, 결찰기구로 구성된다. 고정성 장치이므로 치료효과는 환자의 협조에 관계없이 일정 수준을 기대할 수 있다. 한편 치아우식의 위험이 높기 때문에 치질이 성숙하지 않은 혼합치열기에 사용할 때는 특별히 우식에 대한 주의가 필요하다(그림 1).

브라켓에는 'standard bracket'과 'preadjusted bracket'이 있고, standard bracket은 bracket base에 대해 주호선이 들어가는 홈이 직각으로 되어 있다. 따라서 호선을 구부려 arch form, torque, offset 등을 조정한다. 한편 preadjusted bracket에는 torque와 offset이 가미되고 기성품 호선을 사용한다.

Standard bracket을 사용하는 방법을 'standard edgewise technique'이라 부르고, preadjusted bracket을 사용하는 방법을 'straight wire법'이라 부른다. 저마다 장·단점이 있는데, straight wire법으로 치료하는 경우라도 강선을 구부릴 수 있다. 따라서 어떤 방법을 사용하든 강선을 접는 기술이 필요하다.

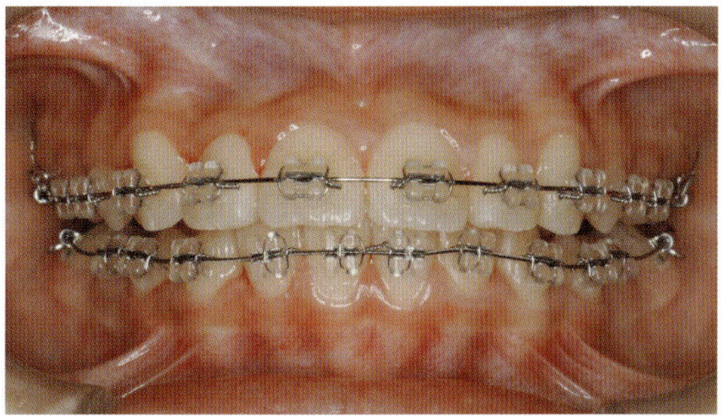

그림 1. Multi-bracket appliance. 개개 치아에 브라켓을 접착하고 호선의 탄성을 이용해 치아를 이동하는 장치. 정밀한 치아이동이 가능하다. 사진은 standard bracket을 사용한 standard edgewise technique.

적응증

Multi-bracket appliance는 이동시키고 싶은 개개 치아에 브라켓을 접착하므로 치아의 위치와 방향을 섬세하게 조절할 수 있다. 각형 강선을 사용하면 torque를 가미해 3차원 이동도 가능한데, 성장발육을 이용하는 기전은 없다. 즉, 성장발육을 이용해 치료하는 중에 섬세한 치아이동이 필요한 대부분의 증례에 이 장치를 적용할 수 있는데 특히 효과가 높은 증례는 다음과 같다(그림 2~5).

① 치아의 위치이상 개선

② 개방교합의 개선

③ 매복치의 견인(전치)

Multi-bracket appliance의 적응증 1: 전치 회전과 구치의 근심전위를 개선한 예

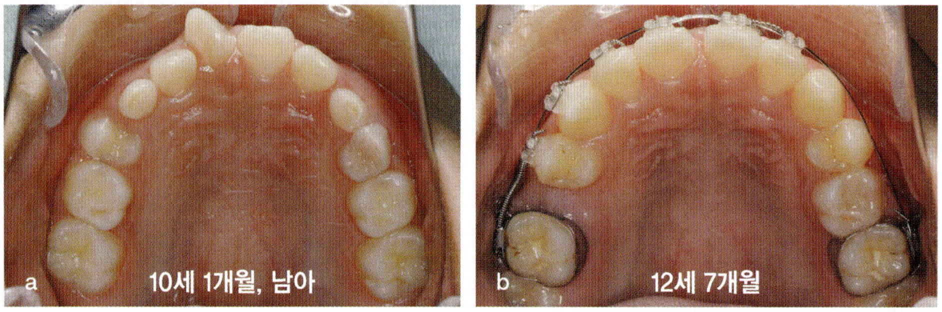

그림 2. 구치의 원심이동을 위해 코일 스프링을 병용하였다(장치 장착 2년 4개월).

적응증 2: 총생의 개선

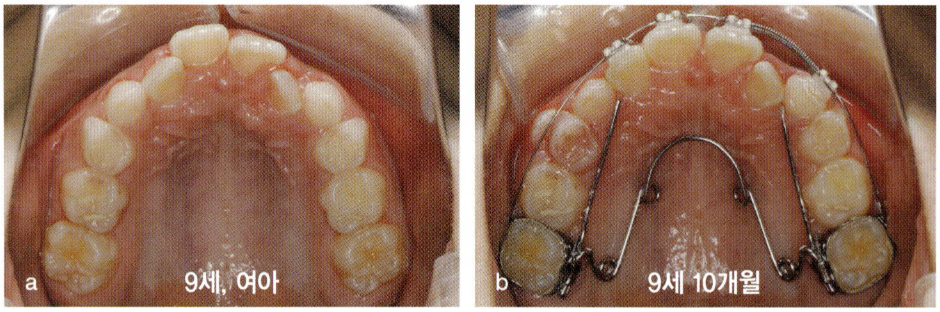

그림 3. 치열을 확장하기 위해 Quad Helix를 병용하였다(장치 장착 5개월).

적응증 3: 개방교합의 개선

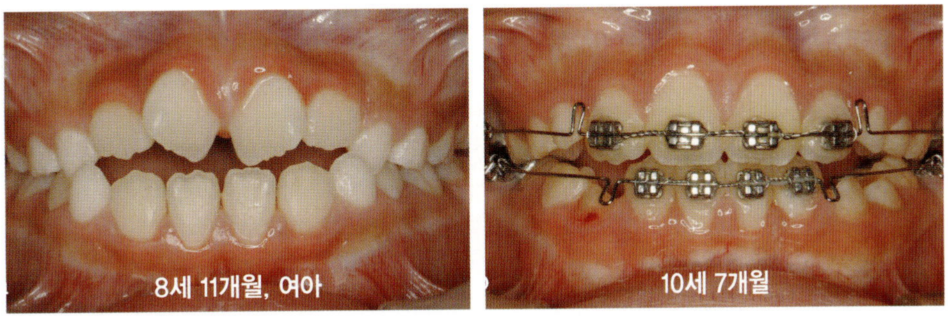

그림 4. 호선에 고무줄을 걸기 위해 loop를 형성하고 악간고무줄을 병용하였다(장치 장착 1년 4개월).

적응증 4: 매복치의 견인(전치)

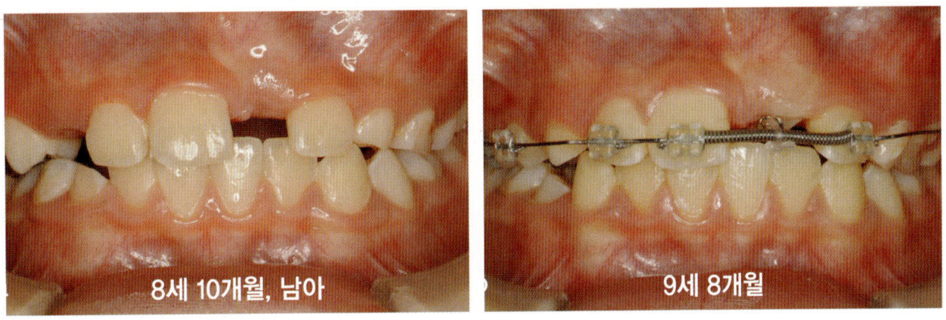

그림 5. 치아의 견인을 위해 코일 스프링, 폴리우레탄 스레드, 훅 등을 사용하였다. 전치 이외의 치아를 견인할 때는 반작용을 고려해 다른 장치를 선택하는 경우가 많다(장치 장착 8개월).

기구의 선택

- **브라켓**(그림 6): 재질에 따라 금속, 세라믹, 플라스틱, 지르코니아 제품이 있다. 강도와 심미성, 마찰계수를 고려해 증례에 적합한 재질을 선택한다. Standard bracket과 preadjusted bracket의 장·단점을 표 1에 소개하였다.
- **호선**: 주로 SS 강선(그림 7)을 사용하는데, 최근에는 강한 힘이 완화된 NiTi 강선이나 Co-axial 강선(그림 8)도 사용한다.
- **금속 밴드**: 대구치부 buccal tube를 장착할 때 치아에 직접 접착하는 방법(direct bonding system ; DBS)과 buccal tube를 전기용접한 밴드를 접착하는 방법이 있다.

DBS는 밴드 시적이나 용접 작업이 필요 없지만, 소아는 임상치관이 짧기 때문에 방습이 곤란하고 교합력이 가해지면 쉽게 탈락하는 문제점이 있다. 한편 밴드를 접착하는 방법은 임상치관이 짧은 소아의 경우 치은연하까지 삽입해야 해 장착이 곤란할 수 있으므로 주의를 요한다(그림 9).

- **결찰기구**: 결찰은 금속선이 가장 적합한데, 모듈이라는 고무를 사용하기도 한다(그림 10). 최근에는 결찰이 필

요 없는 self–ligation bracket도 판매되고 있다.

- **기타 장치:** 주로 사용하는 장치는 코일 스프링이나 폴리우레탄 스레드(그림 11), 폴리우레탄 체인(그림 12), 고무줄(그림 13)이 있다.

3 Multi–bracket appliance의 기구

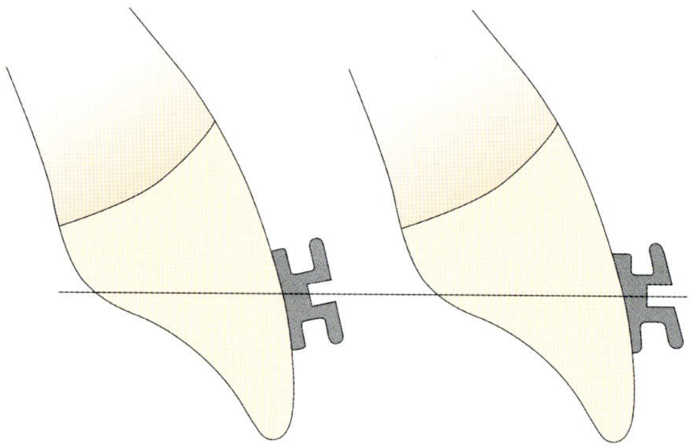

그림 6. 브라켓의 종류. Standard bracket은 주호선이 삽입되는 홈이 치면에 대해 수직을 이루므로 치축경사에 해당하는 torque를 강선에 짜 넣어야 한다. 한편 preadjusted bracket은 홈이 교합평면과 평행하므로 torque 조정이 필요 없다.

표 1. 브라켓의 종류와 장·단점

	Standard bracket	Preadjusted bracket
장점	• 한 가지 표준형으로 모든 치아에 부착한다. • 강선 종류가 적어도 치료가 가능하다. • 접착 위치의 자유도가 높다. • 재고가 적다.	• 강선을 거의 접지 않는다. • 브라켓 자체에 torque가 들어 있다. • 치아 두께의 차이를 브라켓 두께로 보정한다. • 치아 장축에 맞춰 접착한다.
단점	• 치아의 위치와 각도를 강선을 접어서 해결한다. • 강선에 torque를 넣는다. • 치아 두께의 차이를 강선을 접어서 조정한다. • 적절한 치축경사를 고려해 접착한다.	• 치아의 종류와 위치 및 좌·우측에 따라 맞는 브라켓이 다르다. • 다양한 강선 중에 선택한다. • 접착 위치에 따라 torque가 달라진다. • 재고가 많이 필요하다.

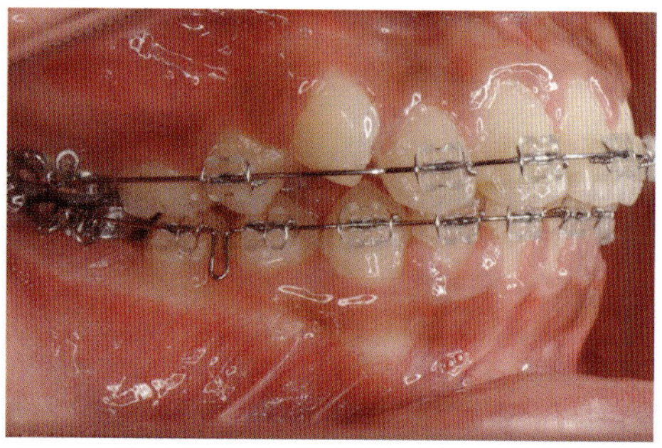

그림 7. SS 강선. 힘이 강해 루프를 접어 힘을 줄인다.

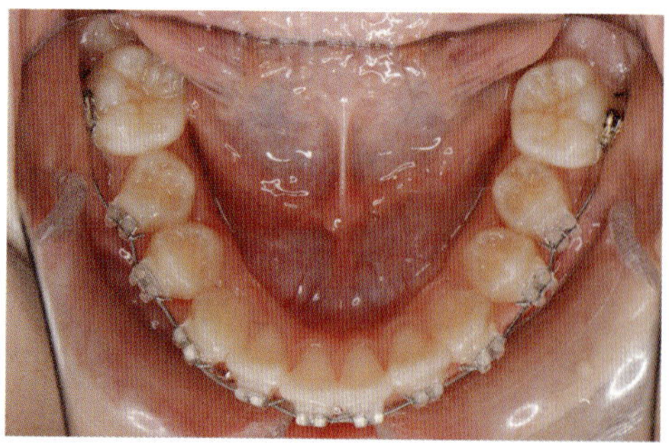

그림 8. Co–axial wire. 가는 SS 강선을 꼬아 만든 강선이고 강한 힘을 줄일 수 있어 총생이 심한 단계에 사용하면 통증을 줄일 수 있다.

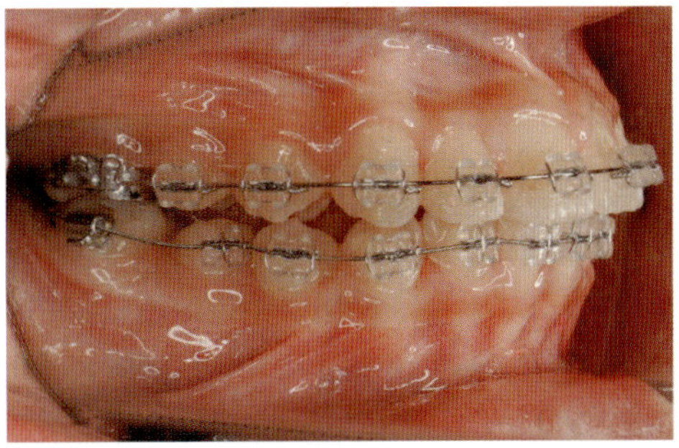

그림 9. 밴드와 direct bonding system. #16은 밴드에 buccal tube를 전기용접해 치아에 접착하고, #46은 buccal tube를 치면에 직접 접착한다.

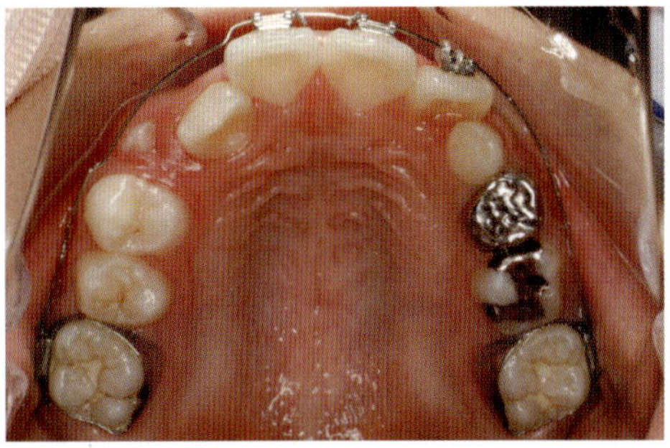

그림 10. 금속선과 모듈을 사용해 결찰. #11, #21은 금속선으로 강하게 결찰, #22는 회전이 강해 모듈로 결찰한다. 모듈이 결찰력이 더 약하다.

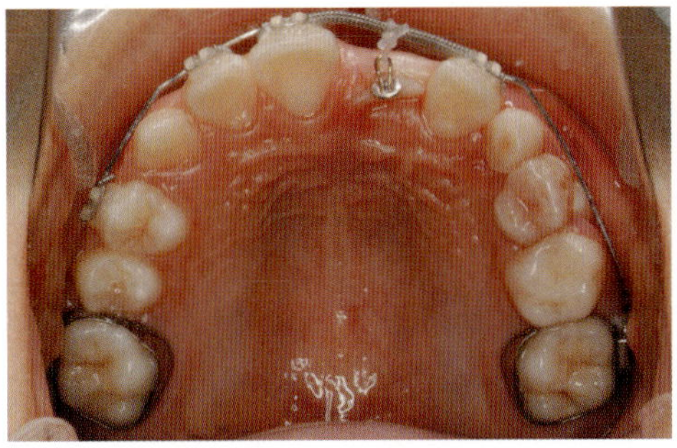

그림 11. 코일 스프링과 폴리우레탄 스레드. 코일 스프링을 사용해 공간을 확보하고 폴리우레탄 스레드로 치아를 견인한다.

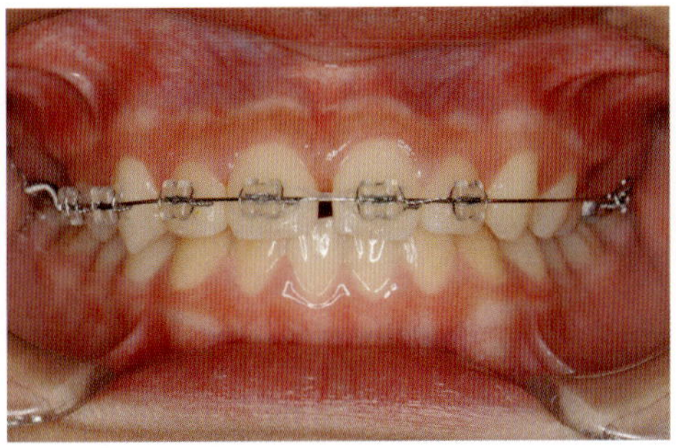

그림 12. 폴리우레탄 체인. 폴리우레탄 체인을 사용해 #11, #21의 공간을 폐쇄한다.

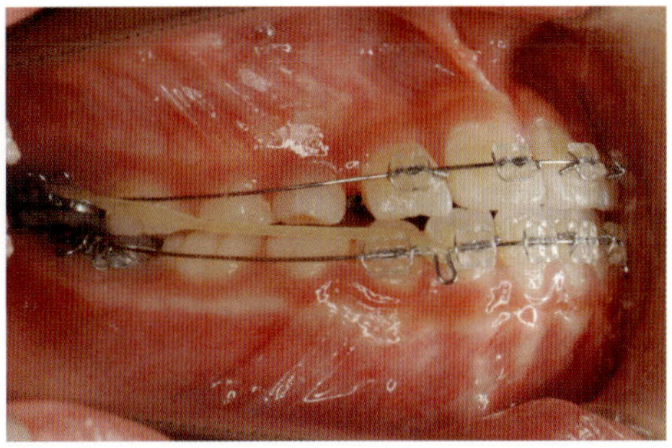

그림 13. 고무줄(악간고무). 하악의 호선을 구부려 만든 루프와 #16의 훅에 악간고무를 걸어 악간관계를 개선한다(Ⅲ급 고무).

증례

증례 1: 악간고무줄을 병용한 개방교합 증례

초진 시 9세 2개월 여아. 뒤틀린 상악 전치의 개선을 희망하며 내원. 손가락 빨기와 구호흡 습관이 있었다. 상악 치열이 좁아 Quad Helix로 상악 치열궁을 확장하면서 multi-bracket appliance를 사용해 치아를 배열하였다. 개방교합의 개선에는 악간고무를 사용하였다. 구강기능요법(myofunctional therapy; MFT)을 병용하고 수직적 피개의 개선에 노력하였다. 적극적 치료기간은 1년 6개월, 보다 좋은 교합을 구축하려면 발치교정치료가 필요하겠지만 환자가 원하지 않아 경과를 관찰하고 있다(그림 14~16).

증례 2: 견치 맹출공간이 부족하고 회전치가 있는 증례

초진 시 10세 10개월 남아. #13이 나오지 않아 내원하였다. 파노라마 방사선사진(이하 파노라마)에서 #13이 확인되었지만 맹출할 공간이 부족해 치료를 시작하였다. 골격적 부조화가 없어 먼저 상악만 multi-bracket appliance로 #13의 맹출공간을 확보해 배열하였다. 그 후 #15, #25이 비뚤게 나왔기 때문에 다시 multi-bracket appliance

를 장착해 회전을 개선하였다. 교합에 특별한 문제가 없다고 판단해 영구치열이 완성될 때까지 경과를 관찰하였다(그림 17~20).

3

증례 3: 매복치 견인 증례

초진 시 8세 8개월 여아. 유치 발치 후 치아가 나오지 않아 내원하였다. 파노라마에서 #21 매복과 #12 부분의 과잉치가 확인되었다. CT 촬영을 해 치관치근 형태에서 과잉치를 확인하고 치과병원에서 과잉치 발치와 #21의 개창을 진행하였다. 그 후 #21과 #12을 multi-bracket appliance의 호선에 장착한 훅을 이용해 견인하고 배열하였다. 동적 치료기간은 11개월, 현재 경과 관찰 중이다(그림 21~24).

증례 1: 악간고무를 병용한 개방교합 증례

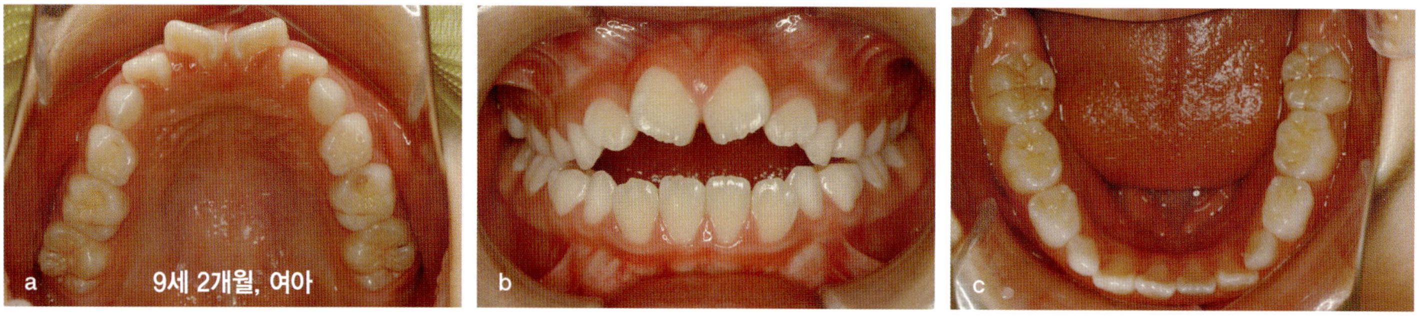

그림 14. 초진 상태. 뒤틀린 상악 전치의 개선을 희망하며 내원.

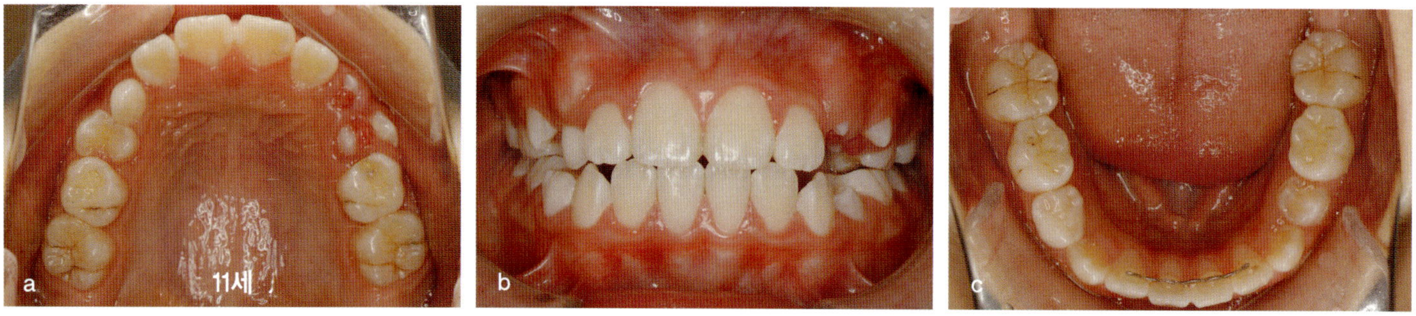

그림 15. 적극적 치료로 상악 치열궁을 확장하면서 multi-bracket appliance를 사용해 치아를 배열하였다. 적극적 치료기간은 1년 6개월.

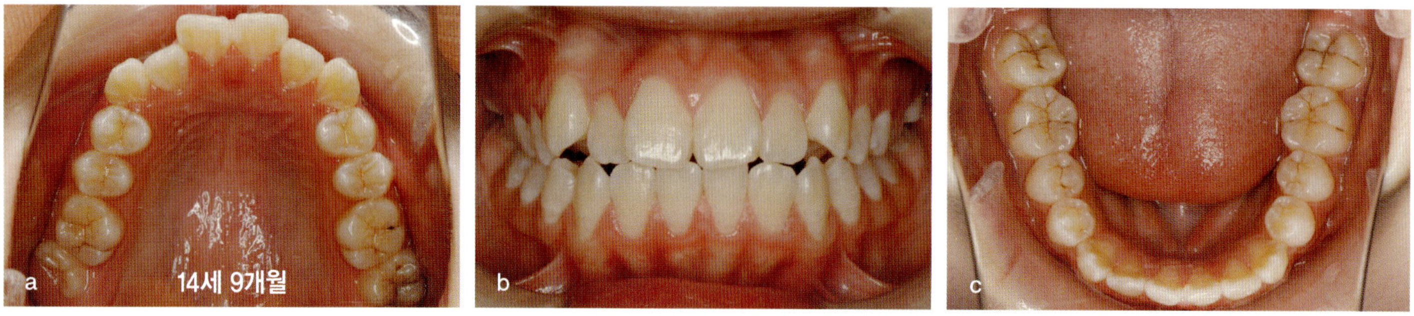

그림 16. 영구치열 완성. 보다 좋은 교합을 구축하려면 발치 교정치료가 필요하겠지만 환자가 원하지 않아 경과를 관찰하고 있다.

증례 2: 견치가 맹출할 공간이 부족하고 회전치가 있는 증례

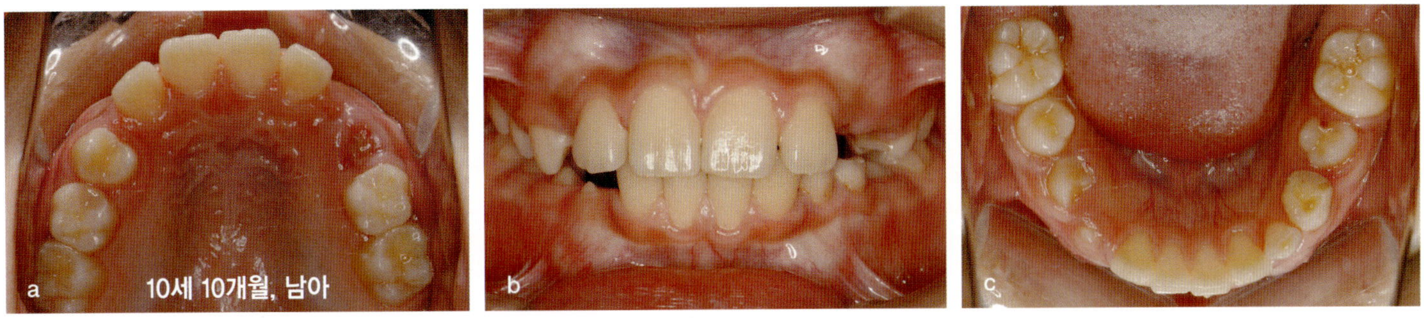

그림 17. 초진 상태. #13이 나올 자리가 부족하여 내원하였다.

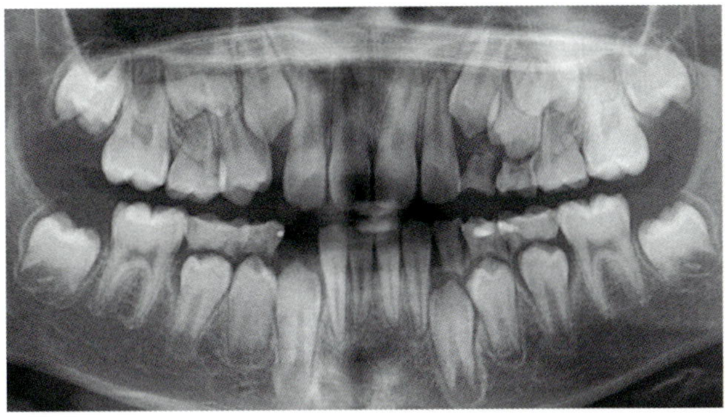

그림 18. 초진 시 파노라마사진. #13의 존재가 확인되었다. #15, #25의 회전이 의심된다.

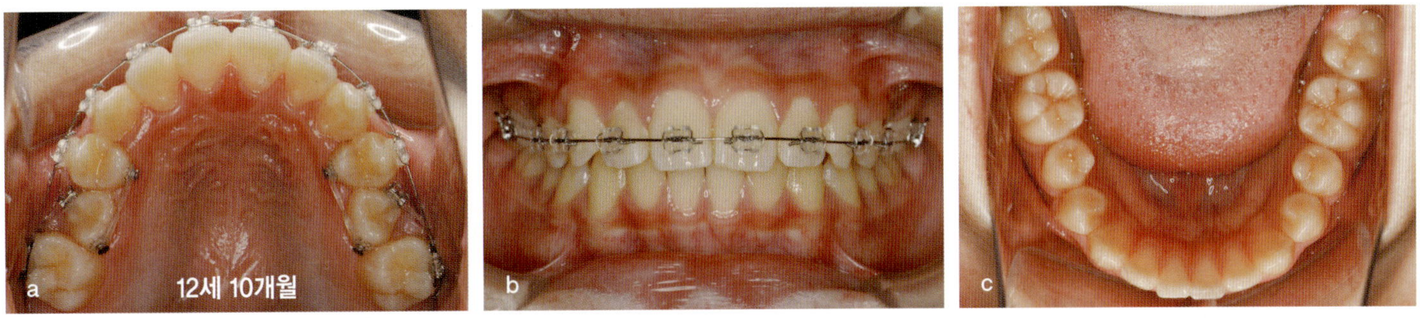

그림 19. #15, #25 맹출. #13의 배열이 거의 종료되었다. 다시 multi-bracket appliance를 장착하고 #15, #25의 회전을 개선하였다.

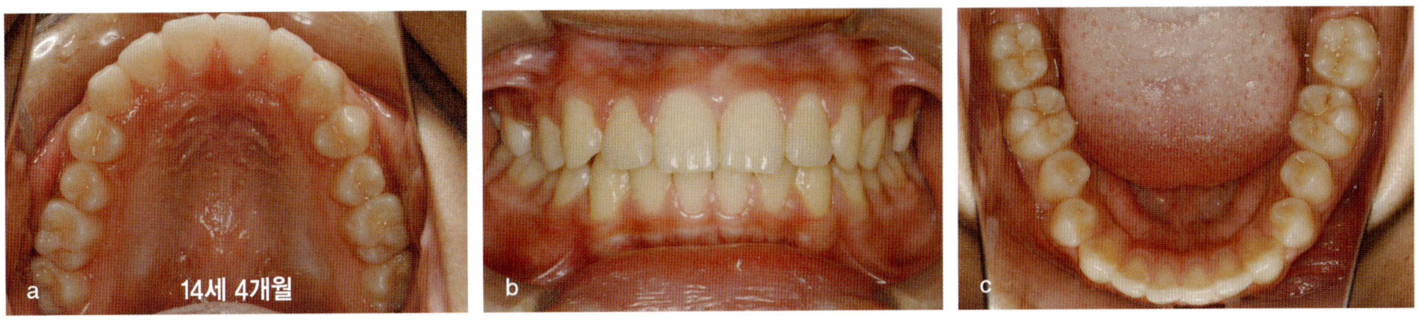

그림 20. 영구치열이 완성된 후. 교합에 특별한 문제가 없다.

증례 3: 매복치 견인 증례

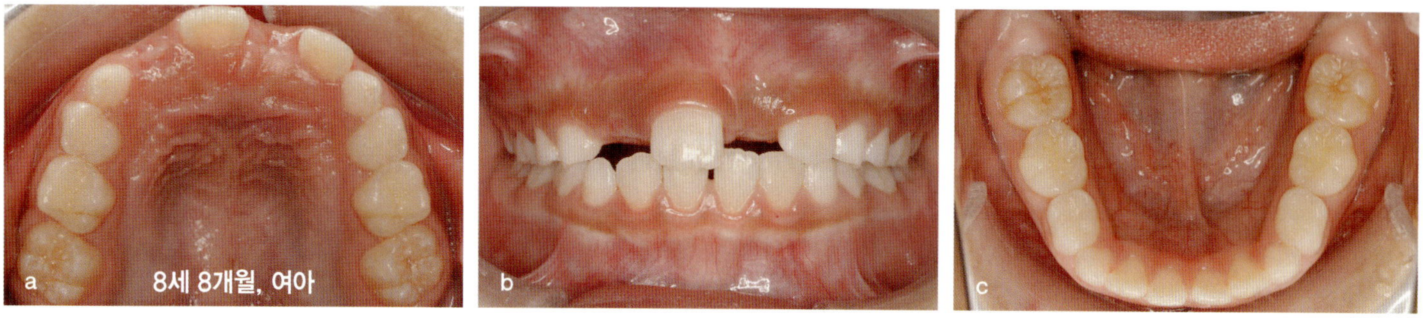

그림 21. 초진 상태. 유치 발치 후에 치아가 나오지 않아 내원하였다.

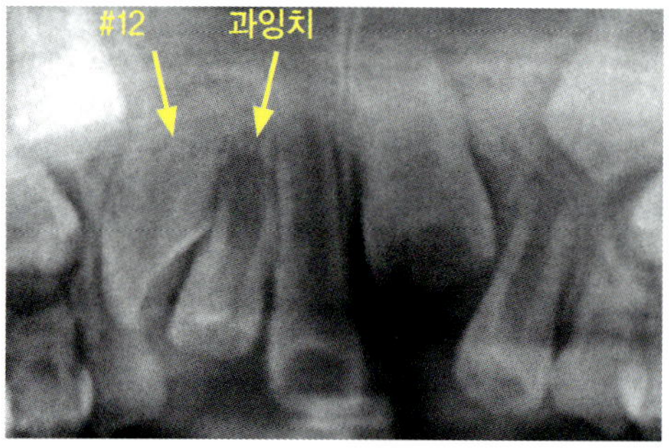

그림 22. 초진 시 파노라마사진. #21 매복과 #12 부분의 과잉치를 확인하였다.

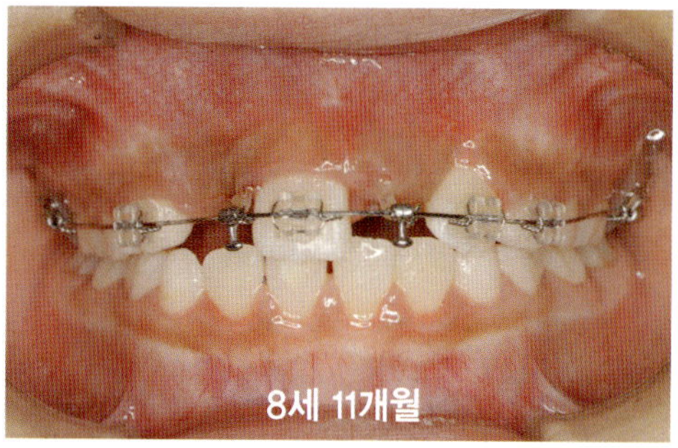

그림 23. 매복치 견인. 각형 강선, crimpable hook, 매복치에 장착한 lingual button, 폴리우레탄 체인 등을 사용해 매복치를 견인하였다.

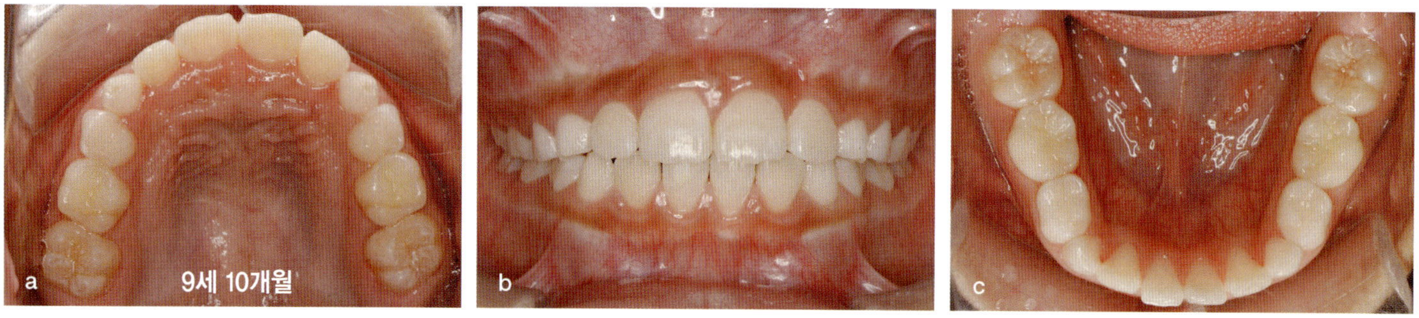

그림 24. 동적 치료 후. 동적 치료기간은 11개월. 현재 경과관찰 중.

치료 시 주의사항

Multi-bracket appliance의 최대 단점은 고정원의 대부분을 치아에 의존하는 것이다. 따라서 치아를 이동시킬 때에는 이동을 원하지 않는 치아가 이동하는 반작용이 발생한다. 어떤 치과의사가 "multi-bracket appliance에 의한 교정은 로프로 묶인 배를 움직이게 하는 것과 같다."고 비유한 적이 있다. 상당히 정확한 표현이라고 생각한다. 치아를 이동시키기는 쉽지만 '이동하지 말아야 할 치아를 그 위치에 고정시키는 역학'에 관한 정확한 이해와 판

사용 시 주의사항

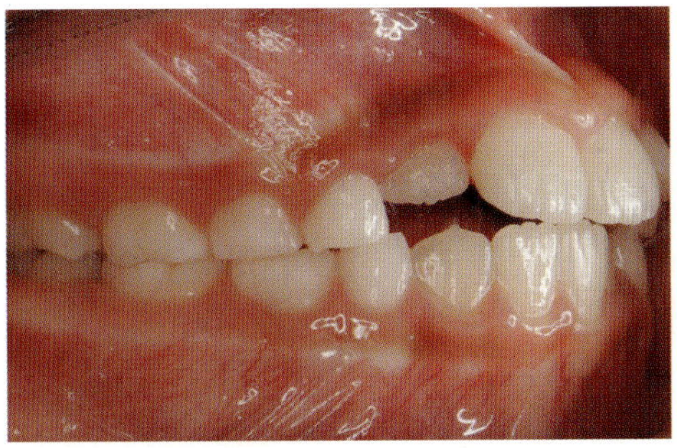

그림 25. 공간이 없는 증례 1. #46에 buccal 브라켓을 장착하기 어렵다. 치료 초기에는 다른 장치를 선택해야 한다.

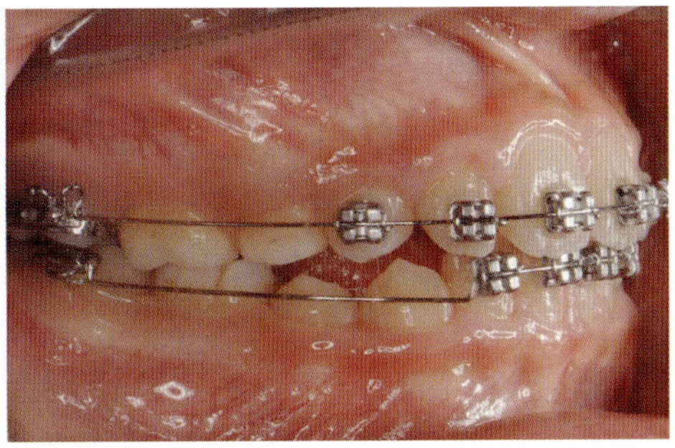

그림 26. 공간이 없는 증례 2. 공간이 없으면 하악에 있는 호선이 상악 교두정과 접촉한다. 그런 경우에는 강선을 구부려 접촉을 피한다.

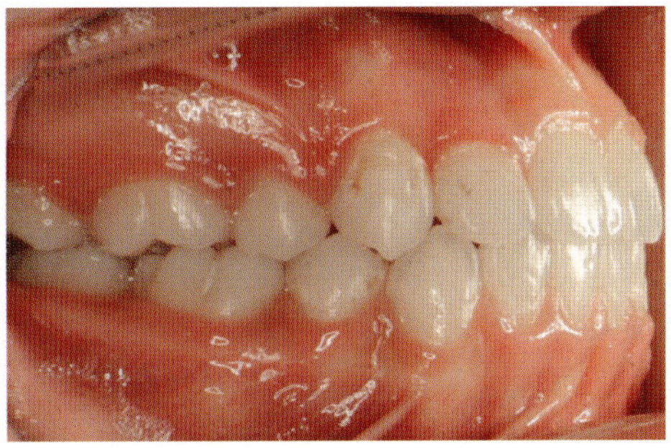

그림 27. 우식이 발생한 증례. 교정치료 중에 우식이 발생하였다. 브라켓 베이스를 따라 특히 치경부가 손상되었다. 반성할 점이 많은 증례이다.

단이 필요하다. 고정이 불안한 경우에는 palatal bar나 holding arch 등 보강고정을 검토할 필요가 있다.

또한 치료를 시작하기 전에 모형을 진료실에 보관해 두고 어디가 어떻게 변하는지 구강 내와 비교하면서 진행할 것을 권장한다.

혼합치열기는 교합고경이 낮고 임상치관이 짧다. 장치를 장착할 때는 공간에 대한 주의가 필요하다. 공간이 없으면 장착할 때 교합간섭을 일으키거나 탈락하기 쉽다(그림 25, 26).

Multi-bracket appliance를 장착하면 치태관리가 어렵다. 특히 맹출한 지 얼마 되지 않은 약한 영구치는 우식에 대한 감수성이 매우 높다. 우식이나 치은염 예방이라는 관점에서 생각하면 다른 장치로 가능한 치료는 다른 장치로 진행하고, multi-bracket appliance의 사용 기간을 가급적 단축하는 것이 좋다(그림 27).

마지막으로, 장치의 철거 가능성도 염두에 두고 치료를 진행한다. 복합레진과 같은 접착 재료는 철거가 곤란하므로 사용을 피한다. 치면을 보호하기 위해서도 교정장치 전용 접착재를 사용하기 바란다.

결론

1928~1929년에 Angle이 edgewise technique과 edgewise bracket을 발표하고 90여 년의 세월이 흘렀다. 지금까지 브라켓의 개량, 새로운 강선의 개발, 최근에는 치과교정용 스크류를 고정원으로 이용한 치료, 나아가 브라켓을 사용하지 않는 얼라이너 치료 등 다양한 치료법이 소개되었지만, 치료의 주류는 multi-bracket appliance를 사용하는 것이다. 이것은 많은 부정교합치료에 적용할 수 있는 장치이다. 즉, 교합을 유도하는 데 있어서 multi-bracket appliance(edgewise technique)는 반드시 습득해야 할 기술이다.

앞에 언급했듯이 multi-bracket appliance도 단점이 있으며 결코 만능 장치가 아니다. 필자는 거의 모든 증례에 한 번은 multi-bracket appliance를 장착하는데, 다른 장치로 가능한 치아이동에 대해서는 다른 장치를 선택한다.

환자에게 안전한 치료를 진행하려면 먼저 자신의 기량으로 개선할 수 있다고 판단한 증례부터 치료를 시작하고,

한 가지 방법을 고집하지 말고 다른 치료법도 적극적으로 조합하는 자세가 필요하다. 결국에는 환자와 상담하고, 환자의 협조를 유도할 수 있는 방법을 선택해 치료를 진행하는 것이 이상적이다. 환자의 협조 없는 교합유도는 효과가 없다. 이 책이 안심할 수 있는 안전한 치료를 진행하는 데 일조할 수 있기를 바란다.

참고문헌

1）榎　恵 監：歯科矯正学．医歯薬出版，東京，1974.
2）与五沢文夫 監：矯正臨床の基礎．クインテッセンス出版，東京，2008.
3）山口秀晴 監：知っててほしい歯科臨床の基本．わかば出版，東京，2007.
4）後藤滋巳，氷室利彦，槇　宏太郎，石川博之：チェアサイド・ラボサイドの矯正装置ビジュアルガイド．医歯薬出版，東京，2004.

제 Ⅱ 부

치열확대장치

제 4 장 Quad Helix Appliance

아카기 히데아키(赤木秀瑛)·오무라 슈헤이(大村周平)·다이 기요시(田井規能)

Quad Helix란?

Quad Helix(그림 1)란 밴드에 강선을 납착해 교정력을 지속적으로 작용시키는 고정성 악궁확대장치이다. 이 장치는 유효변형거리와 탄력성을 높이기 위해 네 모서리에 loop를 가진 사각형으로 되어 있고, 지속적으로 약한 힘을 발휘한다. 주로 상악에 사용하고 유사한 장치로 anterior loop가 없는 bihelix, loop가 전혀 없는 W-arch가 있다[1].

강선을 사용하는 악궁확대장치의 역사를 살펴보면, 1859년 Westcott A가 금속 스프링을 사용하는 측방확대장치(그림 2)를 발표한 후 1869년에 Coffin WH가 피아노선을 W자로 Coffin spring(그림 3)을 경질고무상에 삽입해 치열궁을 확장하는 장치를 개발하였다. 그리고 1973년에 Ricketts RM이 Quad Helix를 발표하였다[2,3].

Quad Helix를 조정하면 치열의 협측경사에 의한 확장만이 아니라, 서서히 상악구개봉합을 확대해 새로운 골형성 속도에 맞춰 봉합부를 분할할 수 있는데, 금속 상악확대장치처럼 극적이지는 않다. 단층촬영을 통해 신생골이 느린 속도로 개선된 것을 확인한 보고가 있다[3,4].

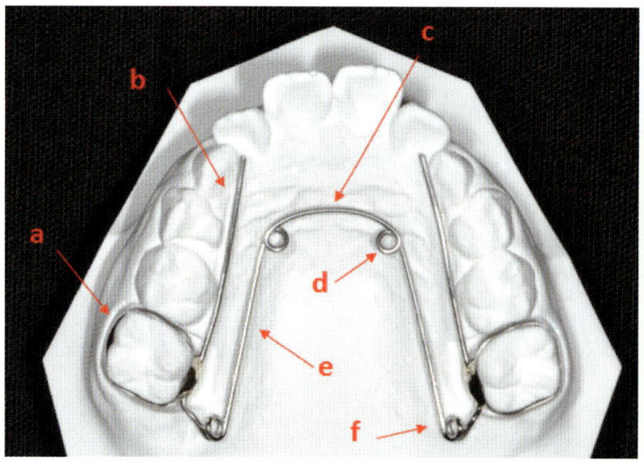

장치의 구성
a: 금속 밴드
b: Anterior arm
c: Anterior bridge
d: Anterior loop
e: Palatal bridge
f: Posterior loop

그림 1. Quad Helix.

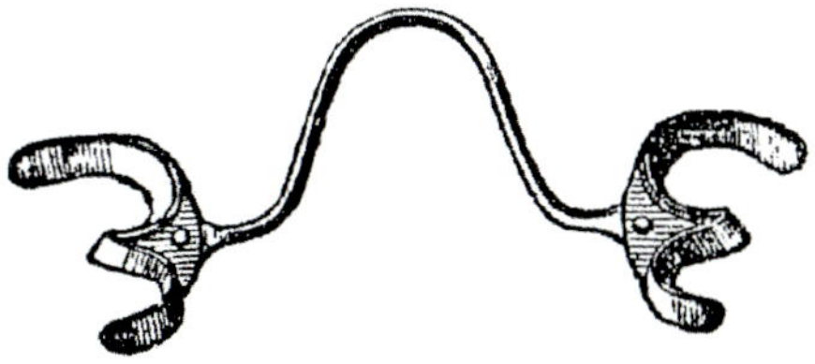

그림 2. Westcott A의 측방확대장치[참고문헌 2)에서 인용].

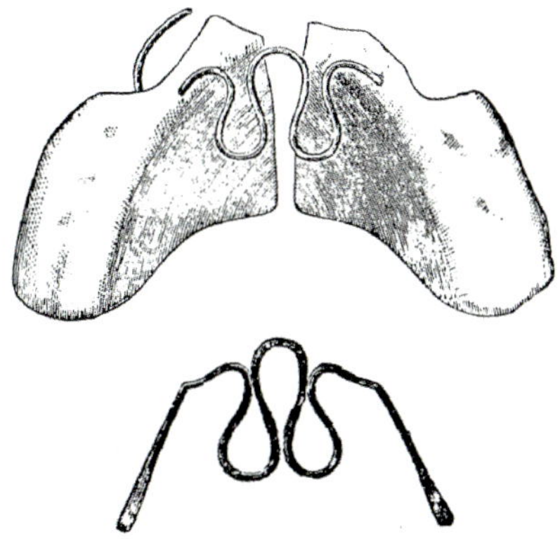

그림 3. Coffin spring[참고문헌 2)에서 인용].

또한 장치의 구성이 단순한 데 비해 적응 범위가 넓어 multi-bracket appliance와 병용하면 악궁을 확대하면서 전치부를 배열할 수 있고(그림 4), anterior bridge에 보조스프링을 부여해 전치부 반대교합을 개선할 수도 있다(그림 5). 또한 성인교정을 진행할 때 구개측에 치과교정용 anchor screw를 삽입하고 그것을 고정원으로 anterior loop를 파워체인으로 후방 견인하면 상악 치열을 원심으로 이동시킬 수도 있다(그림 6).

적응증 1: 상악 협착 치열궁, 상악 전치부 총생

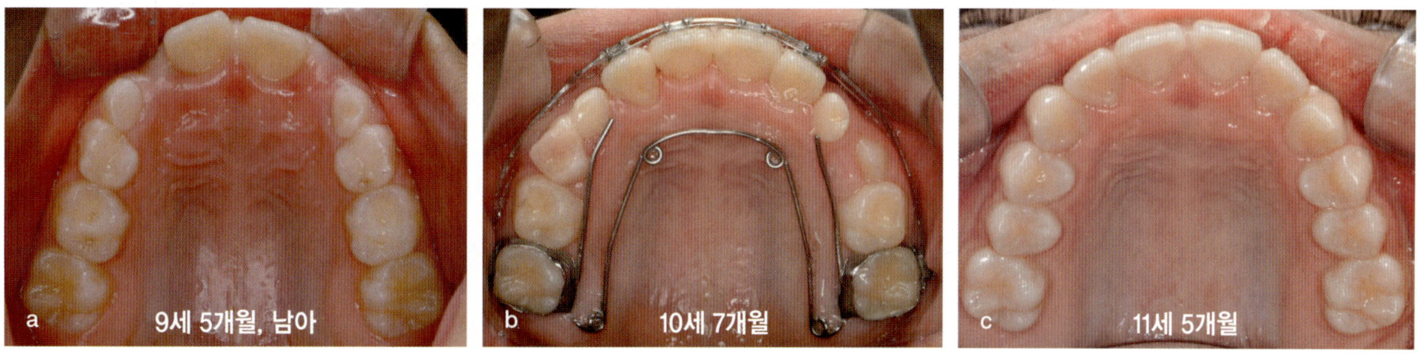

그림 4. Quad Helix와 multi-bracket appliance를 병용해 교합을 개선하였다.

적응증 2: 상악 우측 중절치의 반대교합

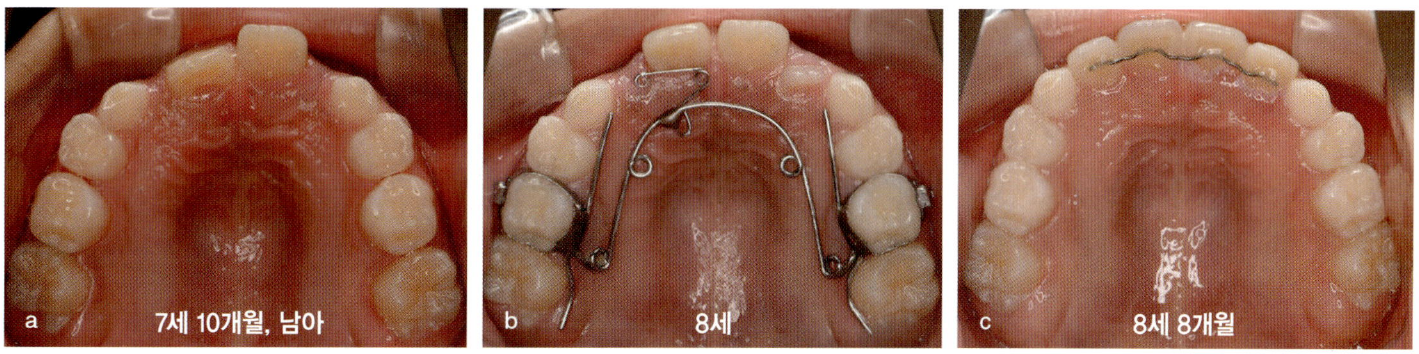

그림 5. Quad Helix와 보조스프링을 병용해 상악 우측 전치부의 반대교합을 개선하였다.

적응증 3: 상악 협착 치열궁, 상악 전돌

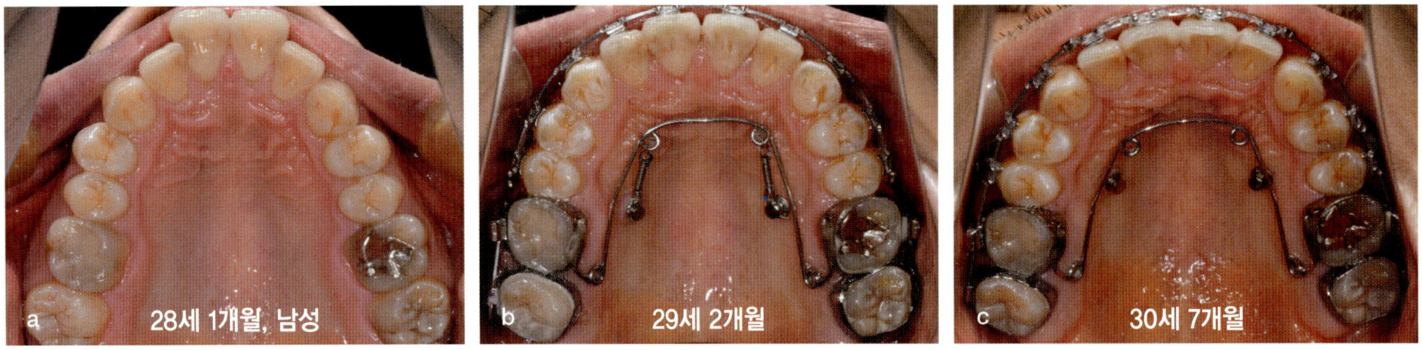

그림 6. #18, #28을 발치하고 Quad Helix로 확장한 후 치과교정용 앵커 스크류를 사용해 상악 치열을 원심으로 이동했다. 앵커 스크류와 anterior loop의 길이를 보면 원심으로 이동한 것을 알 수 있다.

적응증

심한 총생인 경우 비적응증이 될 수도 있지만 일반적으로 Hellman의 dental age ⅡC기부터 영구치열에 응용할 수 있고, 총생의 개선은 물론 구치부 교차교합, 유구치 조기탈락 시의 간격유지장치, 영구치열기의 full-fixed 치료 시 고정원 보강에 사용할 수도 있다.

또한 밴드의 납착부를 조정하면 대구치의 구개측 치근을 축으로 경사와 회전 이동이 가능하고 다양한 장치와 병용할 수도 있다.

장치의 제작[5,6]

① 밴드의 시적, 인상

밴드는 기본적으로 제1대구치에 장착하는데, 경우에 따라 제2유구치에 장착하기도 한다(그림 7).

② 작업모형의 조정, 설계

모형에 장치의 외형을 그린다(그림 8). 원활한 납착을 위해 치경부 쪽 밴드의 석고를 삭제한다.

③ 강선 구부리기(그림 9)

열처리가 가능한 0.7~0.9mm의 코발트크롬 강선을 주로 사용한다. 가는 강선은 가해지는 힘이 약해 통증은 거의 없는 대신 쉽게 변형되는 단점이 있다. 루프를 위로 말아 구부리면 장치를 확대할 때 anterior bridge가 교합면을 향해 들뜨므로 아래로 구부린다(그림 10). Posterior loop는 구개 경사에 맞춰 1~2mm 떨어지도록 강선을 구부린다(그림 11).

④ 강선 납착, 열처리(그림 12)

주로 납착 방법으로 제작하는데 특별한 디자인을 추가하면 탈착이 가능한 반가철성 장치로 사용할 수 있다. 이 디자인으로 lingual sheath(그림 13)와 ST Lock(그림 14)이 대표적이다. 이 디자인을 사용하면 조정이 쉬운 반면 디자인과 밴드의 탈락 가능성이 있고, 조절한 힘이 치아에 직접 작용하지 않는 단점이 있다.

⑤ 연마, 완성(그림 15, 16)

거친 면으로 이물감이 느껴지지 않도록 통상적인 방법으로 활택하게 연마한다.

Quad Helix 제작[Medical Communication사의 교정치과기공사 소리바시(反橋 武) 씨 제공]

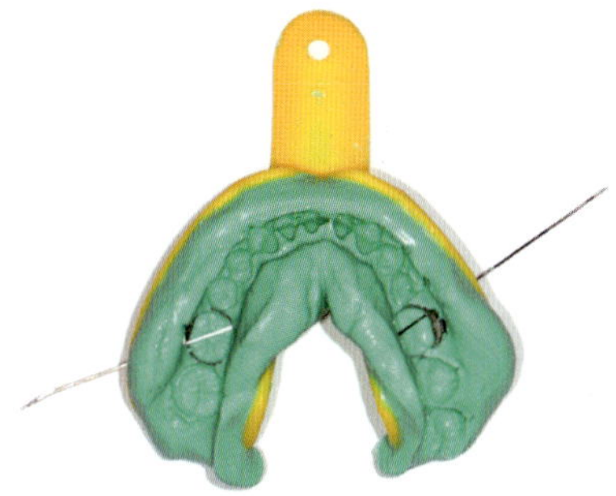

그림 7. 석고 주입 전.

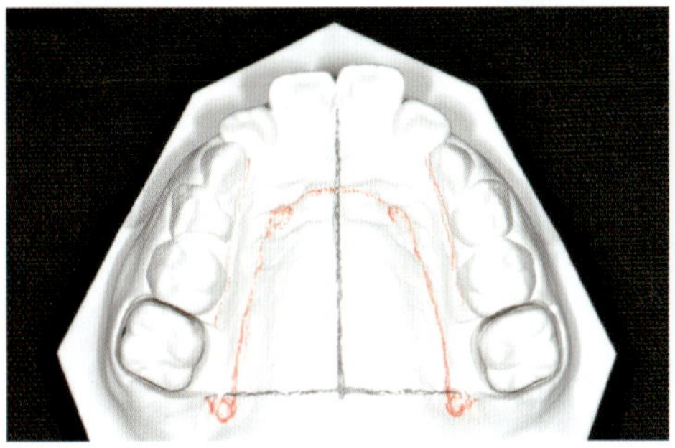

그림 8. 외형선 기록.

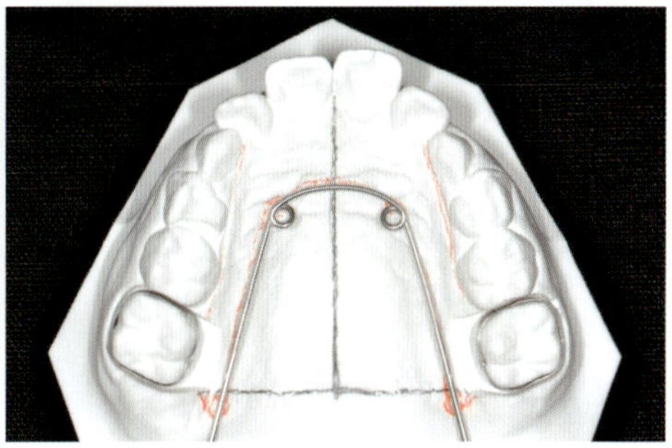

그림 9. 강선 구부리기.

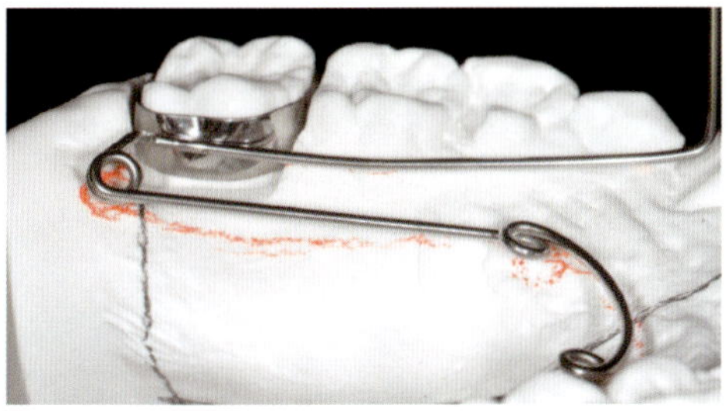

그림 10. 아래로 구부린 loop.

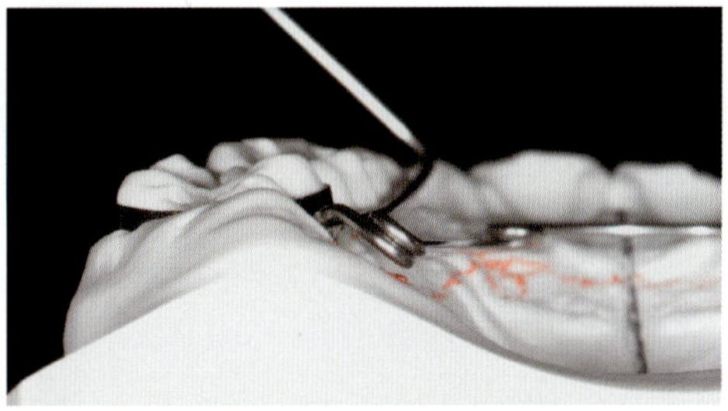

그림 11. Loop를 구개에서 떨어뜨리기.

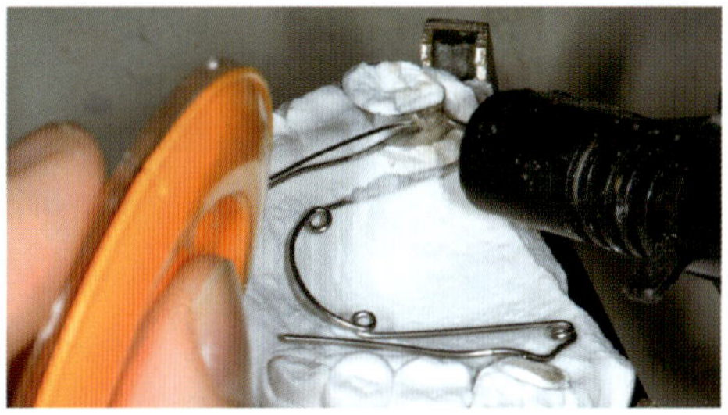

그림 12. 납착.

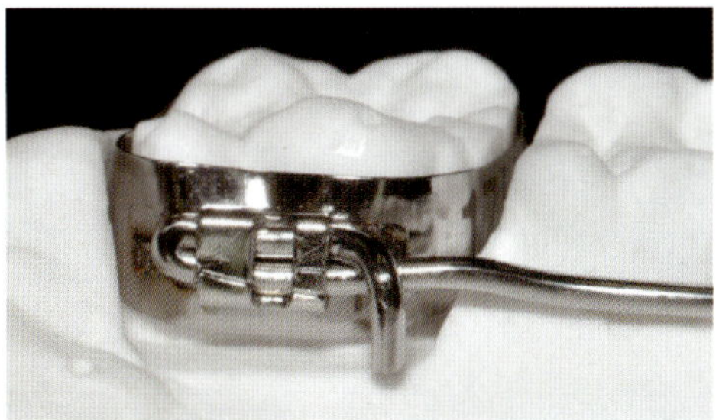

그림 13. Lingual sheath.

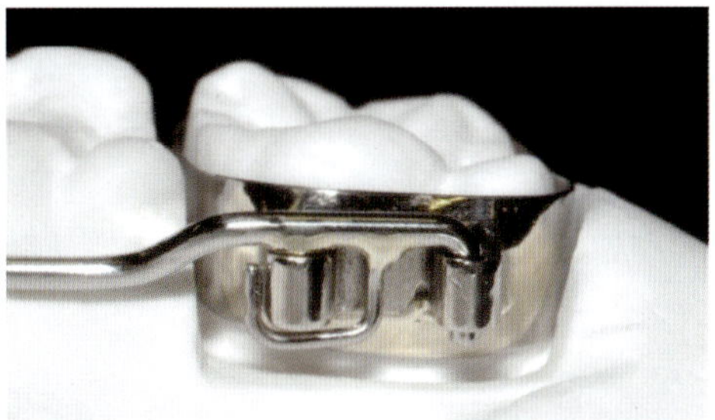

그림 14. ST Lock.

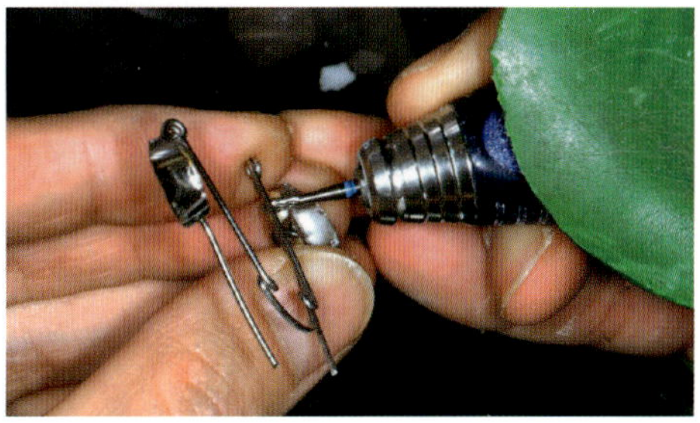

그림 15. 연마.

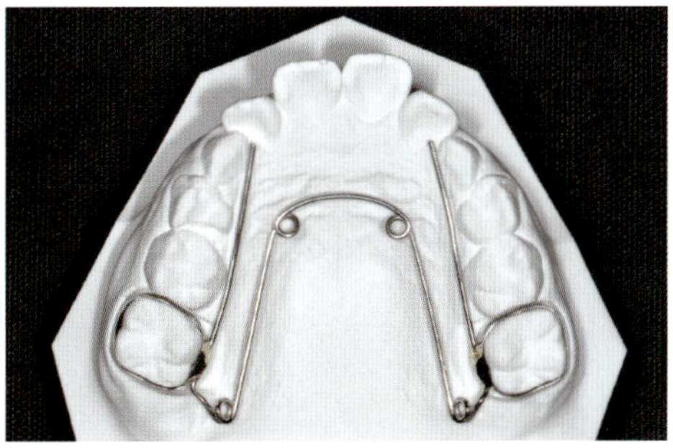

그림 16. 완성.

증례 1: #16의 조절을 시도한 증례(그림 17~24)

연령·성별: 9세 4개월, 여아

소견: #13 high canine, 상·하악의 현저한 총생이 확인되고, E-line에 대해 입술이 돌출해 있다. 안면정중선에 대해 하악 전치의 정중선이 3.0mm 왼쪽으로 틀어져 있고 대구치 관계가 앵글 2급이었다. 측두방사선사진 분석에서 SNA 81.6°, SNB 78.8°이므로 골격성 1급이었다. 또한 U1 to FH 116.2°로 상악 전치는 순측으로 더 경사져 있었다.

진단: 앵글 2급 1류 부정교합

치료경과: 상악은 Quad Helix로 측방확대, #16 부분을 원심으로 회전시켜 측방치군의 공간을 확보하였다. Quad Helix의 장착기간은 1년 3개월이었다. 그 후 8개월간 multi-bracket 시스템으로 전악 교정하고 긴밀한 교합을 획득하였다.

치료결과: 원래부터 상·하악 전치의 치축이 순측으로 경사져 있고 총생도 있어 편의상 발치를 염두에 두었으나 환자가 비발치를 강하게 원하였다. 따라서 상악 전치의 순측경사를 억제하고 하악이 시계 방향으로 회전(FMA, Facial Axis, Y-Axis)하지 않도록 노력하였다. 결과적으로 상악 전치의 순측경사, 하악의 시계 방향 회전을 잘 조절할 수 있었고, 술후 측모도 E-line에 대해 표준 범위에 머물렀다. 동적 치료 종료 후 4년 8개월이 경과했는데 교합을 잘 유지하고 있다.

증례 1: #16의 조절을 시도한 증례

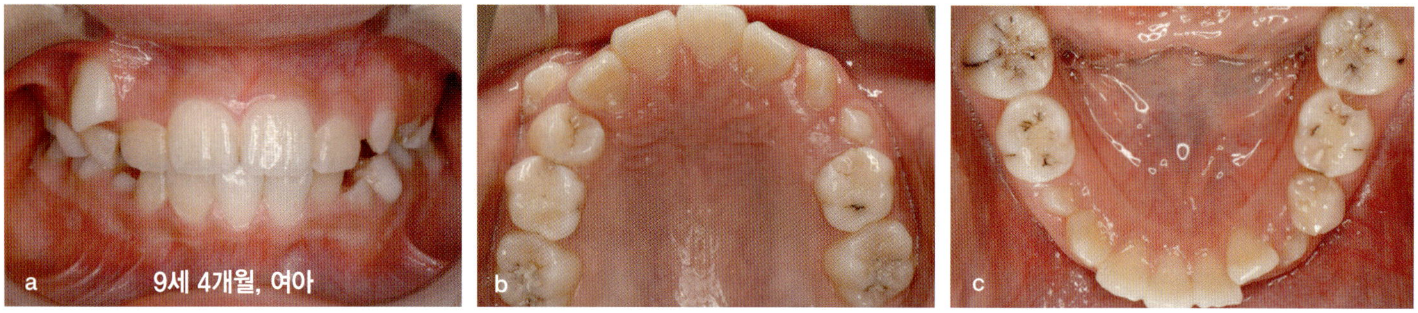

그림 17. 초진 시 구강 사진.

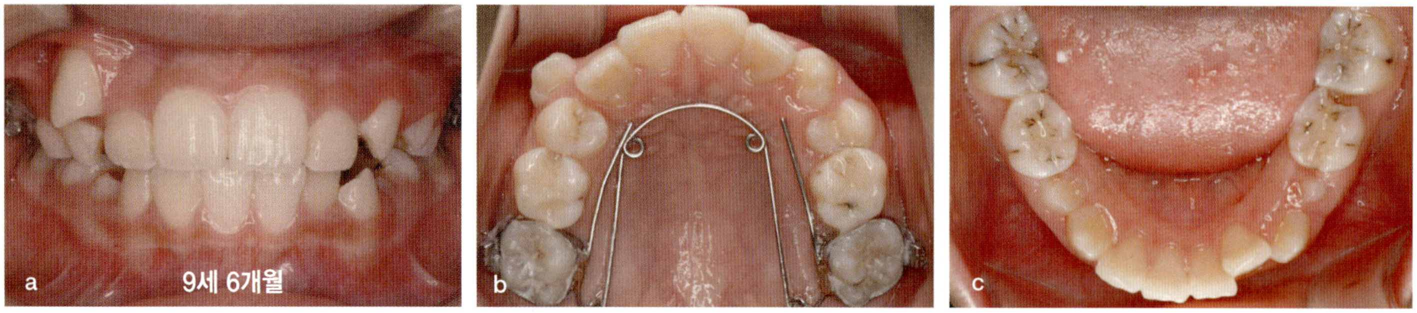

그림 18. Quad Helix를 장착한 구강 사진. 대구치의 원심회전과 확대를 진행해 공간을 확보하였다.

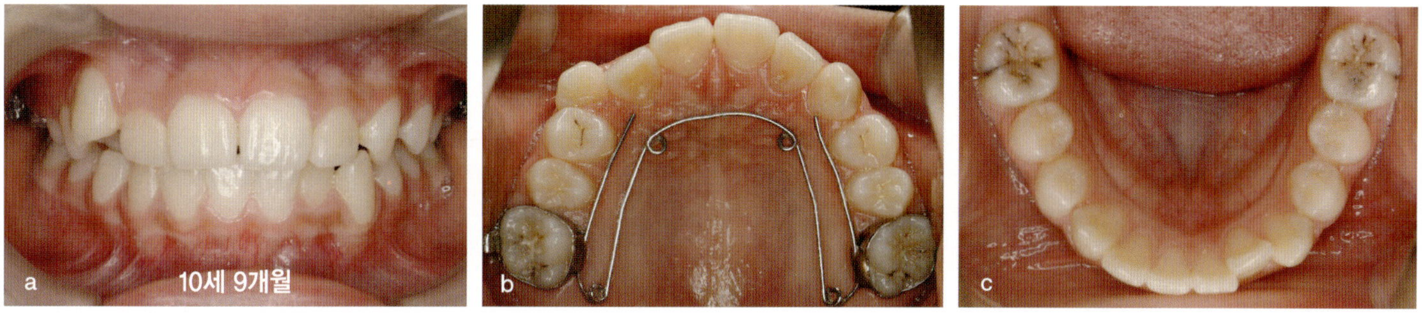

그림 19. #16을 보면 원심으로 회전한 것을 알 수 있다.

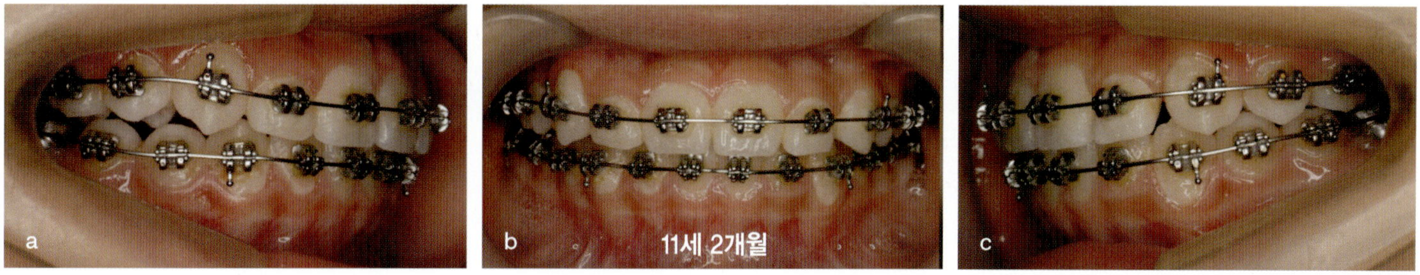

그림 20. Multi-bracket appliance 장착.

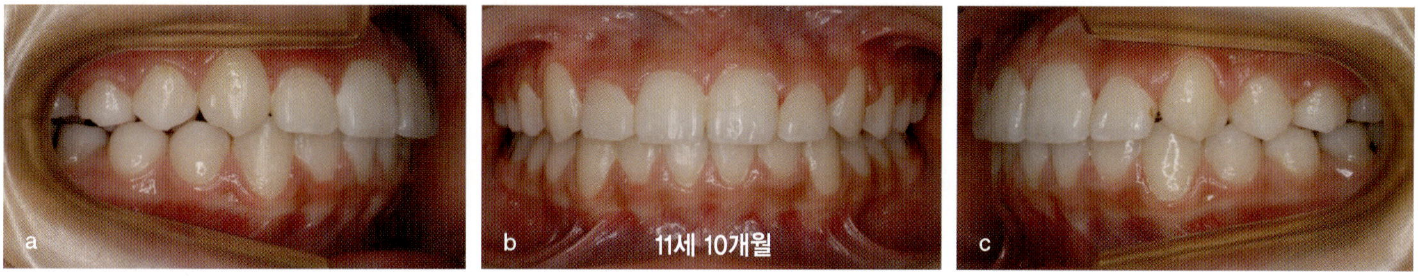

그림 21. 교정치료를 종료한 구강 사진.

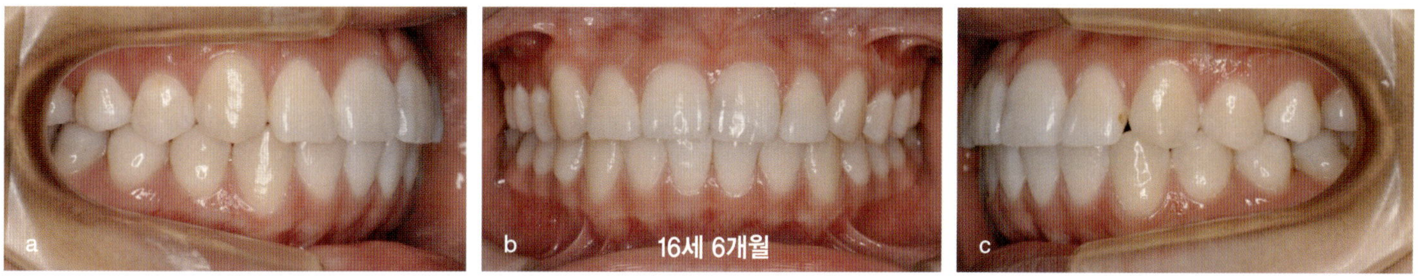

그림 22. 장치를 철거한 후 4년 8개월의 구강 사진.

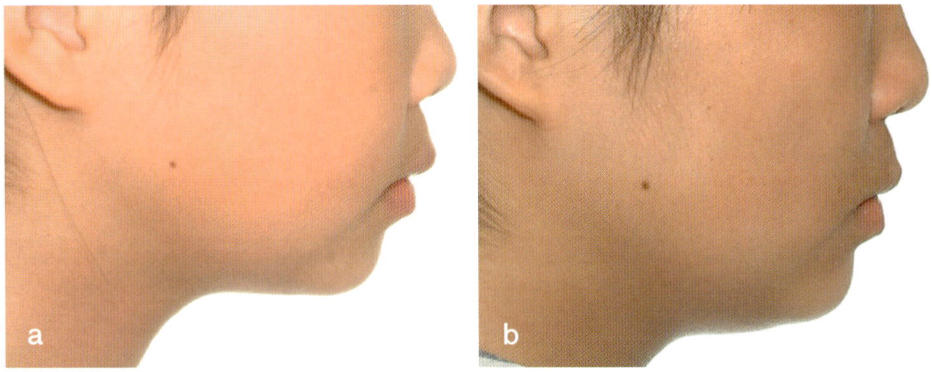

그림 23. 술전·후 측모 사진.

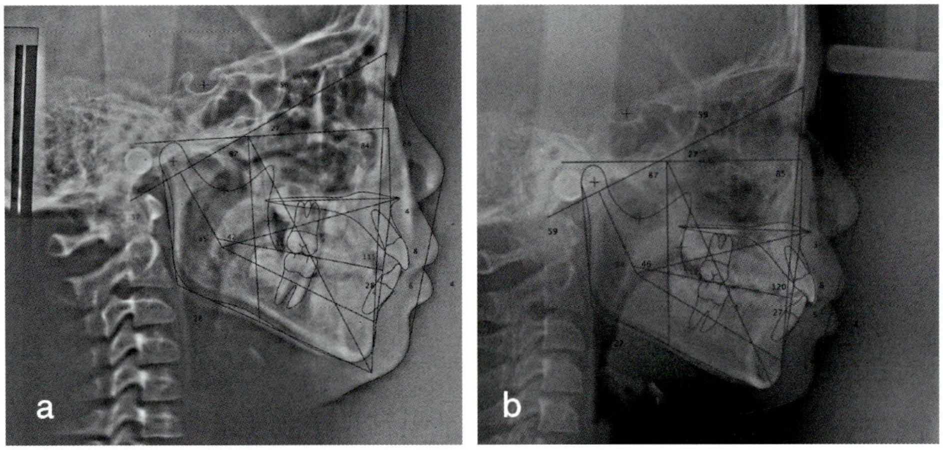

그림 24. 술전·후 측두방사선사진.

증례 2: #16, #26을 보강고정하여 과개교합을 개선한 증례(그림 25~32)

연령·성별: 10세 10개월, 여아.

소견: #13 high canine, 상·하악의 현저한 총생, 과개교합이 확인된다. 안면정중선에 대해 상·하악 전치의 정중선이 일치하고 대구치 관계가 앵글 2급이었다. 측두방사선사진 분석에서 SNA 76.5°, SNB 74.1°이므로 골격성 1급이었다. 또한 U1 to FH 117.9°로 상악 전치는 순측으로 더 경사져 있었다.

진단: 앵글 2급 1류 부정교합

치료경과: 장치를 장착할 때 측방확대용 Quad Helix를 고정원으로 사용해 elastic thread로 #13을 원심으로 견인하였다. 상악 Quad Helix의 장착기간은 1년 3개월이었다. 그 후 영구치의 맹출을 기다리는 동안 전치부 과개교합을 개선하고 #13을 배열하였다. Multi-bracket appliance의 장착기간은 2년 4개월이었다.

치료결과: 상악 전치의 순측경사와 하악 시계 방향 회전의 억제에 대해서는 모두 적절하게 조절할 수 있었다. 그 결과 측모의 프로파일이 개선되었다. 동적 치료 종료 후 2년 1개월이 경과했는데 교합을 잘 유지하고 있다.

증례 2: #16, #26을 보강고정하고 과개교합을 개선한 증례

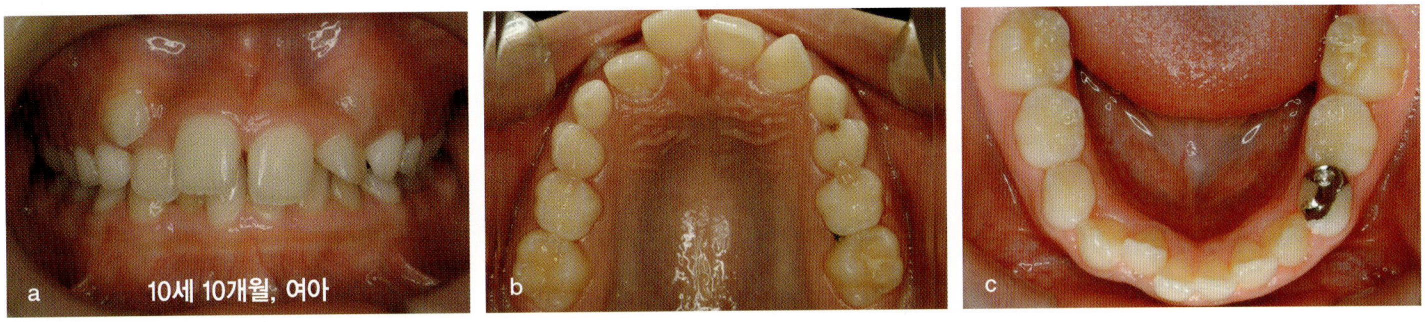

그림 25. 초진 시 구강 사진.

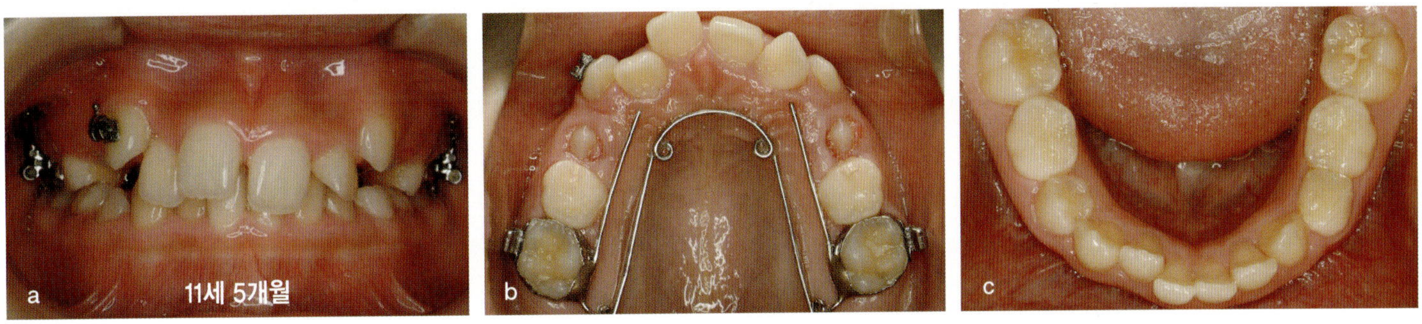

그림 26. Quad helix를 장착해 치열궁의 폭경을 확장하고 #13을 원심으로 견인하였다.

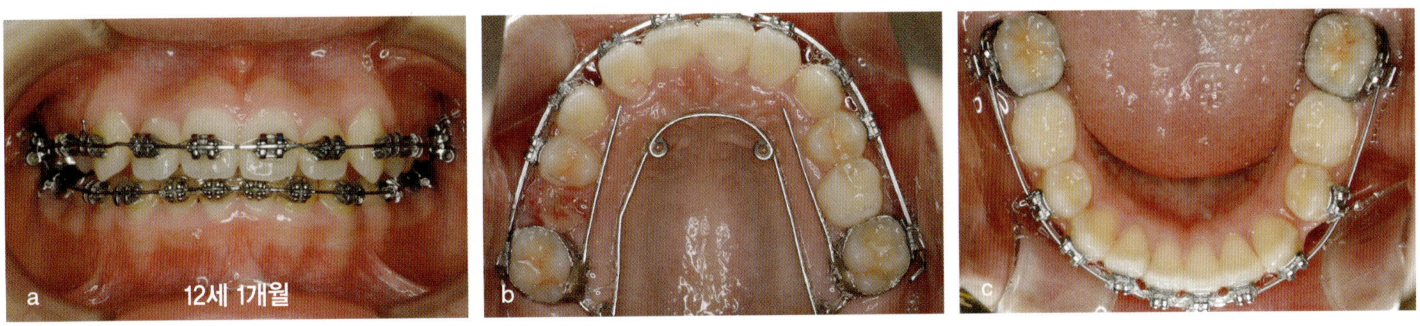

그림 27. 과개교합을 개선하였다.

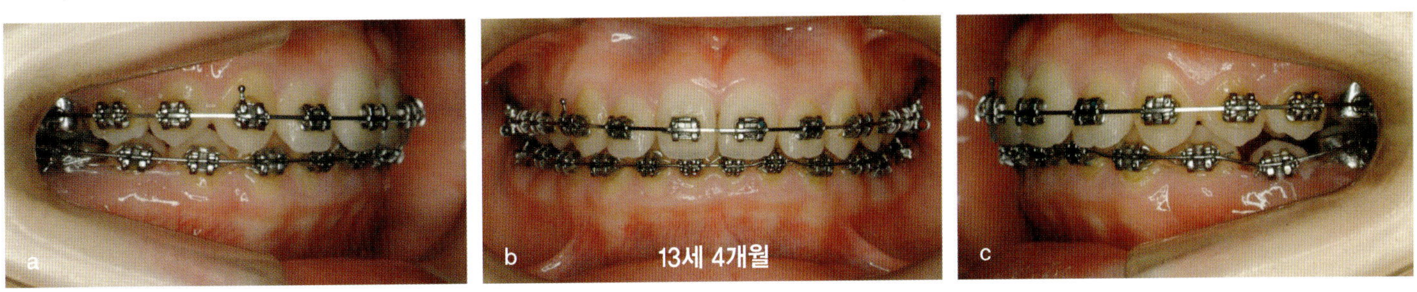

그림 28. Multi-bracket appliance를 사용해 교합을 섬세하게 조정하였다.

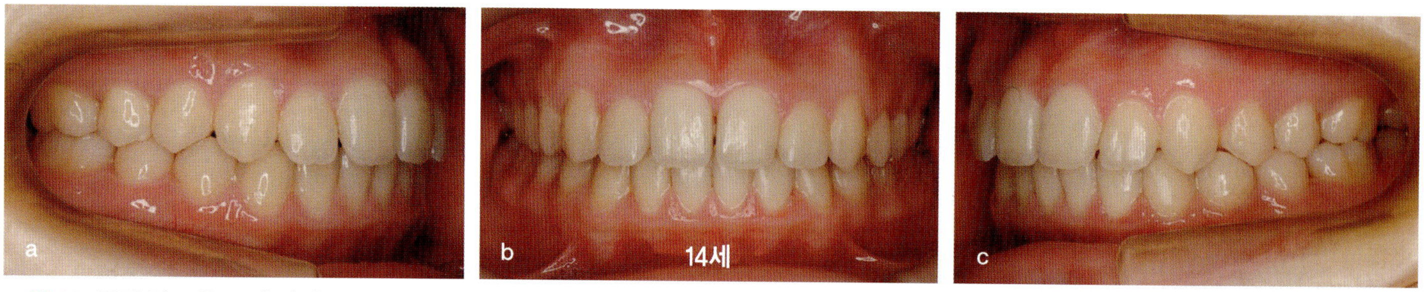

그림 29. 동적 치료 후 구강 사진.

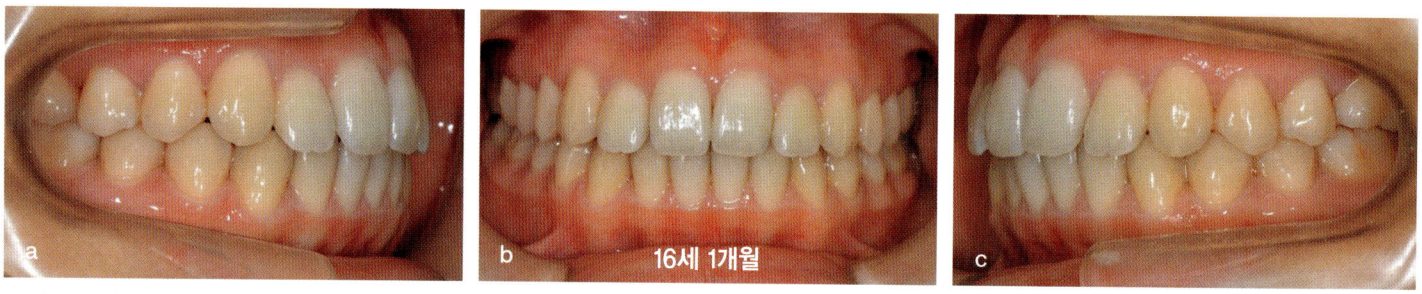

그림 30. 장치 철거 후 2년 1개월이 지난 구강 사진.

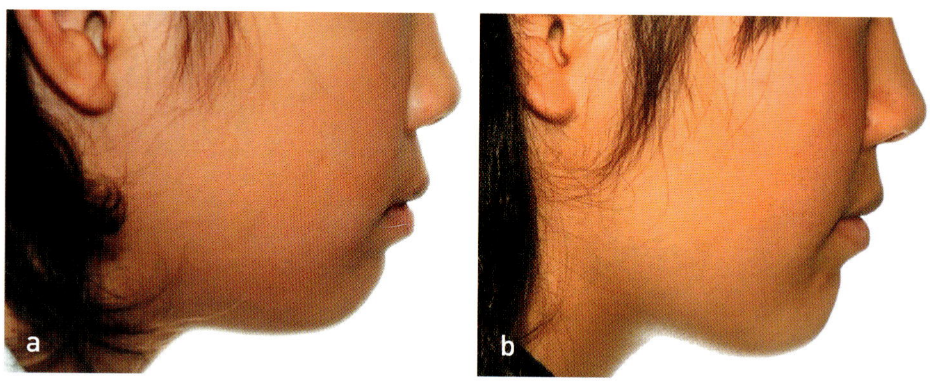

그림 31. 술전·후 측모 사진.

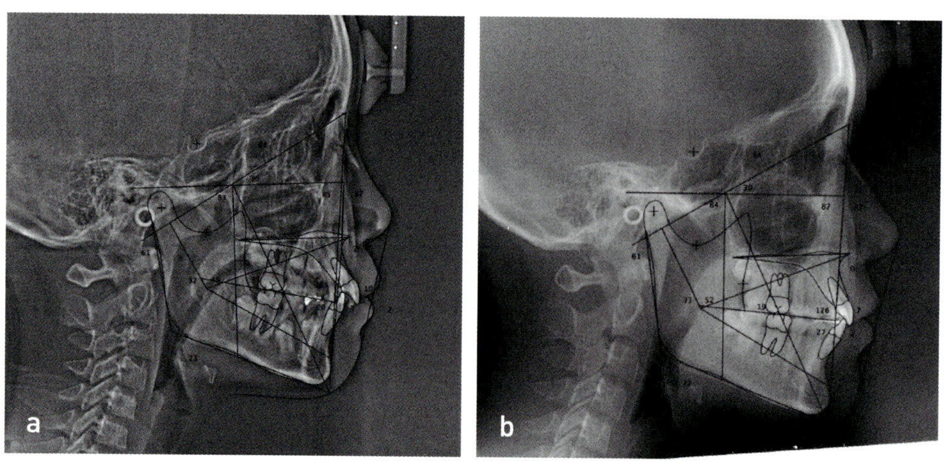

그림 32. 술전·후 측두방사선사진.

장치 사용 시 주의사항

① 장치를 장착할 때 불편감과 통증의 가능성을 미리 설명한다. 치아가 이동하면서 발생하는 통증은 며칠~일주일 내에 사라진다. 치은이 anterior arm에 끼었거나 구내염 발생으로 통증이 계속되면 빠른 시기에 내원하도록 한다.

② 장치를 장착한 후 혀에 압흔이 보이거나 저작, 연하, 발음장애가 발생할 수 있다.

③ 장치 주변을 충분히 청소한다. 특히 루프에 음식이 잘 끼므로 치간칫솔을 사용해 제거한다.

④ 섬유질이 많은 콩나물류나 점착성이 있는 껌, 캐러멜, 딱딱한 과자처럼 장치를 파손시킬 수 있는 음식에 주의한다.

장치의 조정·수리 방법

① 내원할 때마다 상·하악 폭경을 확인하고 확대량을 평가한다. 과하게 확대하면 치은퇴축이나 치근흡수, 협측교차교합이 나타날 수 있으므로 치료를 시작하기 전에 면밀히 검사하고 치료계획을 세운다.

② 1개월에 1회 주기로 내원하고 장치를 조정한다. 밴드의 탈락 유·무, 강선 위치를 확인한다. 특히 오랜 기간 치은이 강선에 물린 경우는 치은에 묻힌 강선을 조정하기 위해 침윤마취하에 치은을 절개하기도 한다.

③ 밴드가 탈락하거나 파절된 경우 재접착하거나 재제작한다. 또한 환자가 강선을 만져 장치가 변형되거나 탈락할 수 있으므로 확인한다.

결론

Quad Helix는 고정성 악궁확대장치에 속하고 주로 혼합치열기부터 영구치열기까지 사용한다. 장치의 구조가 단순하지만 적응 범위가 넓고 치열의 측방확대뿐 아니라 좌·우측 중 한쪽을 확대, 대구치의 회전과 torque의 조정에도 사용할 수 있으며, anterior arm의 설계에 따라 상악 전치의 순측이동을 도모할 수도 있고, multi-bracket appliance나 치과교정용 anchor screw와의 병용도 가능하다.

단점은 확대장치만 사용해 긴밀한 교합을 확립하기가 어렵고 추가적인 마무리가 필요할 때가 많다는 것이다. 따라서 이 장치를 사용하기 전에 최소한 edgewise technique을 습득하는 것이 중요하다. 또한 고정성 장치로 인한 구강위생 불량을 예방하기 위해 반드시 정기 검사 및 관리가 필요하다.

참고문헌

1）Proffit WR, 高田健治 訳：プロフィトの現代歯科矯正学. 437-450, クインテッセンス出版, 東京, 2004.
2）Weinberger BW：Orthodontics an historical review of its origin and evolution. CV Mosby Company, St. Louis, 1926.
3）関崎和夫：GP のための咬合誘導　効果的な歯列拡大と床矯正の限界. 74-97, クインテッセンス出版, 東京, 2014.
4）Ricketts RM：Bioprogressive technique and therapy. Quad helix Appliance の展開 第 6 刷. ロッキーマウンテンモリタ, 東京, 2000.
5）Premkumar S：Orthodontics prep manual for undergraduates. 401-409. Elsevier, Philadelphia, 2008.
6）後藤滋巳, 氷室利彦, 槇　宏太郎, 石川博之：チェアサイド・ラボサイドの矯正装置ビジュアルガイド. 104-111, 医歯薬出版, 東京, 2004.

4

제 5 장 Rapid Maxillary Expansion(RME) Appliance

고이시 고(小石 剛)·나카지마 다카토시(中島隆敏)·기쿠치 사에코(菊地紗恵子)

급속상악확대(RME)란?

상악확대 방법은 확대 속도에 따라 크게 세 가지로 분류되는데(표 1), 그중에 확대 속도가 가장 빠른 방법이 급속상악확대(rapid maxillary expansion; RME)이다. 일반적으로 확대 스크류가 있는 고정성 확대장치를 사용해서 2~4kg의 강한 간헐적 힘으로 상악의 치조기저골과 치열궁을 측방으로 확대하는 방법인데[1], 0.2~0.4mm/day의 속도로 확대하면 정중구개봉합을 분리하고 그곳을 신생골로 채워 골격성의 문제를 개선할 수 있다[2].

급속상악확대의 시작은 1860년 정중구개봉합을 이개할 수 있다고 주장한 Angell EC의 보고이고[1,3](그림 1), 20세기 초반까지 이개의 가능 여부에 대한 논쟁이 계속되었다. 급속상악확대는 일시적으로 사용하지 않게 되었다가 제2차 세계대전 후 Korkhaus가 미국에 소개하고(그림 2), edgewise technique의 Angle 학파에게 도입되어 재인식되었다. 이후 Haas AJ가 유효성을 보고한 후 폭넓게 사용되고 있다.

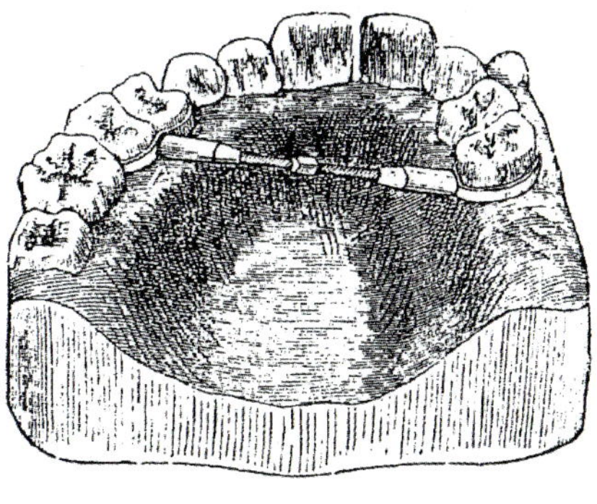

그림 1. 1860년 Angell EC가 발표한 치열확대장치. 급속상악확대장치의 시초[참고문헌 3)에서 인용].

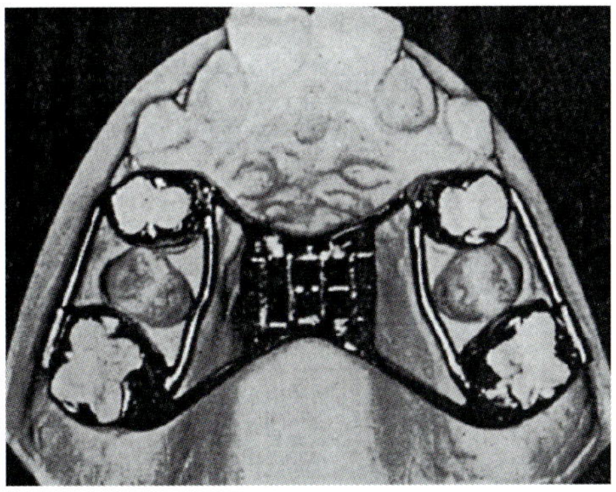

그림 2. 1960년 Korkhaus가 발표한 급속상악확대장치. Hyrax의 원점.

5

상악확대: 확대 속도에 따른 분류(표 1)[1]

비교	급속상악확대	준급속상악확대	완속상악확대
확대 속도	0.2~0.4mm/day	1.0mm/week	0.2mm/day 이하
교정력	kg 단위	기재 없음	g 단위
소요 시간	2~3주	수개월	수개월~년
치아경사	적음(치체이동)	적음(치체이동)	많음(경사이동)
주요 변화 부위	정중구개봉합	정중구개봉합~치조돌기	치조돌기
치조 기저부	확장됨	확장됨	거의 확장이 없음
재발	적음	적음	많음

급속상악확대의 활성화 연구로 1950년대부터 정중구개봉합이 이개된다는 동물실험 보고가 있었다. Starnbach는 정중구개봉합뿐 아니라 상악골 주위의 다양한 봉합부에 영향을 미친다고 보고하였고, 이후 많은 연구자에 의해 확인되었다. 한편, 이 방법은 극적으로 상악 정중구개봉합을 분리시켜 충분한 확대 효과를 기대할 수 있는 반면, 장치가 고정된 치아의 치은퇴축과 상악 절치의 정중이개, 안모의 변화를 충분히 이해하고 주의를 기울이면서 치료를 진행할 필요가 있다(그림 5)[4].

또한 정중구개봉합부가 열리면서 정중이개를 동반하는데(그림 5), 상악 중절치 사이에 transseptal fibers(치간수평섬유)가 있어 확대 후 보정 기간 동안 다시 정중앙 쪽으로 경사이동해 정중이개가 자연치유된다.

급속상악확대장치의 종류

현재 사용하는 급속상악확대장치는 Haas type, Hyrax type, McNamara type이 있다(그림 3). 이후 교정력을 골에 최대한 전달하기 위해 다양한 종류의 유사한 장치가 개발되었는데 저마다 장·단점이 있으므로 사용 목적에 맞춰서 또는 치과의사의 기호대로 선택할 수 있다.

급속상악확대의 적응증

상악의 협착을 동반하는 총생, 전치부와 구치부의 반대교합 등이 적응증이고(그림 4), 상악 수평면의 골격성 문제에 기인하는 부정교합에 대해 정확하게 진단하여 적용한다면 교합유도(조기치료)의 적절한 치료방법이 될 수 있다[4]. 한편, 골격성 성숙도가 높을수록 봉합부가 감합되어[5] 치체이동이 아닌, 경사에 의한 이동 성분이 증가하므로 치료 시기가 치료효과에 미치는 영향을 염두에 두어야 한다.

급속상악확대장치의 종류

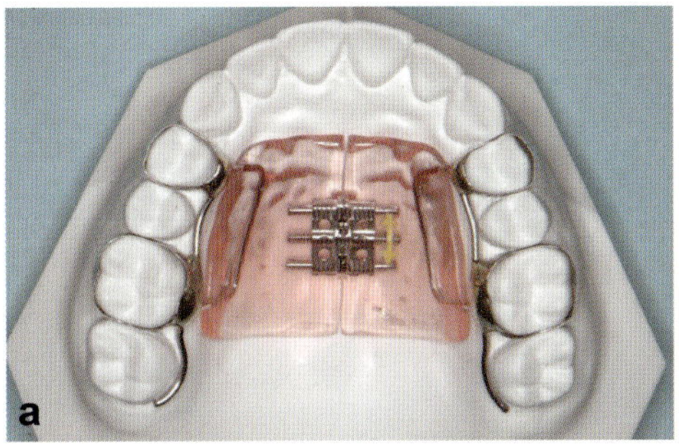

그림 3. a, Haas type maxillary expansion appliance. 1961년 Haas AJ가 발표하였다. 장점은 레진상이 있어 프레임의 변형이 적다. 또한 힘이 구개 및 구치부 치조제로 작용해 치아가 구개골 및 치조골체와 함께 이동하므로 치체이동이 가능하다. 단점은 레진상 아래가 불결해져 구개점막에 발적과 종창 등의 염증이 많이 발생한다.

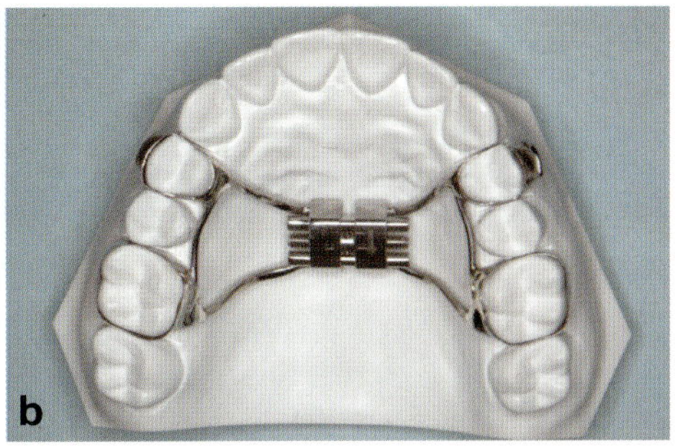

그림 3. b, Hyrax type maxillary expansion appliance. 1960년, Korkhaus가 발표한 급속확대장치(그림 2)가 시작이고, 1968년에 Biederman W가 Hyrax(hygienic appliance for rapid expansion)라고 명명하였다. 장점은 높은 자정성, 단점은 금속 밴드나 프레임이 잘 변형되고 치아가 경사이동하기 쉽다는 점이다.

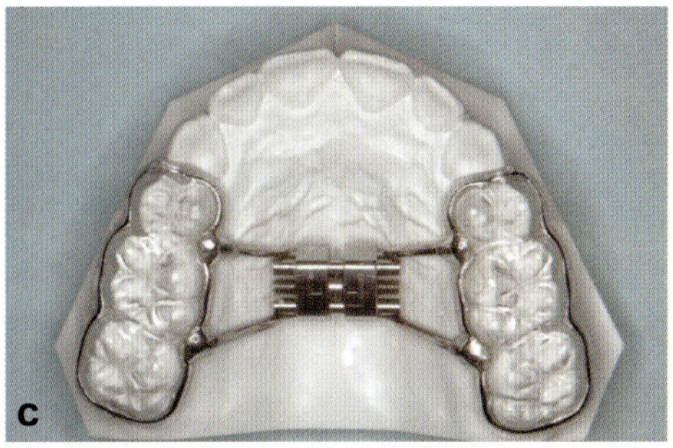

그림 3. c, McNamara type maxillary expansion appliance. 1982년에 Howe RP가 발표하였다. Hyrax type을 개량해 구치부를 금속 프레임으로 감싸고 교합면을 레진으로 피복해 치면과 접착 고정한다. 장점은 혼합치열기에 잘 벗겨지지 않고 금속 밴드와 프레임의 변형이 적어 치료기간 중에 치아의 정출을 피할 수 있다는 것이다. 단점은 철거할 때 치아가 다치지 않도록 주의가 필요하다.

급속상악확대장치의 적응증

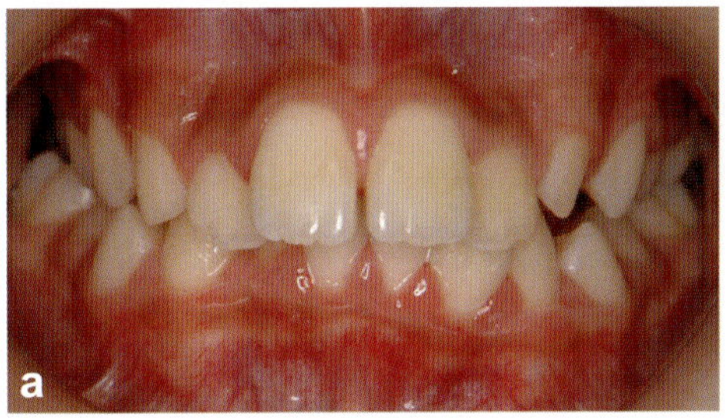

그림 4. a, 상악협착을 동반하는 총생.

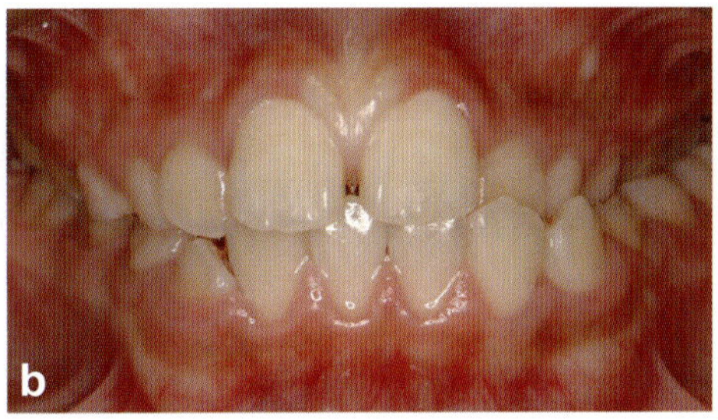

그림 4. b, 상악협착을 동반하는 구치부 반대교합.

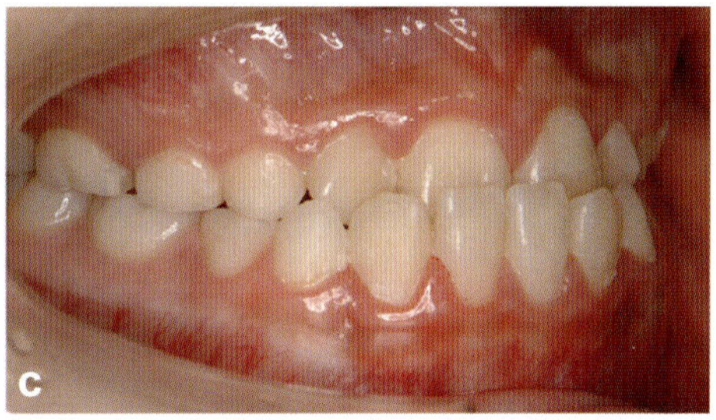

그림 4. c, 상악협착을 동반하는 전치부 반대교합.

최근 들어 밴드를 접착하는 치아에 부담이 적은 앵커 스크류를 이용한 장치도 개발되었다(그림 6). 급속상악확대장치에 상악 전방 견인장치(maxillary protraction appliance; MPA)(그림 7)의 디자인을 추가하고 중안면의 골을 전방이동시키는 힘을 주어 심한 골격성 반대교합의 성장기 치료에 효과가 높았다는 보고가 있다[8].

기공조작

① 밴드를 위치시킬 고정치아의 선택

유치열은 제2유구치, 혼합치열은 제1대구치와 제1유구치, 영구치열은 제1대구치와 제1소구치를 선택한다(그림 8).

5

급속상악확대 전·후의 치열과 두개골의 양상

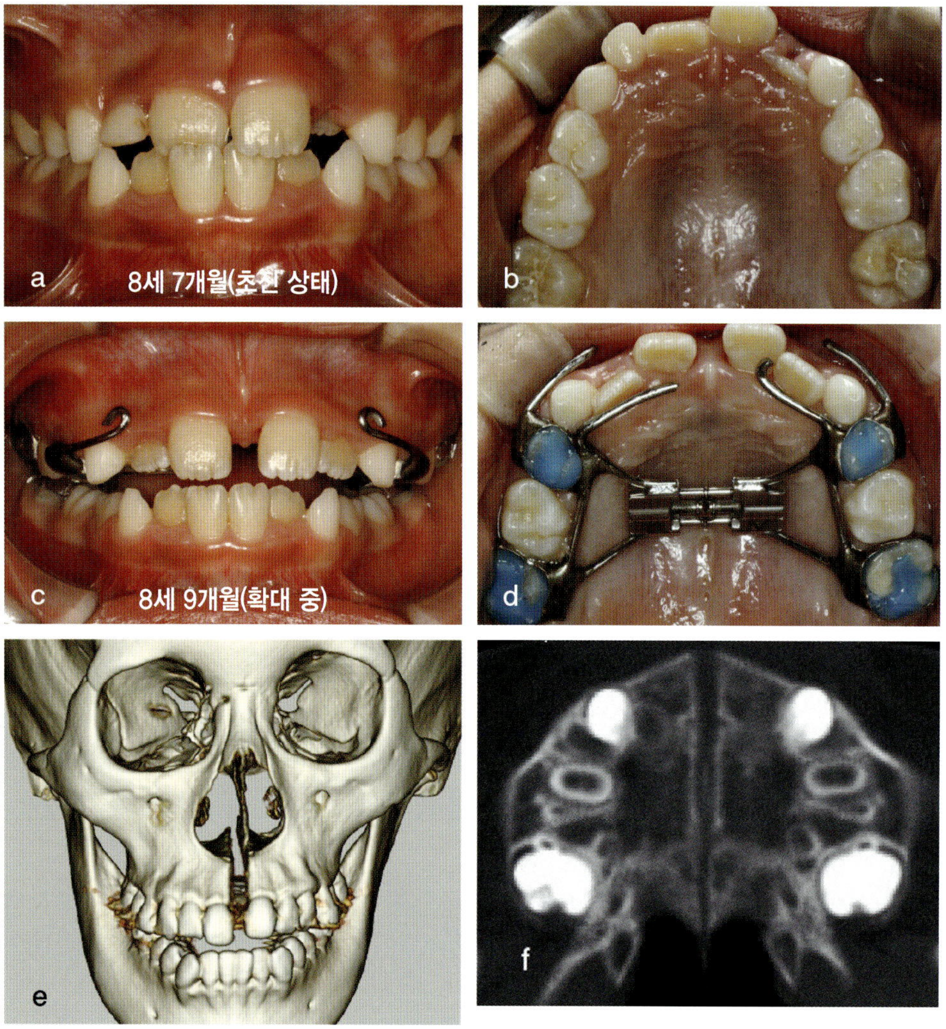

그림 5. 급속상악확대기간 5주. **a~d,** 정중구개봉합이 열리면서 앞니의 정중이개가 발생하는데, 상악 중절치의 transseptal fibers가 작용해 확대 후 보정 기간 동안 정중측으로 경사이동하며 정중이개가 자연치유된다. 밴드를 접착한 치아의 치은퇴축이나 상악 절치의 정중이개, 안모와 두개골격의 변화를 충분히 이해한 후 주의하면서 치료를 진행한다. e와 f는 다른 증례지만 정중구개봉합이개의 전형적인 예이다[6].

급속상악확대 + 앵커 스크류

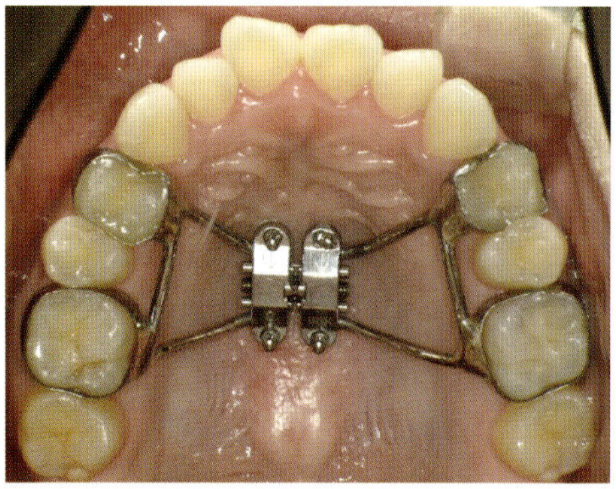

그림 6. 장치와 구개골을 앵커 스크류로 고정한다.

급속상악확대 + 상악 전방견인장치

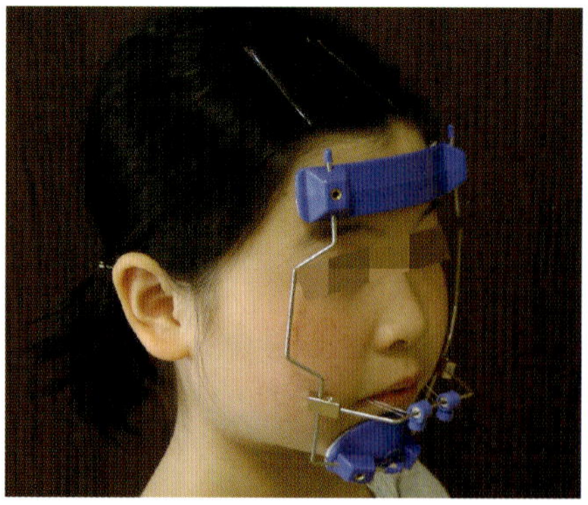

그림 7. 상악 전방견인장치(maxillary protraction appliance; MPA). 상악 전방견인장치는 비상악복합체의 전하방 성장을 촉진한다. 또한 정중구개봉합을 확대하면 전하방 성장이 보다 촉진된다고 알려져 있다[7]. 따라서 필자는 골격성 3급의 교합이상에 대해 급속상악확대와 MPA를 병용한다.

② 밴드 인상과 작업모형의 제작

치아보다 약간 큰 밴드를 고정치아에 삽입하고 알지네이트 인상재로 인상을 채득한다. 인상체 내면에 밴드를 끼우고 왁스나 순간접착제로 고정한 후 석고를 붓는다(그림 9).

③ 설계

설계선을 그리고(그림 10) 강선을 디자인대로 구부린다. 확대 스크류의 위치는 구개봉합선과 제1소구치 또는 제1유구치 근심에서 제1대구치의 중앙부를 연결하는 선을 그린 후 그 교점으로 정한다. 전방 강선은 견치와 제1소구치 사이를 통과해 견치, 증례에 따라서는 측절치까지 구부린다. 후방 강선은 제1대구치 설측 중앙에서 원심을 향해 구부리고 남는 부분은 절단한다(그림 11, 12).

확대 스크류 본체에서 구개점막까지 2~5mm의 공간을 띄운다. 스크류 본체의 경사는 전·후로 구개경사에 준해 상악 교합평면과 평행~구개점막의 경사 사이에 설계하는데, 좌·우 경사는 생기지 않도록 주의한다.

급속상악확대장치의 제작

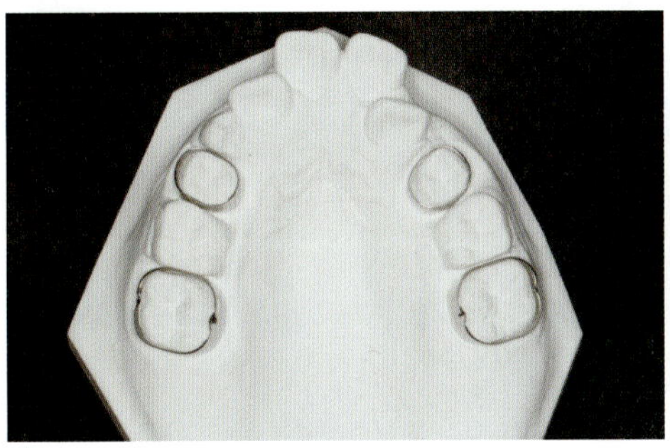

그림 8. 치아에 금속 밴드를 시적한다. 치아보다 큰 밴드를 선택한다. 모형에 제시했지만 실제는 구강 내에서 진행한다.

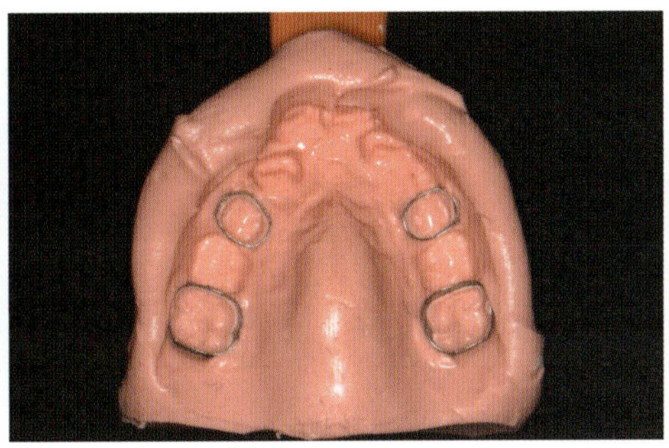

그림 9. 알지네이트 인상재로 인상채득. 인상면에 금속 밴드를 끼우고 순간접착제로 고정한다.

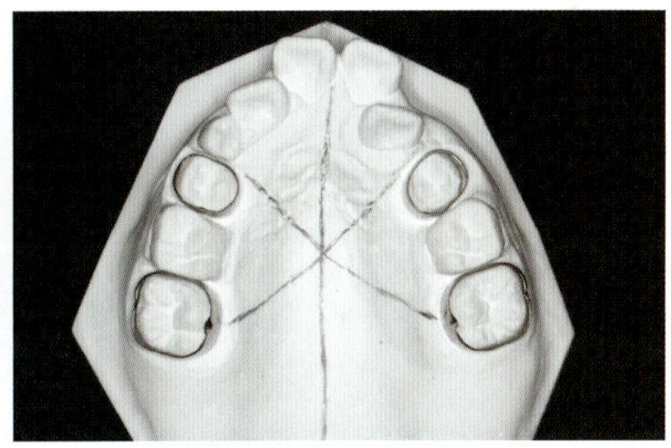

그림 10. 설계선을 기록한다. 확대 스크류를 정확하게 설정할 수 있도록 구개봉선과 제1소구치 또는 제1유구치 근심에서 제1대구치 중앙부를 연결하는 선을 그린다.

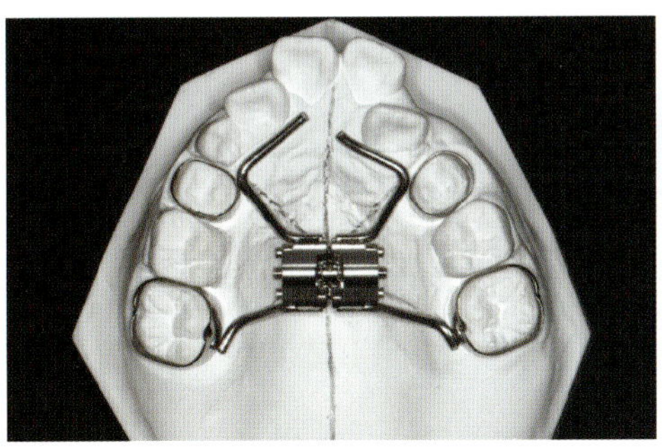

그림 11. 확대 스크류 구부리기. 확대 스크류는 설계선의 교점에 설치한다. 확대 스크류에서 구개점막까지 공간은 2~5mm로 정한다.

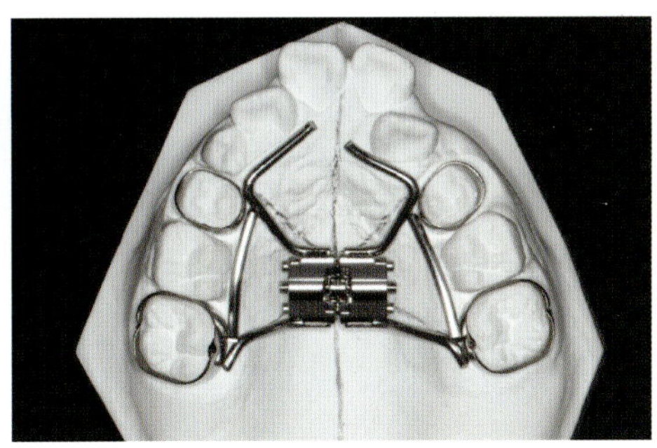

그림 12. 연결용 강선 구부리기. 최종 확대 스크류의 위치를 확인한다.

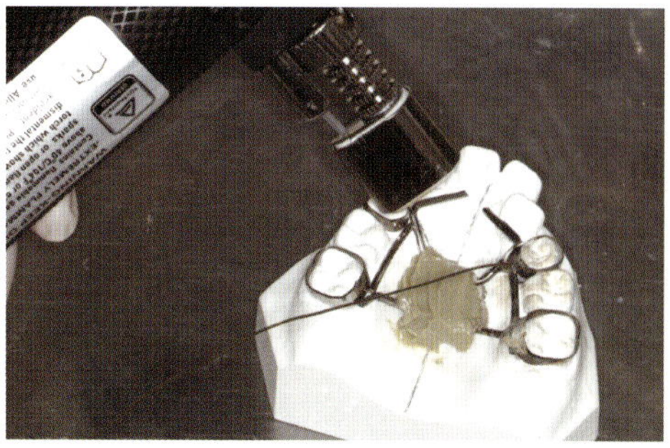

그림 13. 확대 스크류, 금속 밴드, 연결용 강선을 납착한다. 장치에 작용하는 강한 교정력을 고려해 납착금속을 충분히 사용한다.

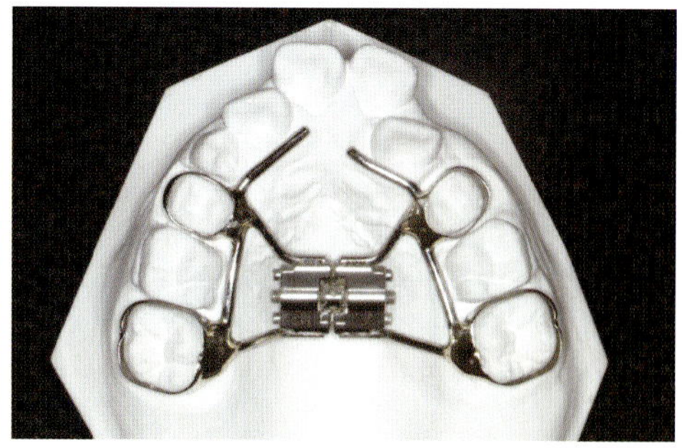

그림 14. 연마, 완성.

④ 납착

은납으로 금속 밴드와 연결용 강선을 납착한다(그림 13).

⑤ 완성

연마해 완성한다(그림 14).

증례 1: 골격성 1급, 상·하악 전치부 총생

10세 11개월의 여아로 #13, #23의 저위 순측전위와 상·하악의 총생이 있고 측두방사선사진에서 SNA 79.0, SNB 76.1이고, 골격성 1급이었다.

상악은 급속측방확대(0.2mm/day 4주, 총 5.6mm)를 시행해 측방치군의 공간을 확보하였다. 급속상악확대장치의 장착기간은 6개월이었다. 확대 종료에서 장치 철거까지 5개월이 소요되었는데 재발 방지를 위해 이 보정 기간은 중요하다. 그 후 1년간 multi-bracket appliance로 전악교정을 진행하고 긴밀한 교합을 획득하였다.

증례 2: 골격성 반대교합, 상·하악 전치부 총생

7세 8개월의 남아로 전치부 반대교합. 측두방사선사진에서 골격성 반대교합이 보인다. 확대와 동시에 전하방으로 상악을 전방 견인하고 피개를 개선하였다. 상악골의 발육이 남아 있는 시기에 피개를 개선하면 성장발육을 정상궤도로 돌릴 수 있다. 상악의 전방 견인은 1년간 매일 8시간 이상 사용하였다. 하악의 성장이 정점에 오를 때까지 악간관계를 주시할 필요가 있다.

증례 3: 상악전돌, 상·하 견치 맹출공간 부족

10세 5개월의 여아로 상악전돌과 견치의 맹출공간 부족을 확인할 수 있다. 상악은 급속확대장치로 확대하고 하악은 lingual arch를 사용해 구치부를 바로 세우고 총생을 개선하였다. 상악의 협착이 원인이 되어 하악이 후방으로 후퇴한 증례는 상악을 확대하면 하악이 전방으로 이동하기 쉬워진다. 그리고 activator를 사용해 악간관계를 개선하였다. 영구치의 맹출이 종료될 때까지 경과를 관찰하고 필요하면 multi-bracket appliance로 교합을 긴밀하게 만들 예정이다.

증례 1: 골격성 1급, 상·하악 전치부 총생

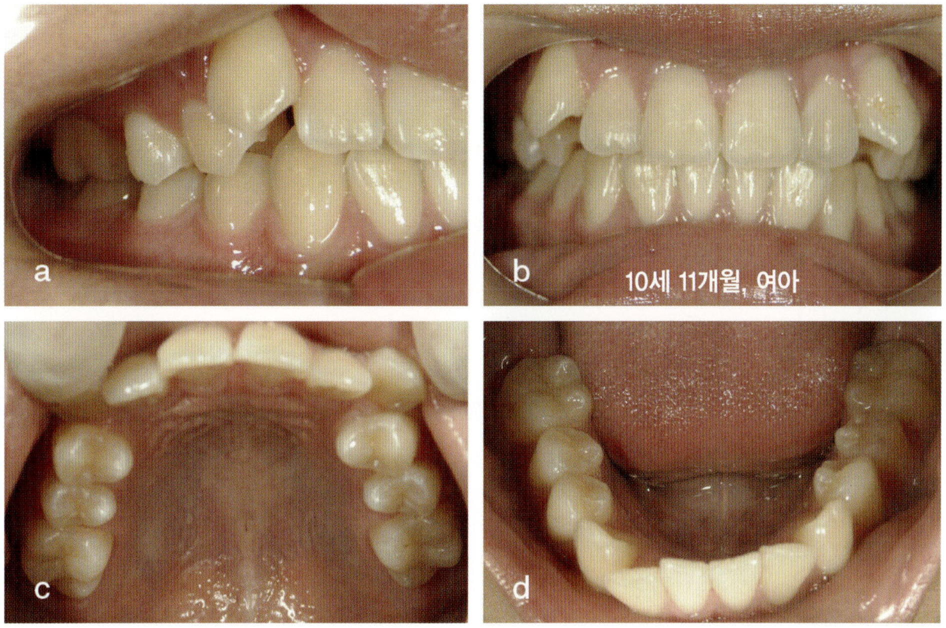

그림 15. 초진 상태. #13, #23 저위 순측전위와 하악 전치부 총생을 호소하며 내원하였다. 상악이 협착된 경우 하악 전치부의 총생과 구치부 설측경사를 동반하는 예가 많다.

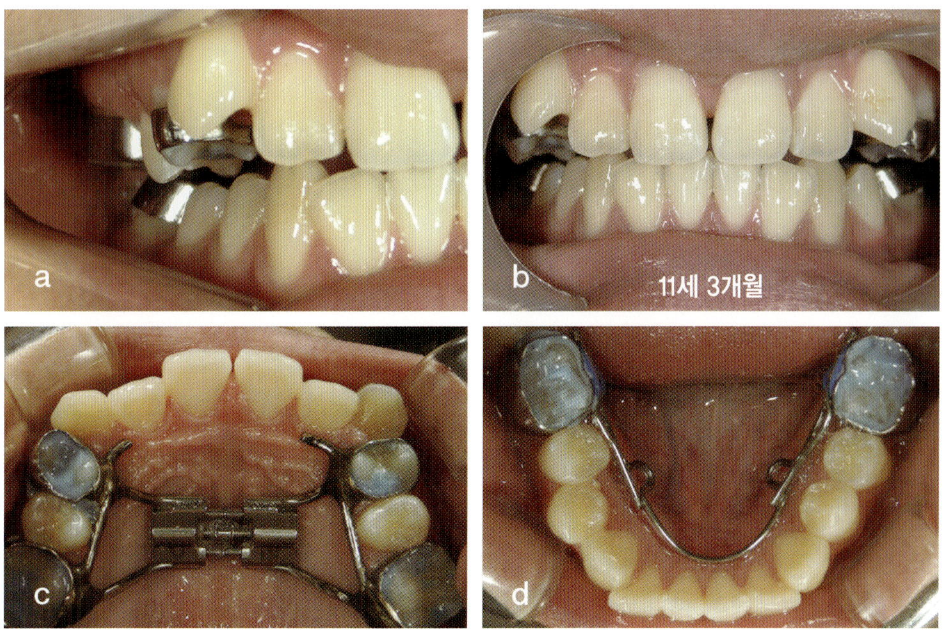

그림 16. 급속확대 종료 시의 사진. 상악은 측방으로 확대하면서 하악은 lingual arch로 구치부 설측경사와 총생을 개선하였다.

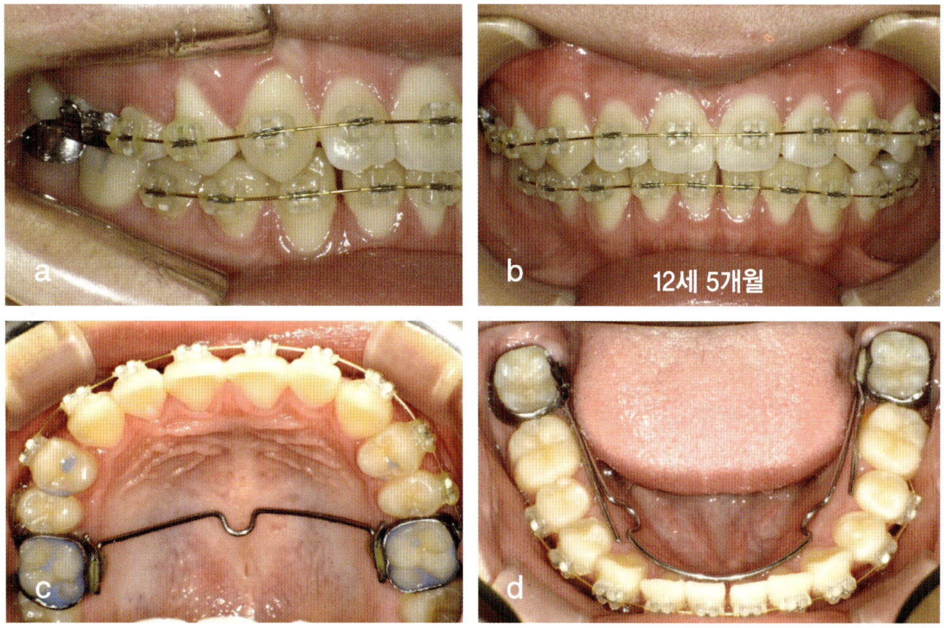

그림 17. Multi-bracket 장착 1개월 후. 급속상악확대장치만 가지고는 최종교합을 긴밀하게 구축할 수 없으므로 multi-bracket appliance를 사용한다.

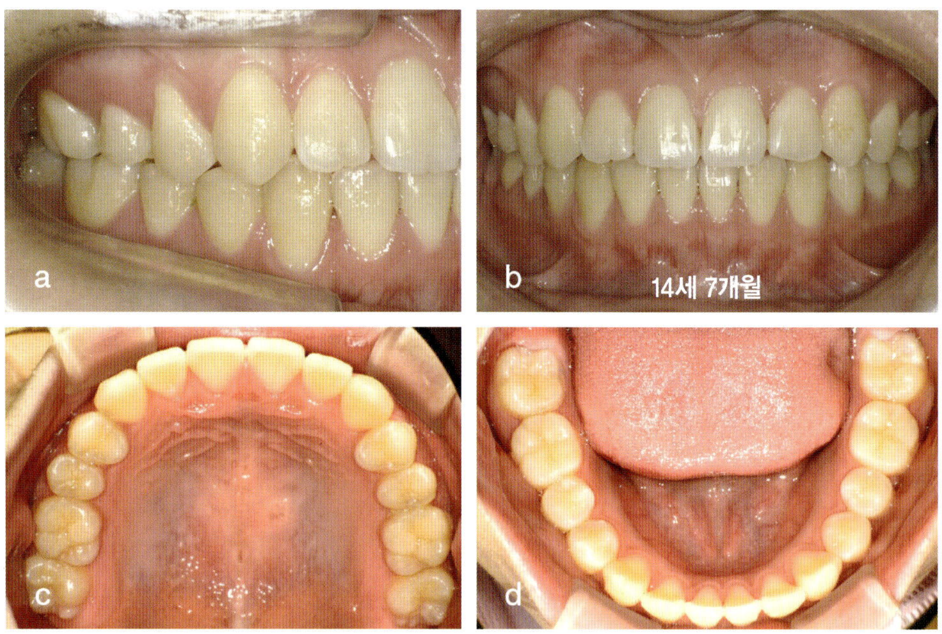

그림 18. 동적 치료 종료 후. Multi-bracket appliance를 사용해 교합을 긴밀하게 만들었다. 환자의 강력한 요구로 비발치치료로 진행했는데, '확대치료=비발치'라는 도식에 빠지지 않고 편의상 발치의 필요성을 염두에 두고 치료를 진행하는 것이 중요하다.

증례 2: 골격성 반대교합, 상·하악 전치부 총생

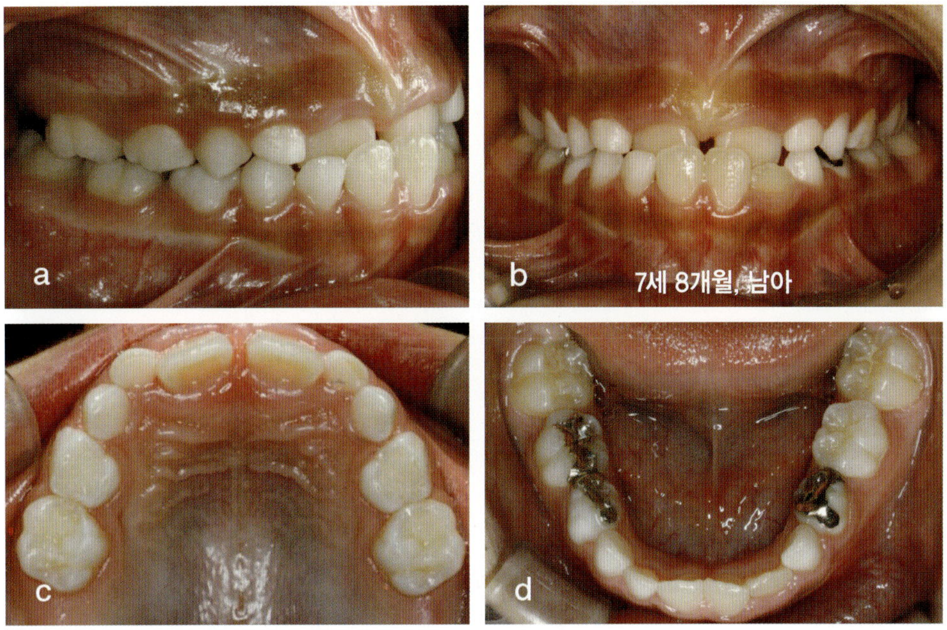

그림 19. 초진 상태. 전치의 반대교합을 호소하며 내원.

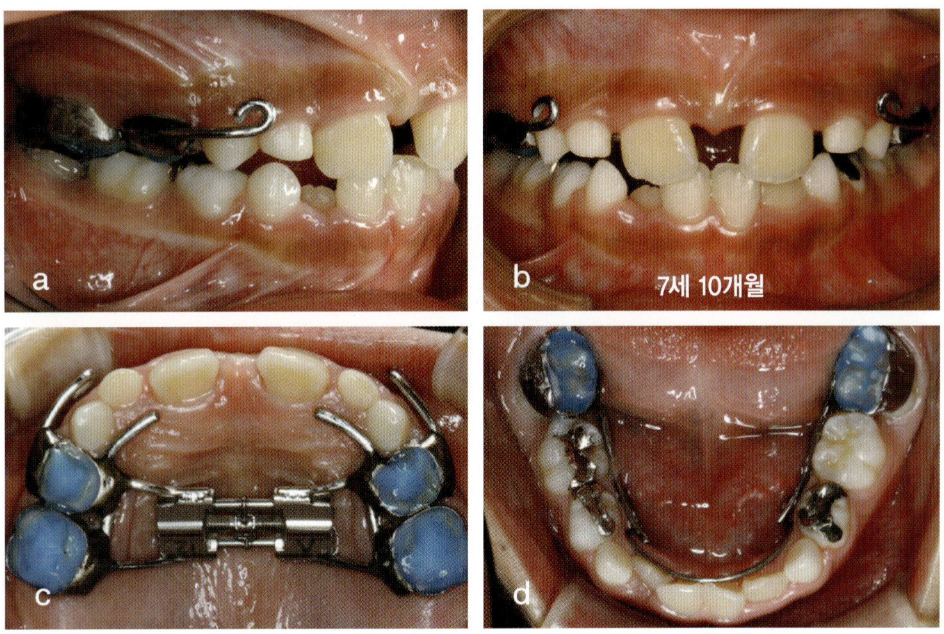

그림 20. 급속상악확대장치(전방견인 병용)의 장착 후. 교합면에 레진을 첨가해 (Transbond™/3M Unitek) 교합을 거상하면 피개를 개선할 수 있다.

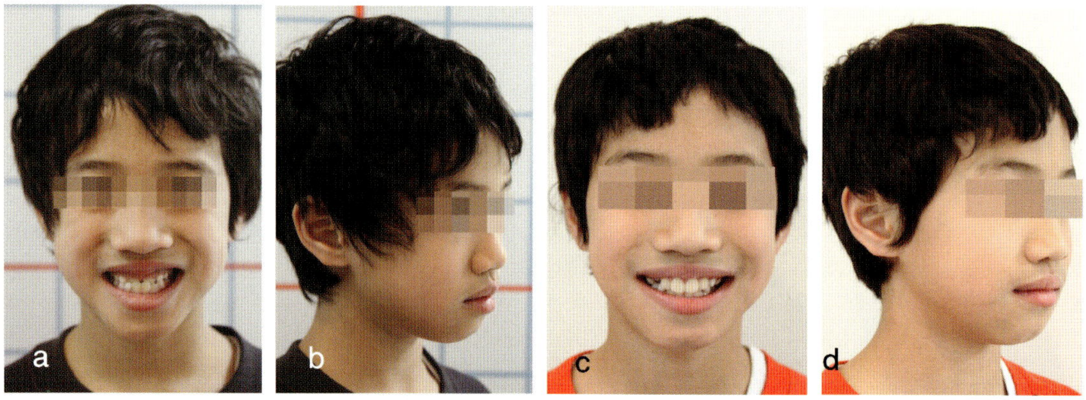

그림 21. 술전·후 안모 사진. **a, b,** 초진 상태, 7세 8개월. **c, d,** 급속상악확대 + 상악 전방견인 후 9세 8개월. 전방견인은 약 1년간 매일 8시간 이상 사용하였다. 그 후 경과를 관찰하고 있다. 중안면의 함몰감이 개선되어 보호자도 크게 만족하였다.

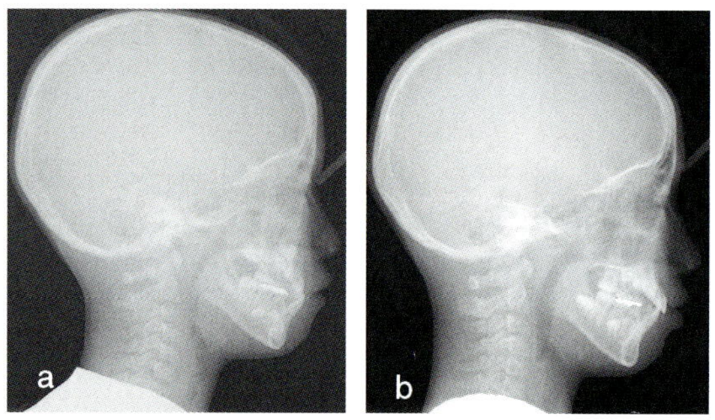

그림 22. 술전·후 측두방사선사진. **a,** 초진 상태, 7세 8개월. **b,** 적극적 치료 종료, 경과관찰 중, 10세 7개월.

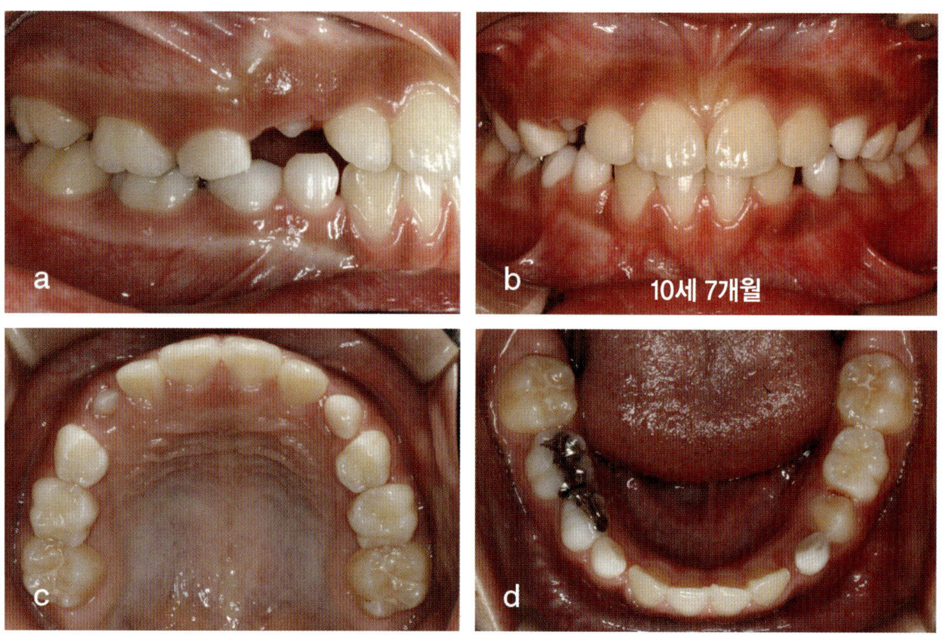

그림 23. 전치부 피개 개선(경과관찰 중). 수근골의 방사선사진을 참고로 하악의 성장을 주의 깊게 관찰할 필요가 있다.

증례 3: 상악전돌, 상·하 견치 맹출공간 부족

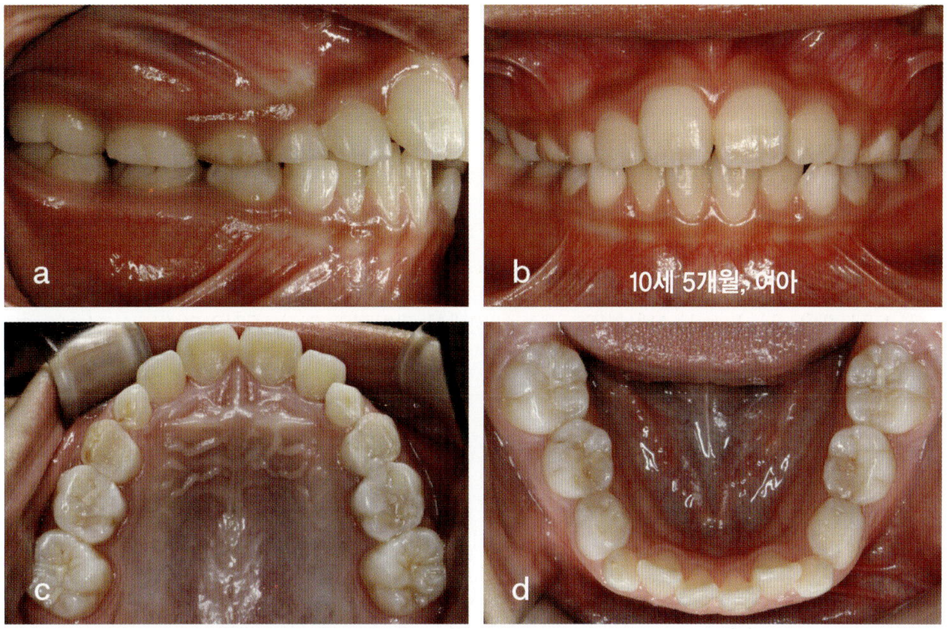

그림 24. 초진 상태. 상악전돌을 호소하며 내원하였다.

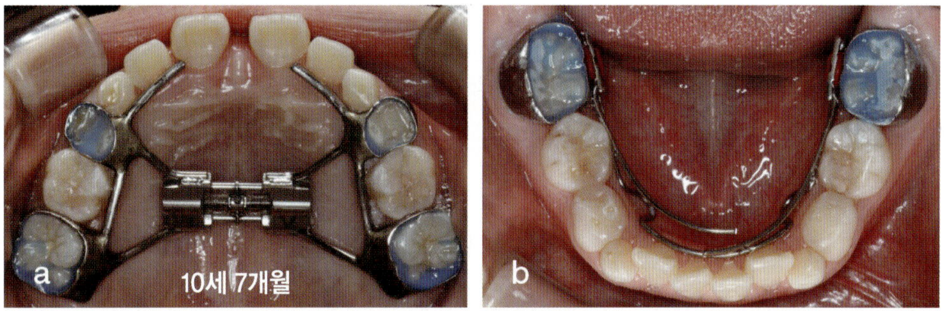

그림 25. 상악을 급속으로 측방확대(0.2mm/day 5주, 총 7mm)하였다. 급속확대 초기 #11, #21 사이가 이개되었는데 점차 자연폐쇄되었다.

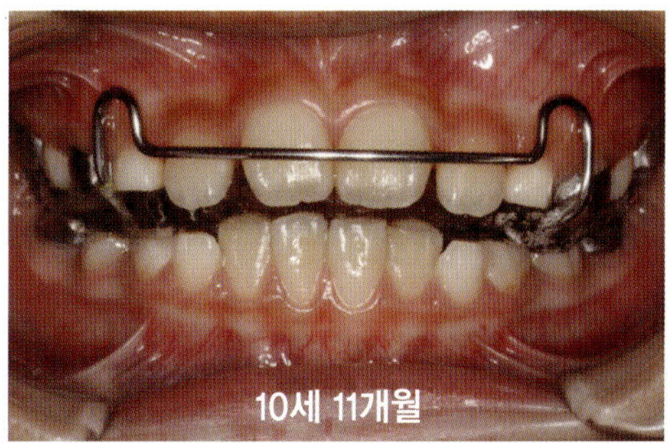

그림 26. Activator를 사용해 악간관계를 개선하였다. 장착기간은 10개월이었다.

5

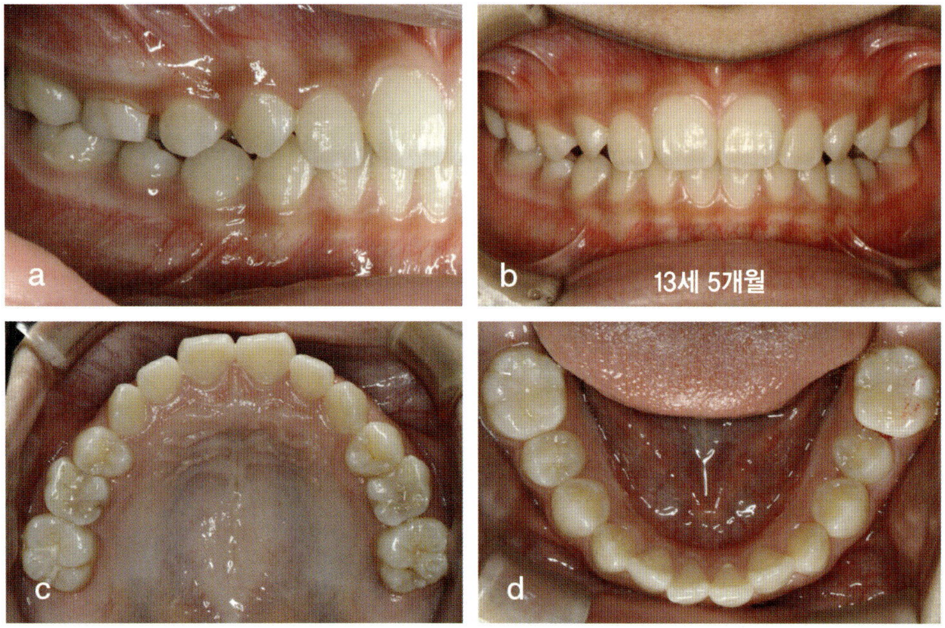

그림 27. 상·하 치열의 총생도 해소되고 악간관계 및 Spee 만곡도 개선되었다.

장치 사용 시 주의사항

스크류 키를 사용해 확대 스크류를 돌리는데, 이것은 보호자나 환자가 진행하므로 충분한 지도가 필요하다.

◀장점▶

- 고정성이므로 환자의 협조에 상관없이 확실한 효과를 얻을 수 있다.
- 정중구개봉합을 이개하고 상악골의 기저부를 확대할 수 있다.
- 치아경사가 적고 치체이동한다.

◀단점▶

- 구강위생이 불량하면 치아우식증과 치은염이 발병하기 쉽다.
- 장치를 장착한 직후에는 이질감이 크고 섭식연하가 곤란하다.
- 확대할 때 통증을 수반하기도 한다.
- 고정치아에 부담을 주면 치은퇴축, 치조골흡수가 나타나기도 한다.
- 급속확대 후 정중이 이개되므로 상악 중절치 사이가 크게 벌어지고 일시적으로 심미성이 떨어진다.
- 급속확대 후 장치를 즉시 제거하면 급격하게 재발하므로 이개된 봉합부에 뼈가 찰 때까지 장치 제거를 늦춘다.

결론

급속상악확대장치는 고정성이고, 치아를 치조골 내에서 이동하는 교정적 작용이 아닌 악정형적 작용, 즉 상악 기저골의 변화와 그에 따른 골격성의 개선을 목적으로 한다. 확대 스크류의 기계적 작용으로 기저골에서 치열과 치조골을 확대해 간다. 따라서 작용시간은 간헐적이지만, 스크류 확대를 종료한 후에도 장치 내 강선에 남아 있던 응력이 확대력이 되어 '간헐적 + 지속적인 힘'을 발휘한다는 의견도 있다[1].

성장발육이 왕성한 소아기는 확대 효과를 최대한 발휘할 수 있는 중요한 시기이다. 급속상악확대로 골격의 형태를 개선하면 정상적인 근기능을 확대하기가 쉬워진다고 필자는 생각한다. 이 장치는 고정성이므로 확실한 효과를 기대할 수 있지만, 교합유도에 이용하기 전에 악안면 발육을 정확히 이해하고 반드시 자료 수집, 검사·진단을 거쳐 치료 방침을 결정한 후에 치료를 시작해야 한다.

또한 교합유도는 상악의 확대는 물론 하악과 악간관계를 보는 것이 중요하다. 필자는 하악의 치축을 개선하기 위해 lingual arch, 상·하악 관계를 개선하기 위해 activator나 MPA를 사용해 교합의 안정을 도모한다. 성장발육과 함께 일련의 치료를 진행하므로 치과의사는 환자의 사소한 변화라도 놓치지 않고 보호자와 함께 환자의 성장발육을 지원하고 주시할 필요가 있다.

앞에 기술하였듯이 급속상악확대장치는 성장기에 사용하면 효과가 상당히 좋다. 그러나 교합유도(조기치료)만 가지고는 긴밀한 교합을 얻을 수 없고, 치료를 완결하는 예가 적으므로 2차 치료를 염두에 두고 교정전문의와 연계하거나 다른 교정치료술을 습득해야 한다. 그리고 미래의 교정치료는 형태와 심미만이 아니라 기능적인 분야까지도 관심을 가져야 한다고 생각한다. 최근 영상진단기기가 보급·발달해 급속상악확대에 의한 비강·기도의 개선[9,10], 폐쇄성 수면무호흡(obstructive sleep apnea; OSA)에 대한 효과 등 기능적인 부분에서 다양한 부수적 효과가 보고되고 있다[11]. 장기 경과보고가 적고 근거가 확립되지 않았지만 더 많은 연구를 통해 급속상악확대를 포함하는 교합유도(조기치료)가 아이들의 밝은 미래에 기여하기를 희망한다.

참고문헌

1) 関崎和夫：GPのための咬合誘導 効果的な歯列拡大と床矯正の限界．74-97，クインテッセンス出版，東京，2014.
2) 高田健治：Elements of Orthodontics．256，メデジットコーポレーション，大阪，2010.
3) Weinberger BW：Orthodontics an historical review of its origin and evolution. CV Mosby Company, St. Louis, 1926.
4) McNamara JA Jr., 黒田敬之 監訳：歯科矯正治療と顎顔面矯正治療．209，東京臨床出版，東京，2006.
5) McNamara JA Jr., 黒田敬之 監訳：歯科矯正治療と顎顔面矯正治療．100，東京臨床出版，東京，2006.
6) 黒江和斗：顎顔面矯正治療のすすめ．日本歯科評論，74 (9)：39-48，2014.
7) 高田健治：Elements of Orthodontics．250-251，メデジットコーポレーション，大阪，2010.
8) 黒江和斗：急速拡大装置を用いた顎顔面矯正治療—混合歯列期の骨格性反対咬合．矯正臨床ジャーナル，24 (3)：99-110，2008.
9) Wertz RA：Skeletal and dental changes accompanying rapid midpalatal suture opening. Am J Orthod, 58：41-46, 1970.
10) 菊地紗恵子ら：上顎急速拡大による鼻腔通気の改善効果．日本小児呼吸器学会雑誌，26 (suppl)：129, 2015.
11) Pirelli P, et al：Rapid maxillary expansion (RME) for pediatric obstructive sleep apnea：A 12-year follow-up. Sleep Med, 16 (8)：933-935, 2015.

제 6 장 Clear Expansion Appliance(CLEA)

다카하시 기미코(高橋喜見子)

Clear Expansion Appliance란?

Clear Expansion Appliance(CLEA)(그림 1)란 가철성 완속측방확대장치의 일종이다. 치조부를 포함해 좌·우 각각의 치열을 피복한 플라스틱 시트에 W자로 구부린 티타늄-몰리브덴합금 강선 스프링을 접합하는 구조로 되어 있다.

기존의 완속확대장치인 확대상장치, Quad Helix처럼 치열궁의 측방확대를 목적으로 사용하는데, 가장 큰 특징은 치열과 함께 치조부를 피개하므로 교합력을 배제하면서 치아와 치조골을 함께 확대하는 것, 그리고 탄성이 높은 β-티타늄합금 강선의 약한 힘이 지속적으로 작용한다는 것이다. 스크류에 의한 확대와 달리 강선의 조절 방법에 따라 확대방향과 확대량을 자유롭게 조정할 수 있고 치료경과를 보면서 확대방향을 변경할 수 있다. 또한 혼합치열기 증례는 잠잘 때 사용해 충분한 효과를 기대할 수 있고 1개월에 1회 내원해 조절하므로 일상생활에 부담을 주지 않는 것도 특징이다.

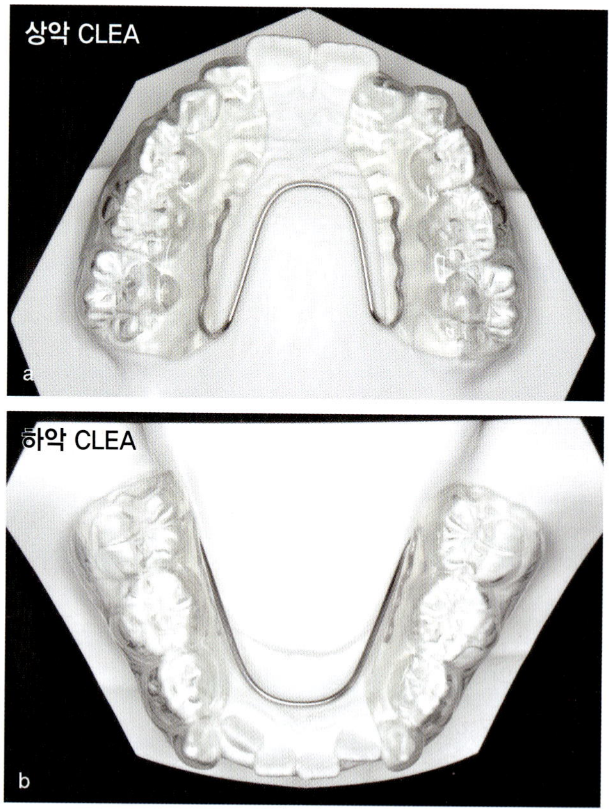

그림 1. 플라스틱 시트와 티타늄-몰리브덴합금 강선 스프링으로 구성된다. 시트 두께는 1.5mm, 강선 직경은 0.9mm를 사용한다. 시트로 피복하는 부위는 증례에 맞게 설정한다.

완속확대장치의 비교(표 1)[1]

장치 명칭	고정성/가철성	확대교정력	작용	유지
Quad helix	고정성	금속 강선	지속적	밴드
확대상장치	가철성	확대 스크류	간헐적	클래스프
CLEA	가철성	금속 강선	지속적(장착 상태)	플라스틱 시트

참고문헌 1)에서 수정

6

CLEA 제작에 사용하는 재료와 기기(그림 2)

- **열성형기:** 레진제 시트를 가열·연화해 성형한다. 흡입형과 가압형이 있다 (우측 사진은 흡입형).
- **플라스틱 시트(1.5mm 두께):** 열성형기 사양에 준한다.
- **강선:** 티타늄-몰리브덴합금 강선, 직경 0.9mm(.036″)
- 강선 밴드에 필요한 플라이어, 커터류
- **초음파 커터:** Labo sonic cutter(Nakanishi)
- **β-티타늄합금 강선 상품 예:** CNA 강선(Ortho dentaurum)
  β-티타늄 강선(Biodent)
  TMA 강선(KaVo Dental Systems Japan/Ormco Japan)

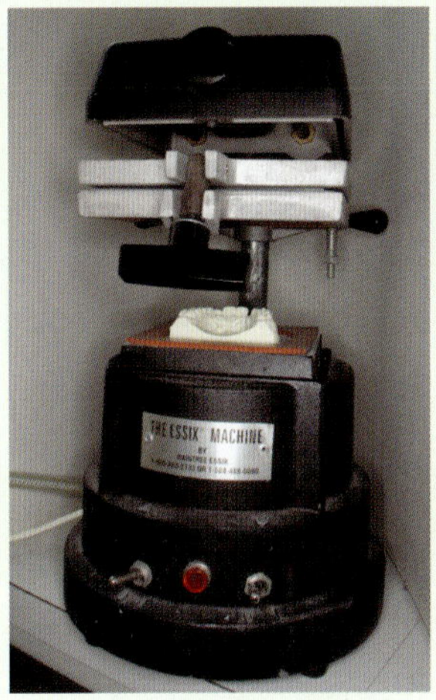

적용증

일반 확대장치처럼 구치부 반대교합(증례 1), 협착치열, 맹출공간 부족, 경증 총생(증례 2, 3) 등에 사용한다. 상·하악 제작이 가능하고, 유치열기부터 영구치열기까지 광범위하게 적용할 수 있다. β-티타늄합금 강선이므로 니켈이나 크롬에 알레르기 증상을 보이는 환자에 일차적으로 선택한다.

교합면을 피개하므로 스프링 작용을 하고, 구치부 반대교합 증례는 기능적인 하악편위를 개선하기 쉬우며, 전치부 반대교합 증례도 피개 개선에 효율적이다. 또한 장착할 때 교합이 거상되는 반면, 구치부가 압하되고 확대에 따른 치축의 협측경사가 잘 일어나지 않아 피개가 얕은 증례에도 적용하기 편하다. 그리고 치열을 플라스틱 시트로 피개해 유지하므로 치열 구성에 관계없이 설계할 수 있다. 치관고경이 낮아 밴드 제작이 어렵거나 클래스프로 유지가 어려운 증례에도 적합하다. 혼합치열 전기에 유견치 간 공간이 부족한 경우에는 전치부를 확대하면서, 필요하면 전치부에 스프링을 부착해 맹출공간을 획득하면서 전치를 배열할 수 있다(그림 13b 참조). 따라서 확대에 따른 공간 확보와 동시에 브라켓을 사용하지 않아도 전치를 배열할 수 있다(증례 3).

측방치군 교환기에는 유치가 정출해 유지가 불안정하므로 효과가 불확실하다. 또한 일정한 장착기간(9시간 기준)을 확보할 수 없는 증례에는 고정성 장치를 추천한다.

장치의 제작(그림 3)[2)]

어태치먼트의 부여와 인상채득

혼합치열기에 사용할 때는 치관의 언더컷이 적고 유지가 부족하므로 좌·우 제1유구치에 충전용 컴포짓레진으로 제작한 어태치먼트를 접착하고(그림 3a) 인상을 채득한다.

6

① 작업용 모형의 조정과 설계

두께를 균일하게 삭제한 모형에 외형선을 표시한다(그림 3b). 시트는 소대와 가동점막을 피하고 하악 설측은 악설골근선에서 치경부 부근에 설정한다. 강선은 W자형 스프링을 사용하고 혀의 형태를 고려해 자연스럽게 디자인한다. 기공소에 의뢰할 때는 시트 두께와 강선 크기를 명시한다.

② 시트 압접과 트리밍

시트는 1.5mm 두께를 사용해 열성형한다(그림 3c). 냉각 후 외형선을 따라 트리밍 하고(그림 3d) 단면을 연마한다.

③ 강선 구부리기

트리밍 한 시트를 모형에 끼우고 강선(0.9mm)을 점막에서 1~2mm 떨어뜨려 구부린다(그림 3e). 시트에 접합하는 부분에 유지 형태를 부여한다.

④ 시트와 강선 접합, 마무리 연마

구부린 강선을 모형에 임시접착하고 유지부의 강선을 묻듯이 즉시중합레진을 축성한다(그림 3f). 중합할 때 압력솥을 사용하면 레진에 기포가 잘 들어가지 않는다. 경화 후 레진면을 연마한다. 완성 후(그림 3g) 작업용 모형을 정중선에서 분할해 두고 조절할 때 사용한다.

⑤ 설치와 조절

시트가 가동점막을 덮는지(그림 3h), 강선과 점막 거리가 적절한지 체어사이드에서 확인한다(그림 3i). 조절할 때는 강선이 볼록 나온 곳을 플라이어로 잡고 확대한다. 분할한 모형에 끼워 확대량과 방향을 확인한다(그림 4).

CLEA 제작 방법

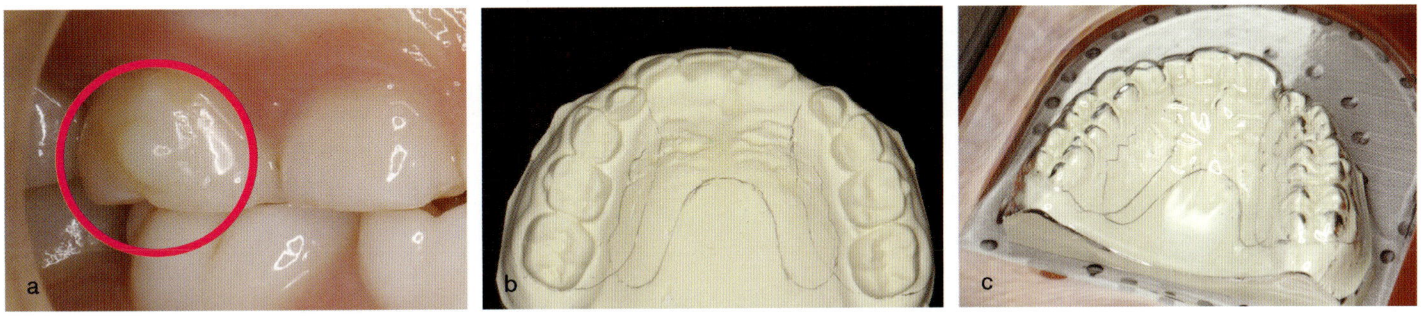

그림 3. **a**, 충전용 컴포짓레진으로 제작한 어태치먼트를 접착한 후 인상을 채득한다. **b**, 작업모형상에 확대가 필요한 부위를 피복해 시트의 외형선을 설정하고 구개 형상에 준해 강선의 외형선을 그린다. **c**, 열성형기로 시트를 성형한다.

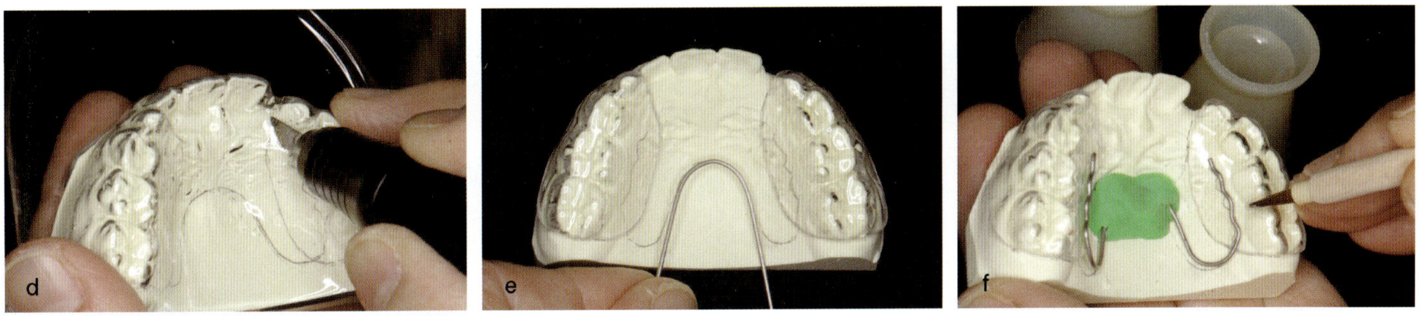

그림 3. **d**, 외형선을 따라 시트를 트리밍하고 버나 샌드페이퍼로 단면을 연마한 후 작업용 모형에 끼운다. **e**, 외형선에 맞춰 강선을 구부린다. **f**, 강선을 임시접착하고 즉시중합레진을 축성한다.

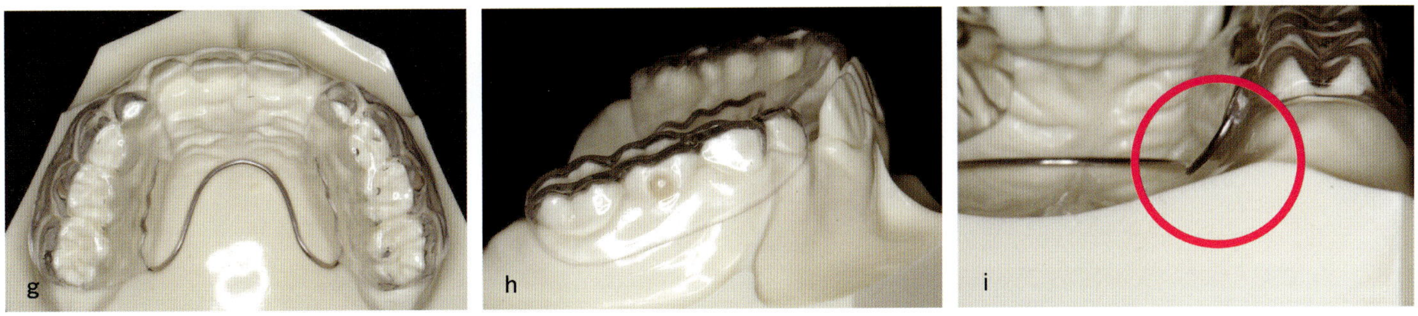

그림 3. **g**, 마무리 연마 후 완성. **h**, **I**, 체어사이드에서 상연의 위치, 강선과 점막면의 거리를 확인한다.

CLEA 조정 방법

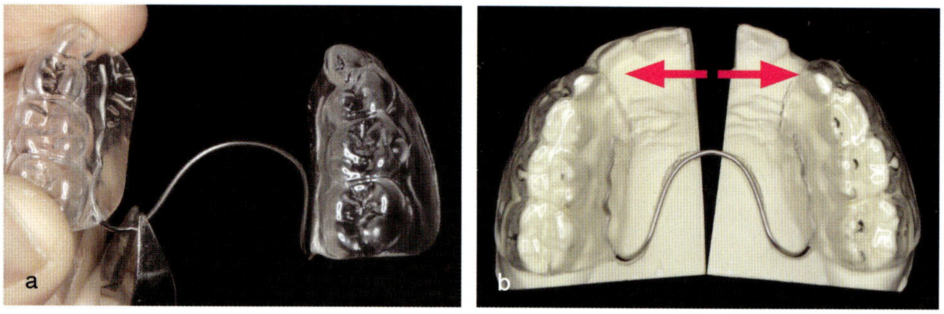

그림 4. **a,** 전치부를 확대할 때는 시트에 가까운 부분을 플라이어로 잡고 시트를 평행하게 넓힌다. **b,** 사용한 작업용 모형을 정중구개봉합에서 분할하고, 조절한 CLEA를 끼우면 확대방향을 알 수 있다. 이 경우는 전치부가 확대되었다.

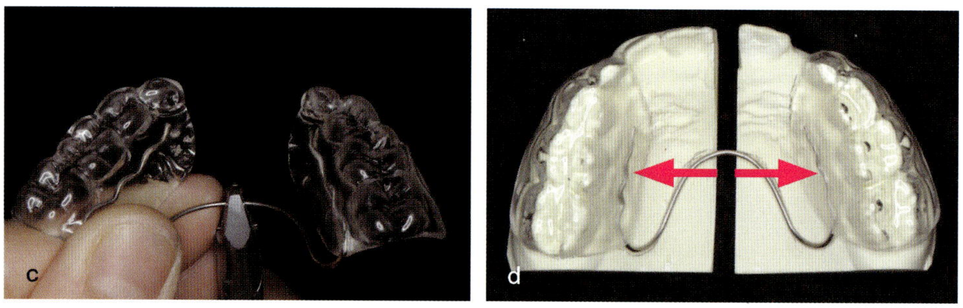

그림 4. **c,** 전체로 확대하는 경우 시트에 가까운 부분을 플라이어로 잡고 시트를 평행하게 확대한 후 중앙부를 잡고 강선을 확대한다. **d,** 이 경우는 전체가 평행하게 확대된다.

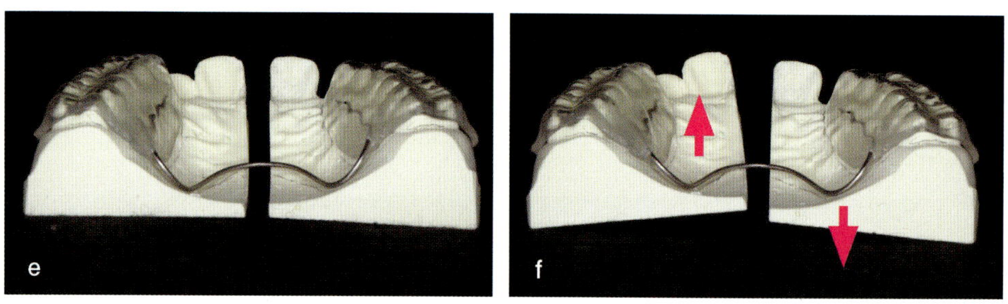

그림 4. **e,** 분할모형을 수평 방향에서 관찰하면 강선의 왜곡 유·무를 확인할 수 있다. **e**는 왜곡이 없는 상태. **f,** 강선이 왜곡된 상태. 이 경우는 **e**의 상태가 되도록 강선을 다시 조정한다.

증례

CLEA를 사용한 세 증례를 소개한다. 이 증례들은 골격적으로 정상 범위에 있었다. 확대량과 확대방향이 서로 다르다.

증례 1: 구치부 반대교합

연령·성별: 9세 11개월, 남아

임상소견: 좌측 구치부 반대교합을 호소하며 내원하였다(그림 5). 상악 치열궁 협착이 보인다. 상악 치열 정중의 우측편위와 하악 좌측편위에 따른 정중의 불일치, 손톱을 뜯는 습관이 있었다.

진단과 치료계획: 좌측 구치부 반대교합. 1차 치료에 구치부 피개를 개선하고 영구치열 완성 후에 재평가한다.

치료경과: 반대교합을 개선하기 위해 9개월간 상악 CLEA로 측방확대한 결과, 충분히 확대되고 구치부 반대교합이 개선되어 CLEA의 사용을 종료하였다(그림 6). 그 후 확대 유지와 교합 거상을 위해 잠잘 때 bionator를 1년 사용하게 한 후 자료를 수집하였다(그림 7). 장치 사용을 종료한 후에도 경과가 좋다(그림 8).

증례 1: 구치부 반대교합

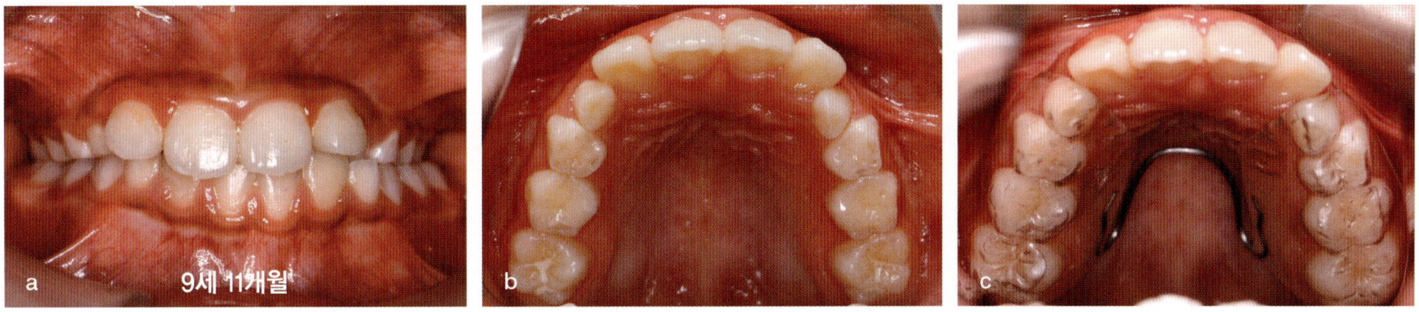

그림 5. 초진 상태. 좌측 구치부 반대교합. 반대교합을 개선하기 위해 상악 CLEA를 사용해 측방치에서 구치부까지 확대하였다.

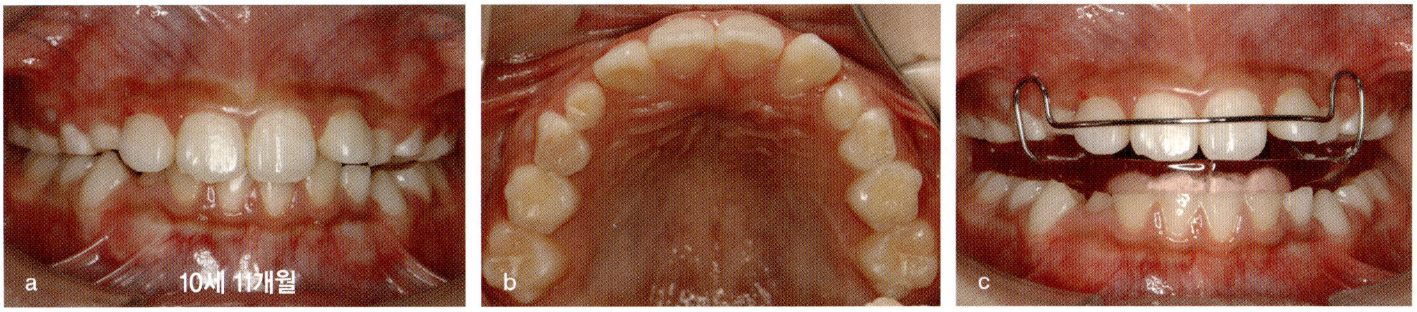

그림 6. CLEA 개시 9개월 후, 반대교합 개선. 교합거상을 목적으로 bionator로 이행하였다. CLEA 사용을 종료했을 때 상악 측방확대량은 #53, #63 사이의 거리가 4.5mm, #16, #26 사이의 거리가 7.1mm였다(모두 구개측 치경부 최단 거리에서 계측).

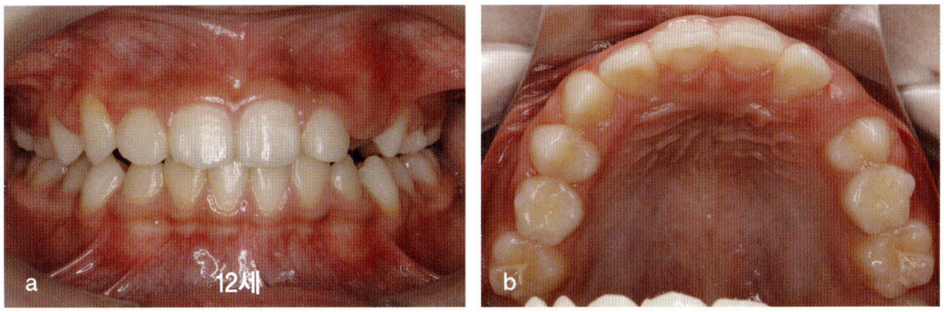

그림 7. Bionator 사용 1년 후. 1차 치료를 종료하였다. 그림 5와 비교하면 치열궁 형태의 변화를 알 수 있다.

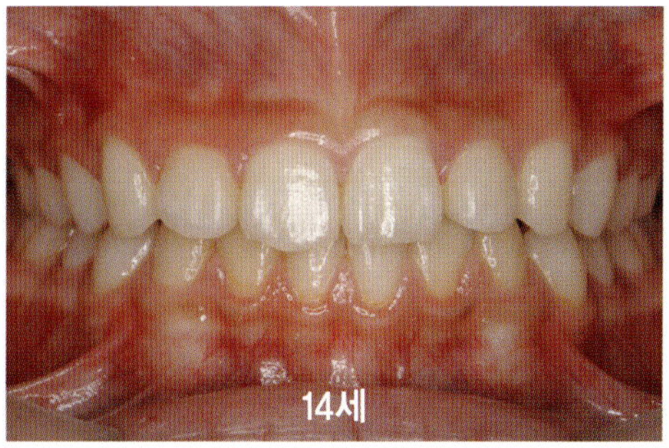

그림 8. 1차 치료 종료 후 2년 경과하고 교합이 안정되었다.

증례 2: #11, #41 반대교합, 하악 전치부 총생

연령·성별: 8세, 남아

임상소견: #11, #41 반대교합과 총생을 호소하며 내원(그림 9). 잠잘 때 이를 간다.

진단과 치료계획: #11 설측변위에 의한 치성 반대교합, 하악 전치부 총생, 1차 치료에 반대교합과 총생을 개선한다.

치료경과: #11, #41 반대교합을 개선하기 위해 상악 CLEA로 측방확대를 진행하면서 #11에 스프링을 부착해 순측으로 이동시켰다. #11, #41의 피개는 2개월만에 개선되었고(그림 10) 하악 CLEA를 제작해 하악 전치부의 총생을 개선하였다. 치료 개시 1년 6개월 후에 자료를 수집하였다(그림 11). 이번 증례는 이갈이가 심했기 때문에 교합면을 덮은 시트가 쉽게 찢어지므로 상황을 보고 레진을 첨가해 사용하였다.

증례 3: #12, #22 맹출공간 부족, 하악 전치부 총생

연령·성별: 8세 6개월, 남아

임상소견: 하악 전치부 총생을 호소하며 내원(그림 12). 상악에 대해서도 #12, #22의 맹출공간이 부족하였다.

진단과 치료계획: 상악 전치부 맹출공간 부족, 하악 전치총생, 1차 치료는 상·하악 CLEA를 사용해 #53~#63, #73~#83 거리를 측방으로 확대하고 #12~#22, #32~#42의 배열공간을 확보한다.

치료경과: 전치 맹출·배열 가능성을 확보하기 위해 CLEA로 상·하악 치열궁을 확장하였다(그림 13). 치료를 시작하고 #12~#22가 구개측에 맹출되어 스프링을 추가해 순측으로 이동시켰다. 치료 개시 1년 3개월 후 자료를 수집하고 CLEA의 사용을 종료하였다(그림 14).

장치 사용 시 주의사항

CLEA를 적용할 때 주의사항을 아래에 열거한다.

① 치관의 언더컷에서 유지를 얻으므로 풍융이 빈약한 유치는 유지력이 떨어진다. 혼합치열기는 유치에 어태치먼트를 접착해 첨와를 보완한다(그림 3a).

② 측방치가 교체되면 적합이 떨어진다. 치료를 시작하는 시기는 영구전치가 맹출하기 시작하는 혼합치열 전기가 적기다.

③ 강선을 자유롭게 조절할 수 있는 반면 변형과 왜곡이 발생하기 쉽다. 조절한 후에 분할한 작업용 모형으로 확인한다(그림 4).

④ 시트가 구치부를 눌러 피개가 깊은 증례는 더 깊어진다. 피개가 깊은 경우는 확대 후에 교합거상장치를 적용한다. 종일 사용하면 구치부가 open bite 경향을 보이므로 9시간 사용을 기준으로 정한다.

증례 2: #11, #41 반대교합, 하악 전치부 총생

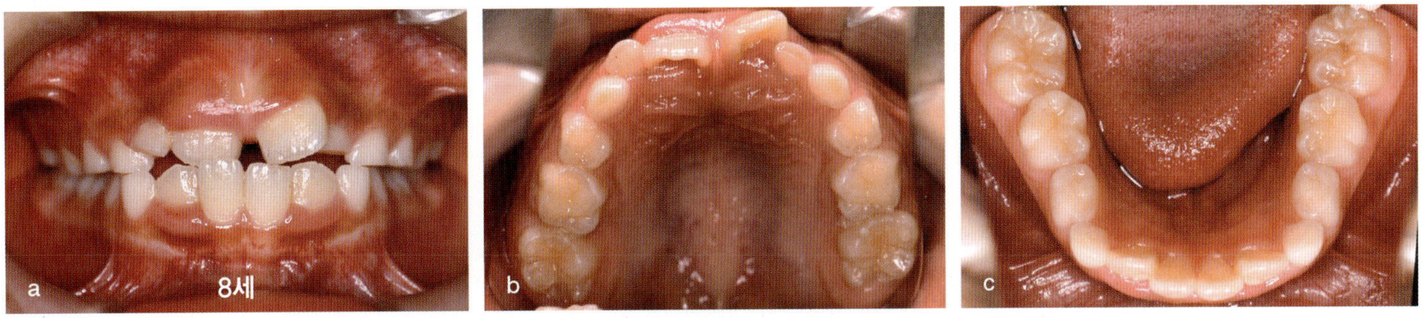

그림 9. 초진 상태. #11, #41 반대교합. #53~#63, #73~#83 거리가 부족하고 가벼운 총생이 확인된다.

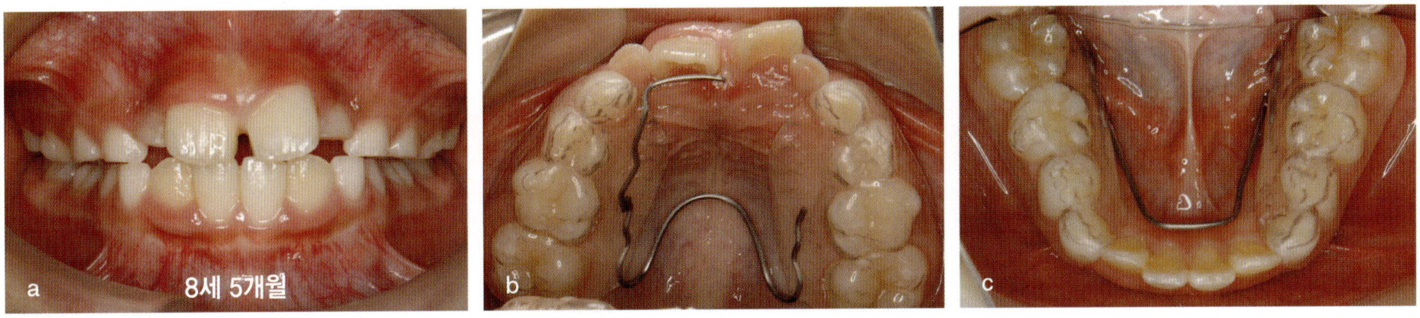

그림 10. 상·하악 CLEA를 사용하고 2개월 후에 피개가 개선되었다. CLEA를 장착할 때 교합이 거상되므로 피개를 쉽게 개선할 수 있다. 피개를 개선한 후에 #12, #22의 맹출 가능성을 확보하기 위해 계속 사용하였다.

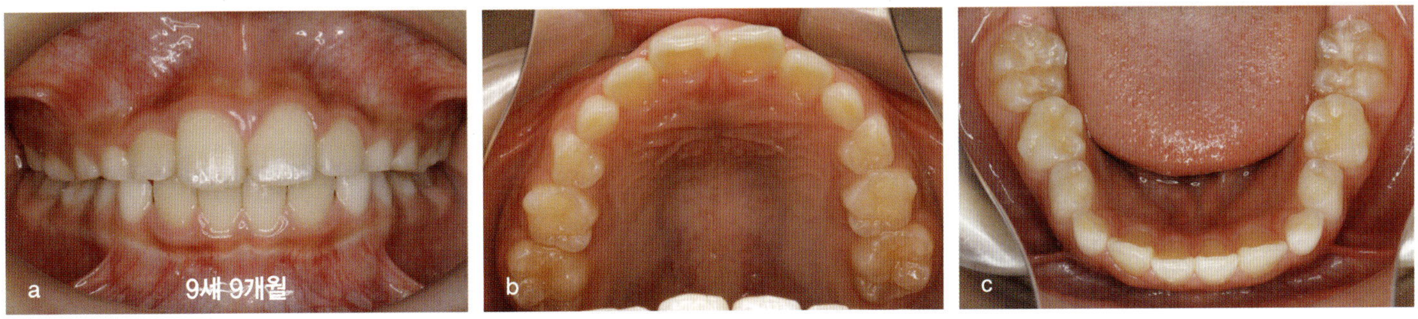

그림 11. 치료 개시 1년 6개월 후. #53~#63 거리는 3.5mm, #73~#83 거리는 2.2mm 증가하였다. #12, #22의 맹출공간을 확보해 전치의 총생을 개선하였다. #16~#26 거리는 3.0mm, #36~#46 거리는 2.3mm 증가하였다.

증례 3: #12, #22 맹출공간 부족, 하악 전치부 총생

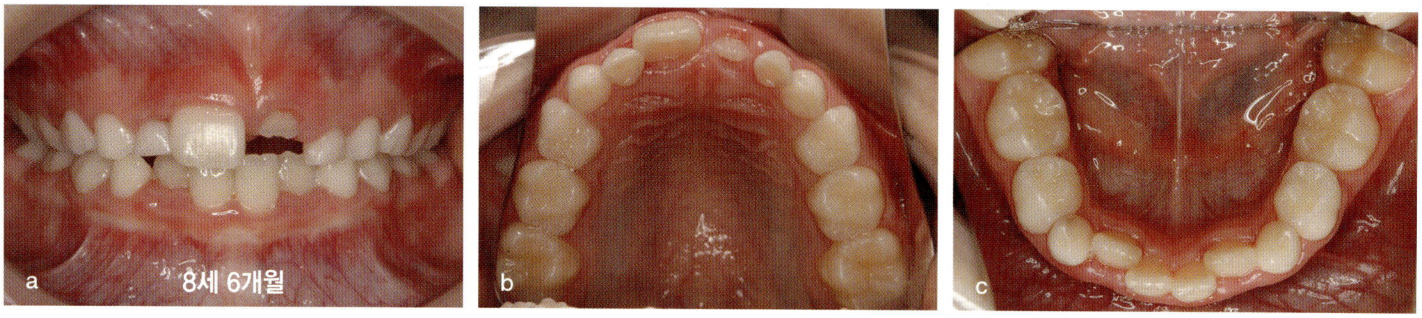

그림 12. 초진 상태. #53~#63, #73~#83 거리가 부족하고 하악 전치부에 총생이 관찰된다.

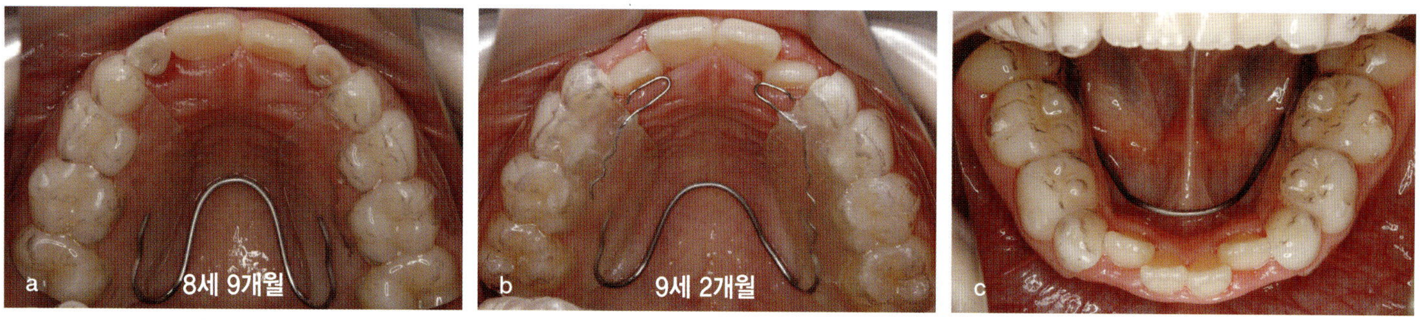

그림 13. 상·하악 CLEA를 사용해 #53~#63, #73~#83 거리를 확대하였다. 치료 중에 #12, #22가 구개측에 맹출되어스프링을 추가해 순측으로 이동시켰다(b).

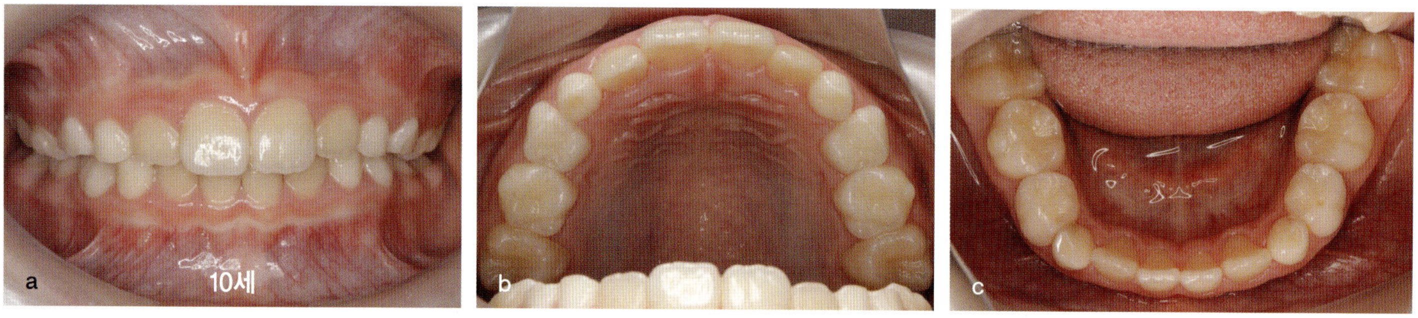

그림 14. 치료 개시 1년 3개월 후 #53~#63 거리는 5.9mm, #73~#83 거리는 3.7mm 증가하고 전치부가 거의 배열되었다. #16~#26 거리는 4.9mm, #36~#46 거리는 1.7mm 증가하였다.

결론

혼합치열기에 CLEA를 적용하면 취침 중에 사용해도 충분한 확대효과를 기대할 수 있으므로 환자의 일상에 지장을 주지 않고 협조를 구하기도 쉽다. 간편하고 적응 범위가 넓어 교합유도에 적합한 장치라고 생각한다. 특히 혼합치열 전기의 유견치 간 거리가 부족한 증례에 효과적이다. 성장발육기에 교합간섭이 존재하면 악기능장애를 유발하고 골격적 비대칭성 교합을 초래한다고 알려져 있다. 전치의 위치이상과 협착치열에서 유래하는 교합간섭을 배제하고 교합이상의 악화를 방지하는 의의는 크다[3,4].

그러나 교합유도만으로 영구치열의 안정적인 교합을 확립할 수 없다[1]. 아쉽게도 치열을 확대배열했지만 총생이 치료 전보다 더 심해진 증례, 상·하악전돌이 되어 심미적인 문제를 남기는 증례, 사춘기성 성장으로 골격적 문제가 심각해진 증례 등을 경험하였다. 이런 경험을 통해, 확대치료해 혼합치열기의 문제를 해결해도 교정치료나 편의상 발치를 피할 수 없다는 것을 깨달았다. 교합유도도 교정치료의 일환임을 명심하고, 치료 전에 치아 폭경에서 미래의 치열을 예측하고, 골격·기능검사와 진단하에 거시적인 치료계획을 수립하고, 경과를 주시하면서 수정하고 진행하는 자세가 필요하다.

그리고 치료 후에도 경과를 관찰하고, 사춘기 성장이 멈추었을 때 재평가하고, 치료에 들어가기 전에 치열·교합을 확립하기 위한 본격적인 교정치료의 가능성을 보호자에게 설명한 후 양해를 구하고, 성인기에 이르기까지 책임을 지겠다는 각오로 임해야 한다.

6

참고문헌

1）関崎和夫：GP のための咬合誘導　効果的な歯列拡大と床矯正の限界. 81, 90, 206, クインテッセンス出版, 東京, 2014.

2）高橋喜見子：小児期の咬合治療を見直そう　混合歯列期に有効な側方拡大装置“CLEA”. ザ・クインテッセンス, 33 (6)：132-140, 2014.

3）高橋喜見子：臼歯部交叉咬合の早期治療について　乳歯列期から目指す永久歯列期正常咬合への道. 日本歯科評論, 72 (10)：113-121, 2012.

4）Pirttiniemi PM：Associations of mandibular and facial asymmetries - a review. Am J Orthod Dentofacial Orthop, 106 (2)：191-200, 1994.

제7장 Lip Bumper와 Greenfield Molar Distalizer(GMD)

스기노 미치다카(杉野道崇)

Lip Bumper와 Greenfield Molar Distalizer(GMD)

Lip bumper와 GMD는 Greenfield가 개발한 CAD(Coordinated Arch Development®) 테크닉[1]에서 최초 단계에 사용하는 장치이다(그림 1). 이때의 목적은 'arch development'인데, 이것은 구강주위근을 훈련해 구치를 협측과 원심으로 동시에 이동시키고, 악안면치열의 성장발육을 이용하면서 상·하 치열궁과 조화를 맞춰 앵글 1급으로 교합을 유도한다.

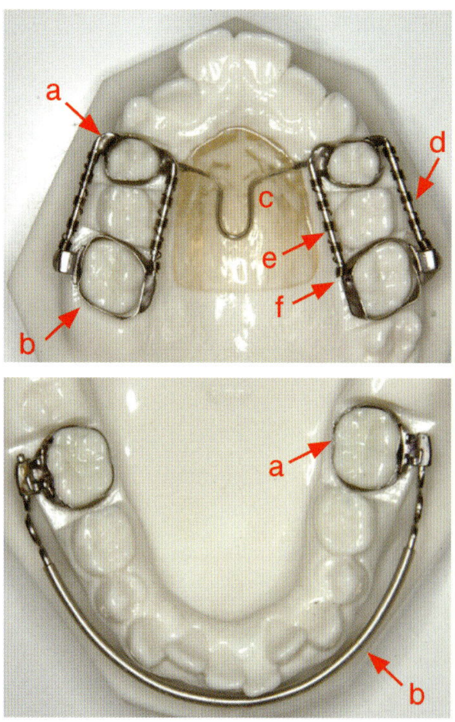

GMD의 구성
a. 제1소구치: 금속 밴드
b. 제1대구치: 금속 밴드
헤드기어를 병용할 때는 헤드기어 튜브가 있는 브라켓을 납착한다.
c. Nance button: 레진버튼, .045″ 강선(주호선)
d. 협측 피스톤: .036″ 튜브, .030″ 강선
e. 설측 피스톤: .036″ 튜브, .030″ 강선
f. .055″ Sentalloy Open Coil

Lip bumper의 구성
a. 제1대구치: 금속 밴드
Lip bumper tube가 있는 브라켓을 납착한다.
b. .045″ SS 강선

그림 1. 하악 lip bumper와 상악 제1대구치의 원심이동장치인 Greenfield Molar Distalizer(GMD).

Lip bumper는 입술 압력을 이용해 구치를 이동하는 장치로 오래전부터 알려져 왔다[2,3]. CAD 테크닉의 arch development는 보통 하악에 lip bumper를 사용하고 상악은 lip bumper를 palatal bar나 Hyrax type의 확대장치('제5장의 급속상악확대장치' 참조)와 병용한다(그림 2, 3).

GMD는 Greenfield가 고안한 장치이고, 1995년에 'Fixed Piston Appliance for Rapid Class Ⅱ Correction'[4]으로 소개된 상악 제1대구치의 고정성 원심이동장치이다.

Arch development: Lip bumper와 palatal bar의 적응증

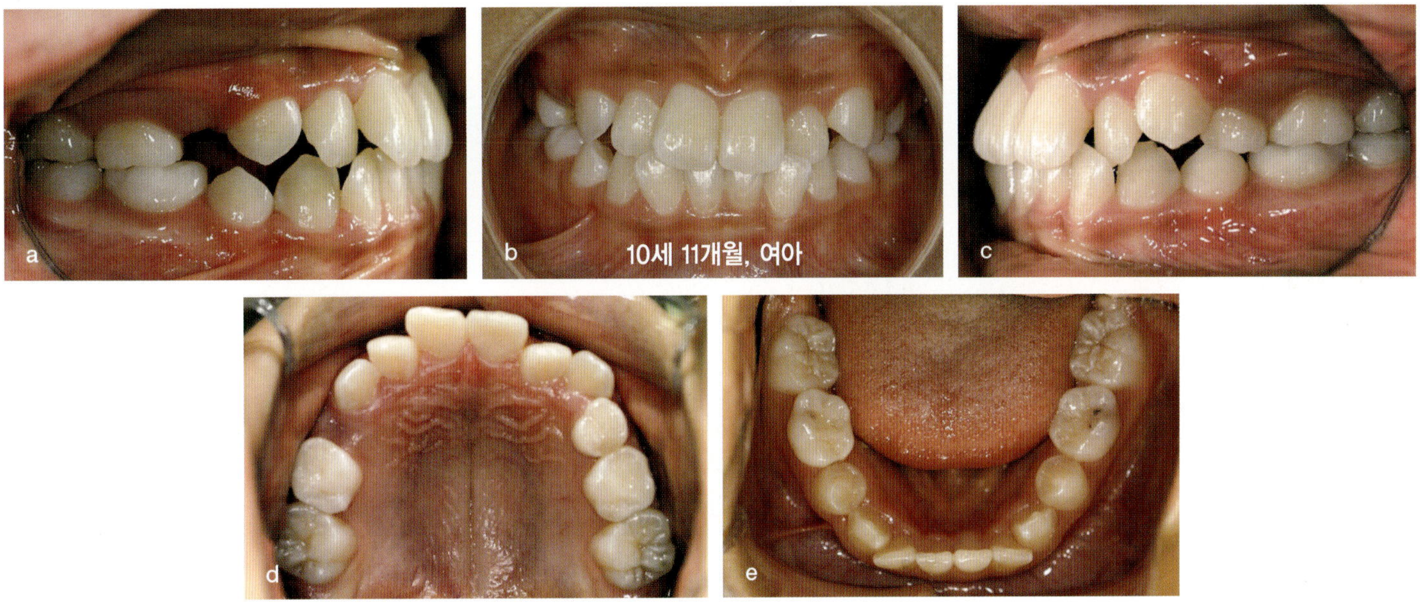

그림 2. 앵글 2급을 보이는 총생 증례. 좌·우 상악 제1대구치의 근심회전과 하악 제1대구치의 설측 및 근심 경사가 관찰된다. 전치부에서 총생과 정중의 불일치를 확인할 수 있다.

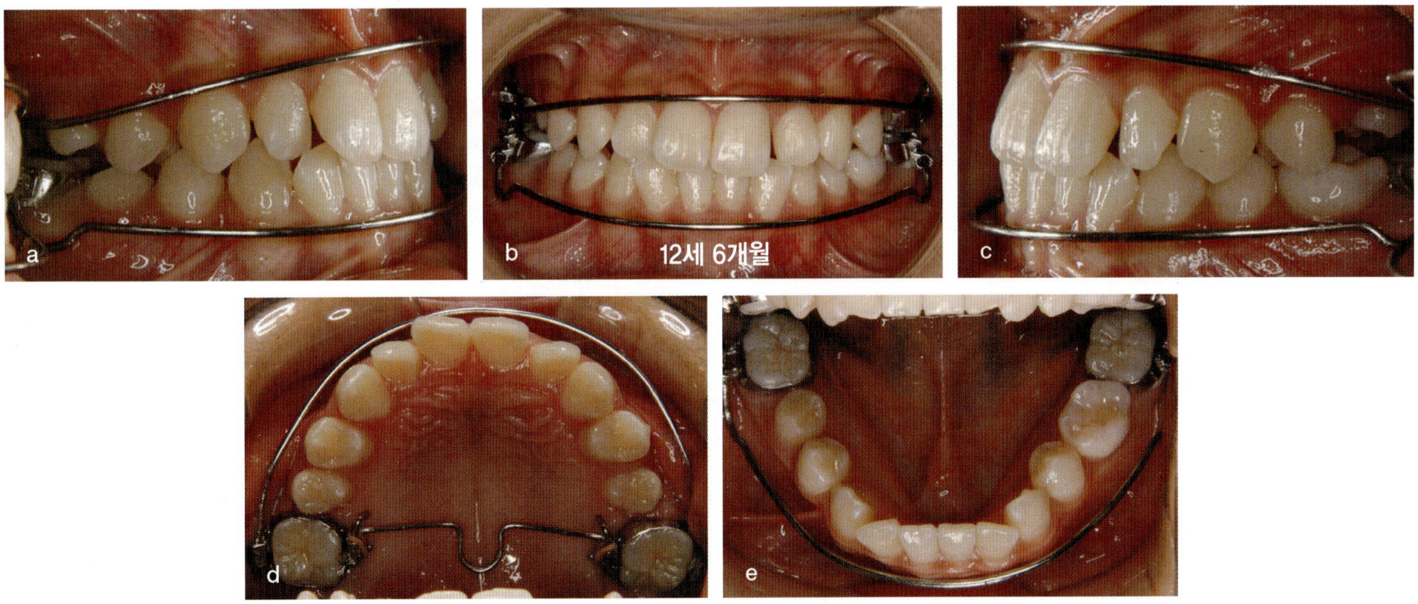

그림 3. 상악은 lip bumper와 palatal bar, 하악은 lip bumper를 사용해서, arch development시켜 앵글 1급을 완성. 그 후에는 multi-bracket technique으로 치료를 마무리하였다. 제1대구치를 바로 세우고 치간 수평섬유가 작용해 전치부 총생이 완화되었다.

적응증

Lip bumper는 혼합치열 후기부터 영구치열기까지 제1대구치 근심 및 설측 경사가 관찰되는 부정교합에 적용할 수 있다. 하악의 lip bumper는 높이를 조절해 전치부와 구치부에 미치는 효과를 조절할 수 있고 부정교합의 종류와 턱의 상태를 고려해 선택할 필요가 있다(표 1).

GMD는 혼합치열기 후기부터 영구치열기까지 상악 제1대구치의 원심이동에 효과적이다(그림 4).

표 1. 하악의 lip bumper 높이와 전치부 · 구치부에 미치는 효과

	레벨 1	레벨 2	레벨 3
Lip bumper의 높이	치경부 상방에 배치한다. 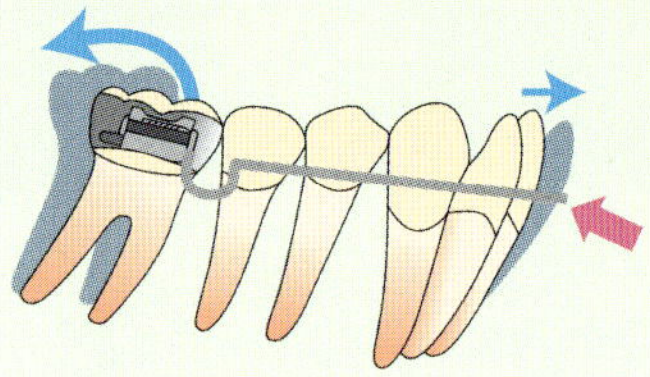	치경부보다 1.5~2mm 아래에 배치한다. 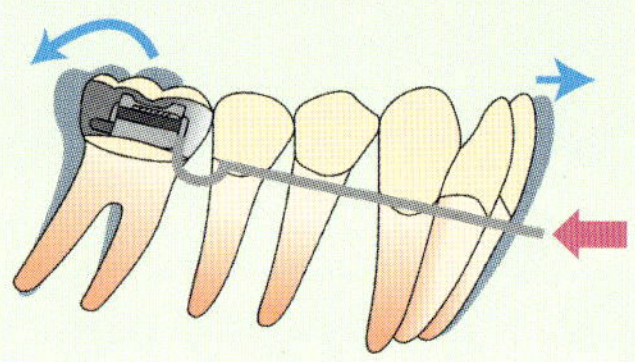	구강전정 깊은 곳에 배치한다. 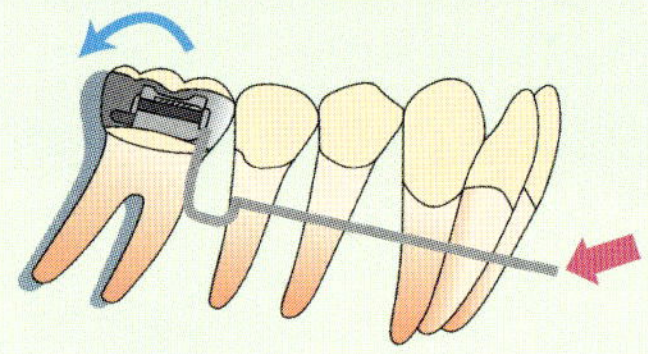
입술 압력이 작용하는 방향	아래에서 위로 작용	거의 수평으로 작용	위에서 아래로 작용
대구치에 미치는 효과	원심 uprighting이 가장 크고 정출을 동반한다.	정출이 적고 원심으로 uprighting 한다.	압하를 기대할 수 있다. 대구치의 원심 uprighting이 가장 적다.
전치에 미치는 효과	순측경사한다.	다소 순측경사한다.	거의 변화가 없다.
적응증	Low angle의 과개교합에 유리하다.	대부분의 부정교합에 사용한다.	High angle의 개교 증례에 효과적이다.

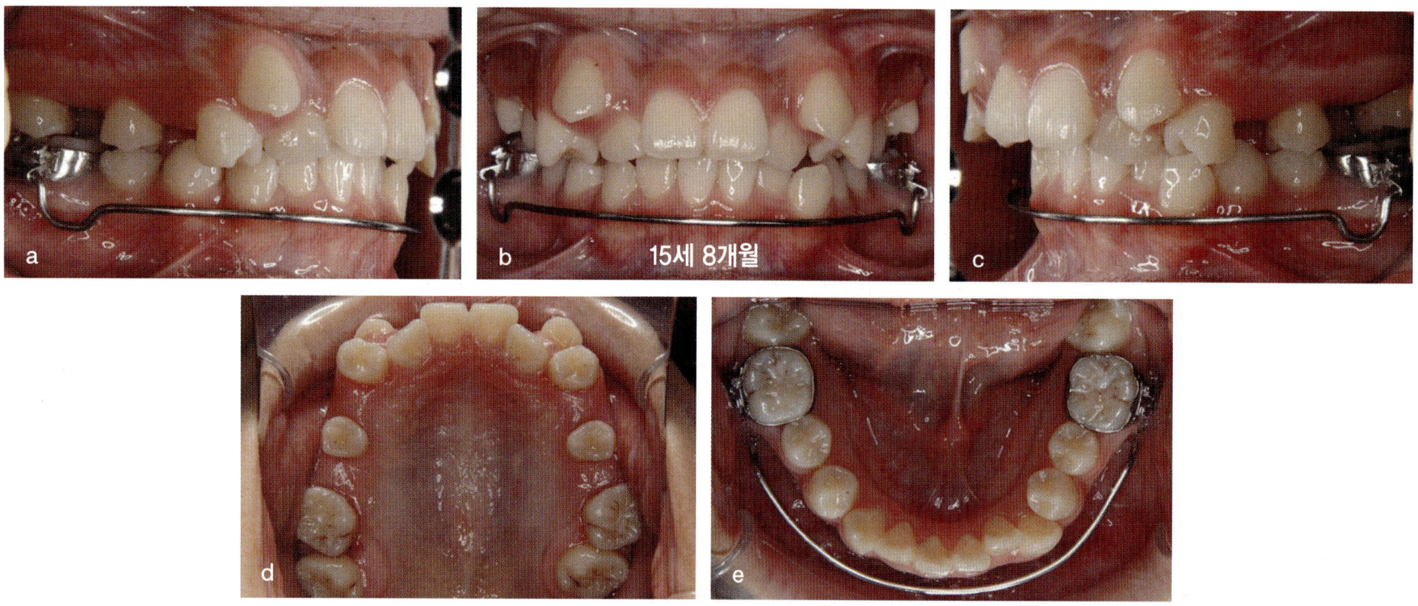

그림 4. 상악은 GMD, 하악은 lip bumper를 사용해 arch development시켜 앵글 1급을 달성(GMD 철거 상태). 증례 2의 arch development 시 치료경과.

Lip bumper의 제작·조정 방법

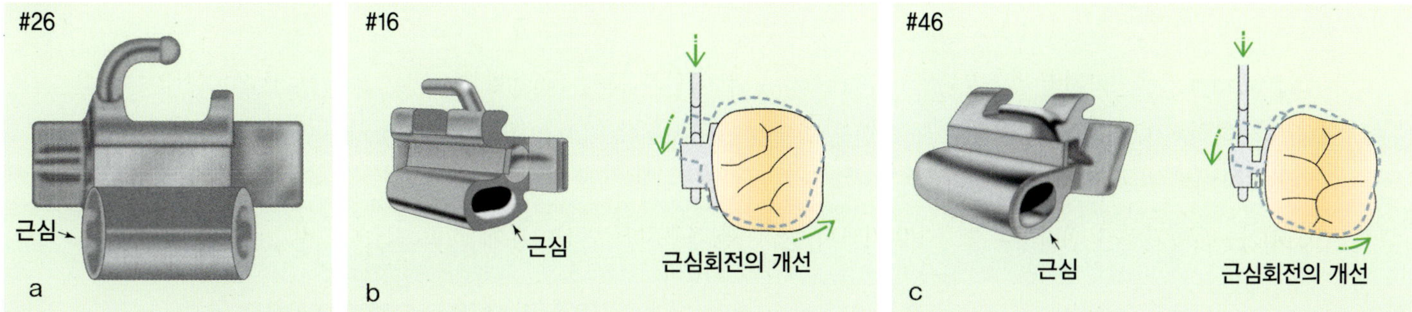

그림 5. Lip bumper에 사용하는 제1대구치의 buccal bracket tube와 lip bumper tube. **a,** Dentsply Sankin사의 상악 buccal tube. 근심부 삽입구가 슬로프 상태이고 강선이 들어가기 쉬운 구조로 되어 있다. **b,** TP Orthodontics사의 상악 triple convertible rotation tube. 근심의 개구부는 협설적으로 타원형, 원심부의 개구부는 원형이고, 원심으로 회전하기 쉬운 구조로 되어 있다. **c,** TP Orthodontics사의 하악 combination convertible lip bumper tube. 근심의 개구부는 협설적으로 타원형, 원심부의 개구부는 원형이고, 원심으로 회전하기 쉬운 구조로 되어 있다.

장치의 제작·조정 방법

Lip bumper 제작에 필요한 재료와 기구를 그림 6a에 소개한다.

① Lip bumper tube(그림 5)를 납착한 밴드를 제1대구치에 합착하고, 시트왁스를 사용해 치열궁의 압흔을 채득한다. 시트왁스에 치열 전체의 교합면과 제1대구치의 lip bumper tube가 표시되어야 한다.

② 표시된 치열궁의 압흔을 이용해 lip bumper를 제작한다. 먼저 .045″ SS 강선을 호선 터렛의 손잡이 부분과 손가락으로 자연스럽게 구부린다(그림 6b).

③ 표시된 lip bumper tube의 근심구에서 1cm 되는 곳에 표시를 남기고 플라이어로 루프를 구부린다. Lip bumper의 높이를 고려해 루프의 높이를 결정한다.

④ 루프를 구부린 후 여분의 강선을 잘라내고 구강 내에 시적한다. 강선 길이는 장착할 때 튜브에서 강선 끝이 2mm 정도 나오도록 한다.

⑤ 구강 내에 장착할 때 전치부에서 1mm, 측방치부에서 4mm 떨어뜨려 마무리한다. 4~6주 주기로 조정한다. 제1대구치를 바로 세우고 lip bumper의 전방부가 상방에 위치하면서 치은과 접촉하도록 한다. 따라서 치열 전체에 대해 적절한 위치가 되도록 루프를 이용해 형태와 높이를 조정한다. 제1대구치의 uprighting과 회전도 조절한다(그림 6c). Lip bumper는 GMD를 장착한 상악을 제외하고 arch development를 달성하기 위해 24시간 사용이 원칙이고, 그 후에도 지속적으로 근육을 훈련시키기 위해서는 가급적 장시간 장착이 바람직하다(그림 6d).

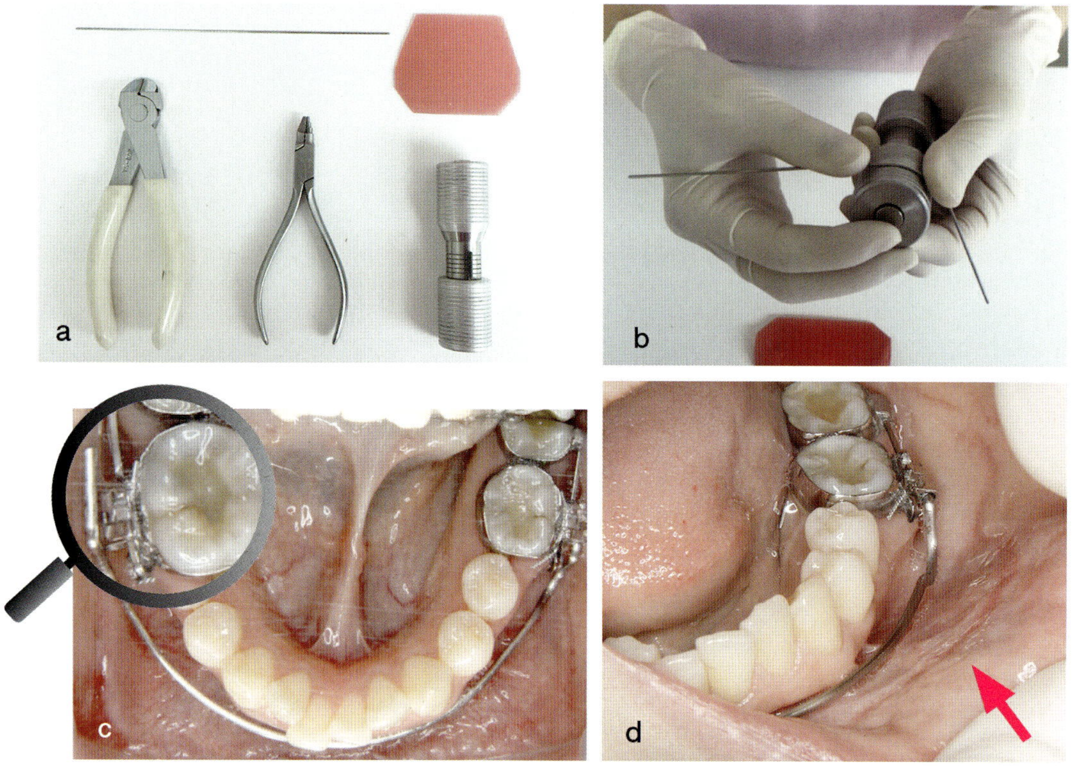

그림 6. Lip bumper의 제작·조정 방법. **a,** Lip bumper 제작에 필요한 재료와 플라이어. .045″ SS straight wire(Ortho Dentaurum, 품번 100-045), 시트왁스, 하드커터, 영플라이어, 호선 터렛. **b.** 호선 터렛의 손잡이 부분과 손가락으로 lip bumper의 개략적인 형태를 자연스럽게 구부린다. **c,** 구강 내에 장착한 lip bumper와 조정 방법. 제1대구치를 바로 세우려면 lip bumper는 한쪽 튜브에 장착하고 다른 한쪽은 강선이 튜브의 바깥쪽을 따르도록 협설적으로 조정한다. 근·원심적으로 루프의 원심부가 튜브의 개구부에 일치하거나 약 1mm 원심에 위치하도록 조정한다. 그림에서는 lip bumper를 좌측 튜브에 장착하고 우측에서 activation의 세기를 확인한다. **d,** Lip bumper 효과의 임상 지표. Lip bumper가 효과적으로 작용하면 구강전정부 점막에서 협점막에 걸쳐 충혈대가 확인된다.

GMD는 피스톤과 Nance button으로 구성되고 지대치는 보통 좌·우 제1소구치와 제1대구치로 정한다. 피스톤부는 .036″ 튜브와 .030″ 강선으로 이루어지는데, 협설측에 1개씩 설정하고 .055″ Sentalloy open coil spring이 들어 있다. .045″ 강선으로 좌·우 제1소구치 밴드에 Nance button을 납착한다.

제작에 앞서 지대치에 밴드를 시적한 작업용 모형이 필요하다(그림 7b). 작업용 모형은 4개의 밴드가 거의 평행하게 위치하고 높이도 같게 한다. 치과기공소에 Nance button의 높이와 위치, 피스톤의 방향을 지시한다(그림 7c).

GMD는 기본적으로 TP Orthodontics사의 Crimpable Spacer(2mm)를 2개월에 1회 삽입해 코일을 활성화한다. 다만 치아의 이동 상태에 따라 코일의 활성화가 달라지므로 구강 상황을 보고 스페이서의 삽입 부위를 결정한다(그림 7e). GMD에서는 상악 제1대구치의 원심 및 협측 이동을 동시에 그것도 치체이동을 통해 달성할 수 있다(그림 7f).

GMD의 제작·조정 방법

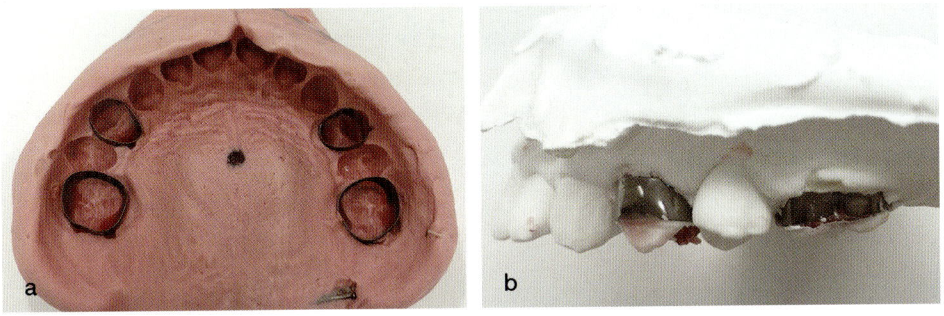

그림 7. GMD의 제작·조정 방법. **a,** 지대치에 밴드를 시적한 상태에서 채득한 픽업 인상. 밴드의 재위치에는 몇 가지 방법이 있는데 이번에는 파라핀왁스를 사용해 복위한다. **b,** 작업용 모형의 측면. 소구치와 대구치의 밴드 높이가 같고 거의 평행하게 장착되었다.

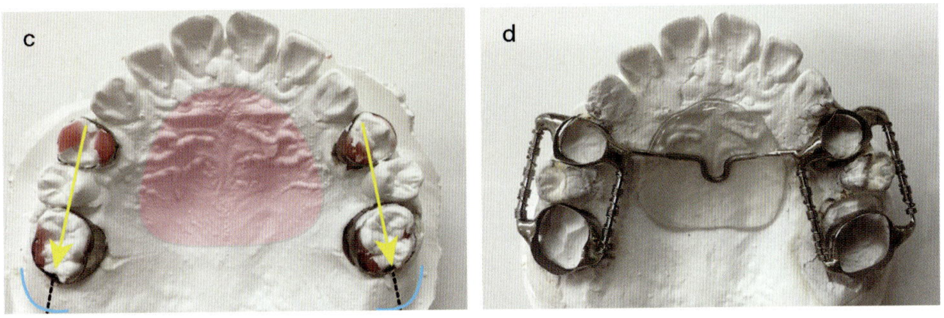

c, GMD 제작에 필요한 작업용 모형. Nance button은 전방에서 유리치은과 절치유두를 피해 치은연에서 4mm되는 곳에 설치하고, 후방은 제1대구치 중앙 부근까지로 정한다. 피스톤의 방향은 제1대구치의 원심 이동 방향이 되므로 수평면에서는 해면골이 풍부한 방향이 되도록 설정하고 모형상에 표시한다(검은 선). 시상면에서는 교합평면에 평행하게 설치한다. **d,** GMD 완성.

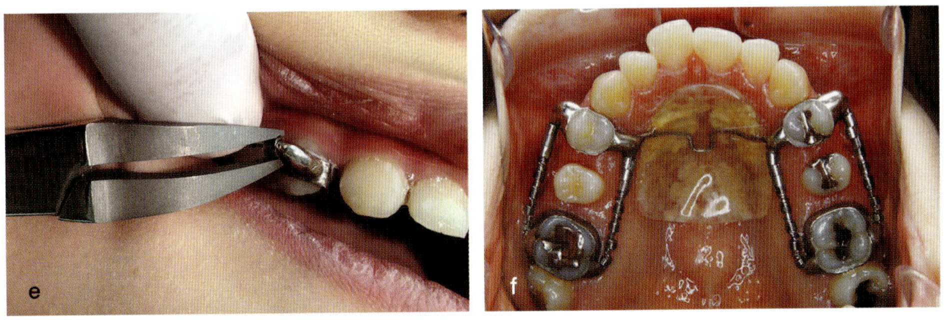

e, Lingual arch plier(Dentronics, 품번 260)를 사용해 구강 내에서 TP Orthodontics사 Crimpable spacer를 삽입해 코일을 활성화시킨다. **f,** 구강 내에 장착한 GMD. 각각의 피스톤에 3개의 스페이서가 삽입되어 좌·우 제1대구치가 원심으로 치체이동한다.

증례

GMD와 lip bumper를 사용해 악안면의 성장발육을 유도하면서 arch development시켜 구치관계를 앵글 1급으로 유도한 후 multi-bracket technique으로 마무리 치료한 증례를 소개한다.

증례 1: FMA 31.0°, 턱의 과긴장을 동반하는 총생

상악은 V자형 치열궁과 근심으로 회전한 제1대구치가 있고, 하악에는 설측과 근심으로 경사진 구치가 있다. 전치부는 가벼운 총생이 있고 측모에서 하악의 후퇴감과 턱의 과긴장을 확인할 수 있다.

진단: 우측 앵글 1급, 좌측 앵글 2급 총생

치료전략: Arch development를 진행하면서 상·하악 치열궁을 코디네이트하고, 앵글 1급의 획득과 총생의 개선이라는 목표를 세웠다.

치료결과: 근육을 훈련시켜 새로운 중립대를 만들고 측모와 턱의 긴장을 개선하였다.

증례 2: ANB 7.5°, 앵글 2급, 현저한 총생을 동반하는 골격성 상악전돌증

상악은 견치 2개 분량, 하악은 9mm의 공간이 부족하다. 구치관계는 앵글 2급이고 ANB 7.5°인 골격성 상악전돌증이다.

진단: 총생을 동반하는 앵글 2급의 골격성 상악전돌

치료전략: GMD와 lip bumper를 사용해 arch development 하면서 턱의 성장발육과 치료결과를 평가한다. 그 후 전치를 배열한다.

치료결과: ANB 7.5°에서 5°로 변화. 하악 전치로 상·하악의 전·후방적 부조화를 어느 정도 보상했지만 측모는 그대로이다.

장치 사용 시, 치료 시 주의사항

Lip bumper는 특히 하악 제2대구치가 맹출되기 전에 장착하는 경우 주의가 필요하다. 악골 내에 제2대구치의 위치가 낮으면 제2대구치를 매복시킬 가능성이 있다. 이때 제2대구치의 위치만이 아니라 제1대구치의 치관 원심 풍융부 형태와 제2대구치의 맹출 방향에도 주의가 필요하다. 또한 구강주위근의 긴장이 강한 경우 lip bumper 장착 초기에 구강점막에 궤양이 발생하기도 한다. 궤양이 발생하면 내원하게 해 그 부위를 조정하거나 루프 높이를 조정해 재제작한다. 그래도 궤양이 계속되면 2~3일 철거하고 재장착을 반복하면서 서서히 근육을 훈련시킬 필요가 있다.

GMD의 소구치 지대치를 제1소구치로 할지 제2소구치로 할지는 anchorage의 세기에 따라 달라진다. 어떤 치아를 선택할지는 자연치 또는 실활치, 치축을 기준으로 결정한다. 특히 성인의 경우는 치주조직의 상태도 고려해야 한다.

증례 1: FMA 31.0°, 턱의 과긴장을 동반하는 총생 증례

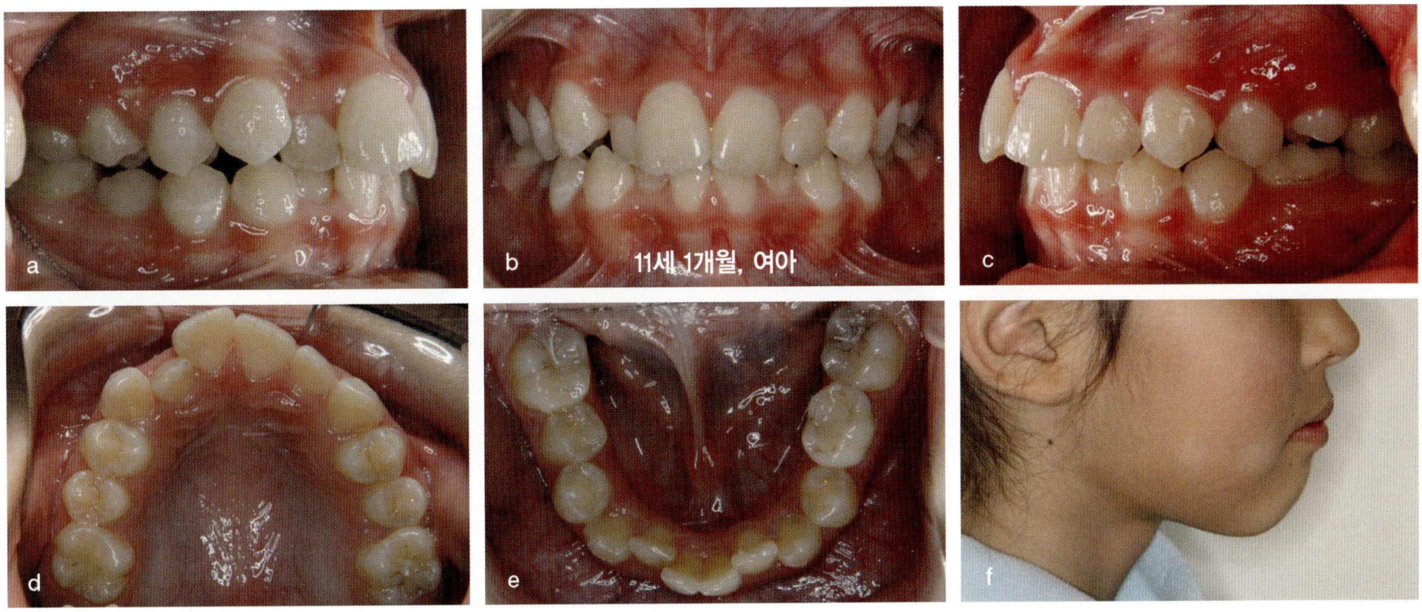

그림 8. 구치관계는 우측 앵글 1급, 좌측은 앵글 2급을 보이는 총생 증례.

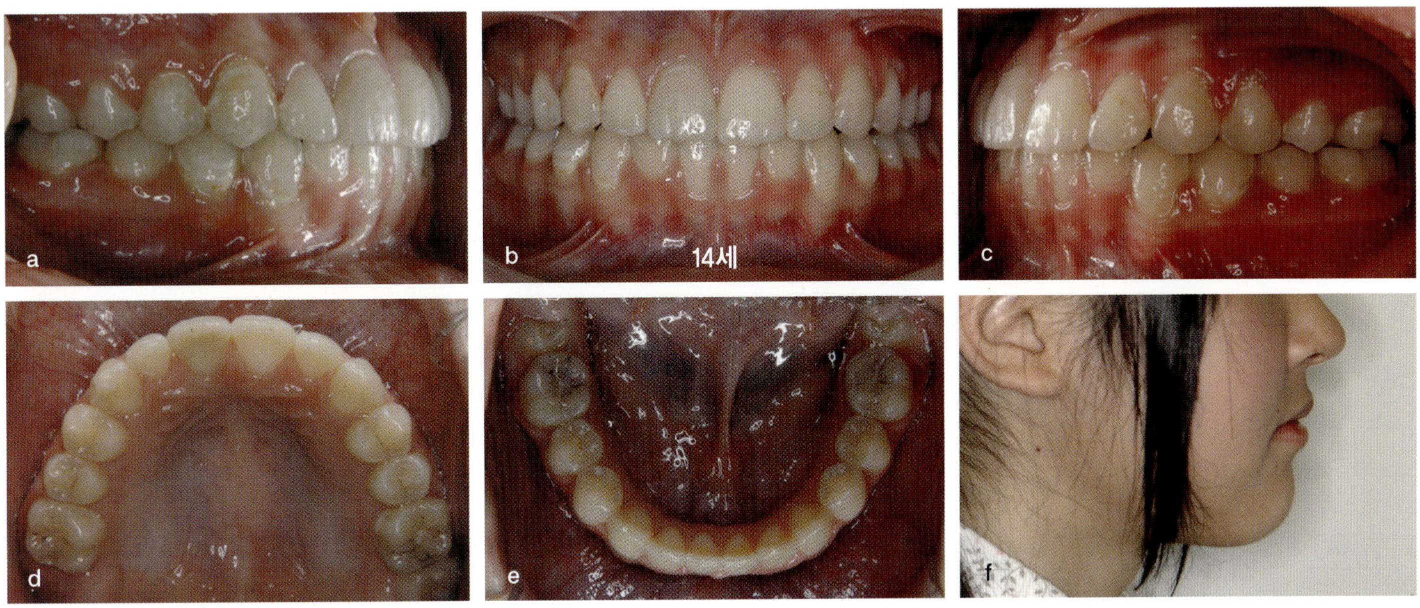

그림 9. 동적 치료 종료. 8개월의 arch development 후 multi-bracket을 사용해 치료하였다. 입술과 턱의 과긴장이 개선되었다.

증례 2: ANB 7.5°, 앵글 2급, 현저한 총생을 동반하는 골격성 상악전돌증

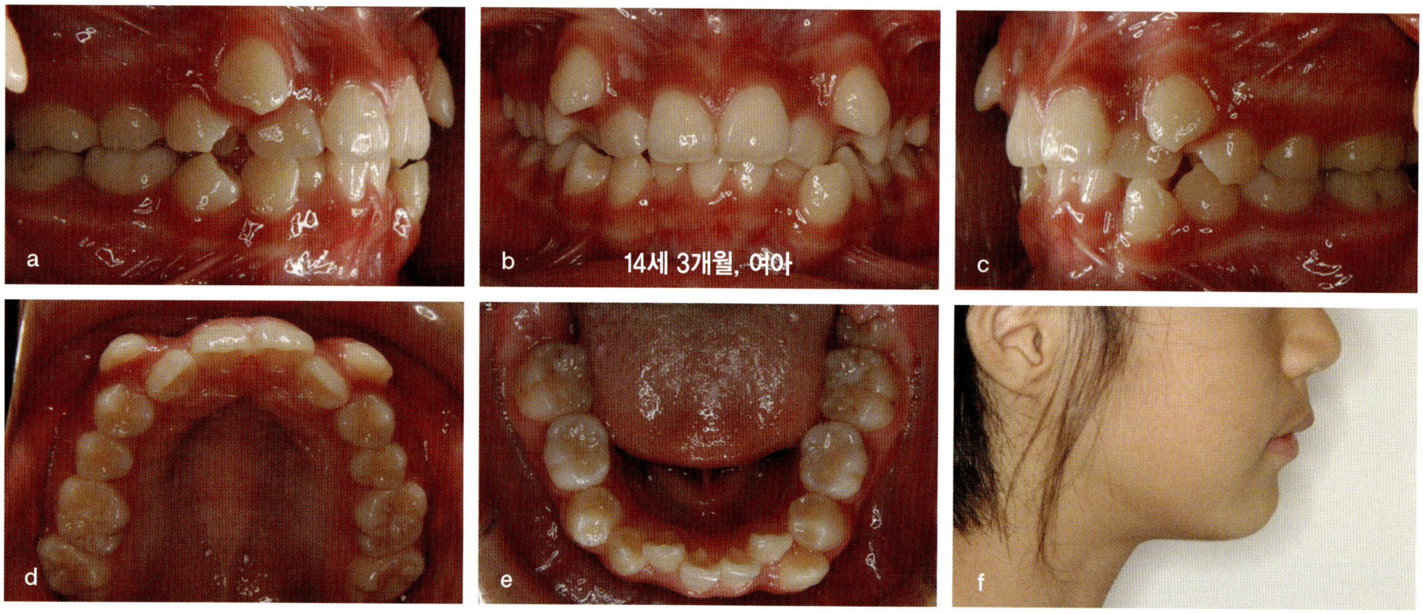

그림 10. 앵글 2급이고 현저한 총생을 동반하는 골격성 상악전돌증.

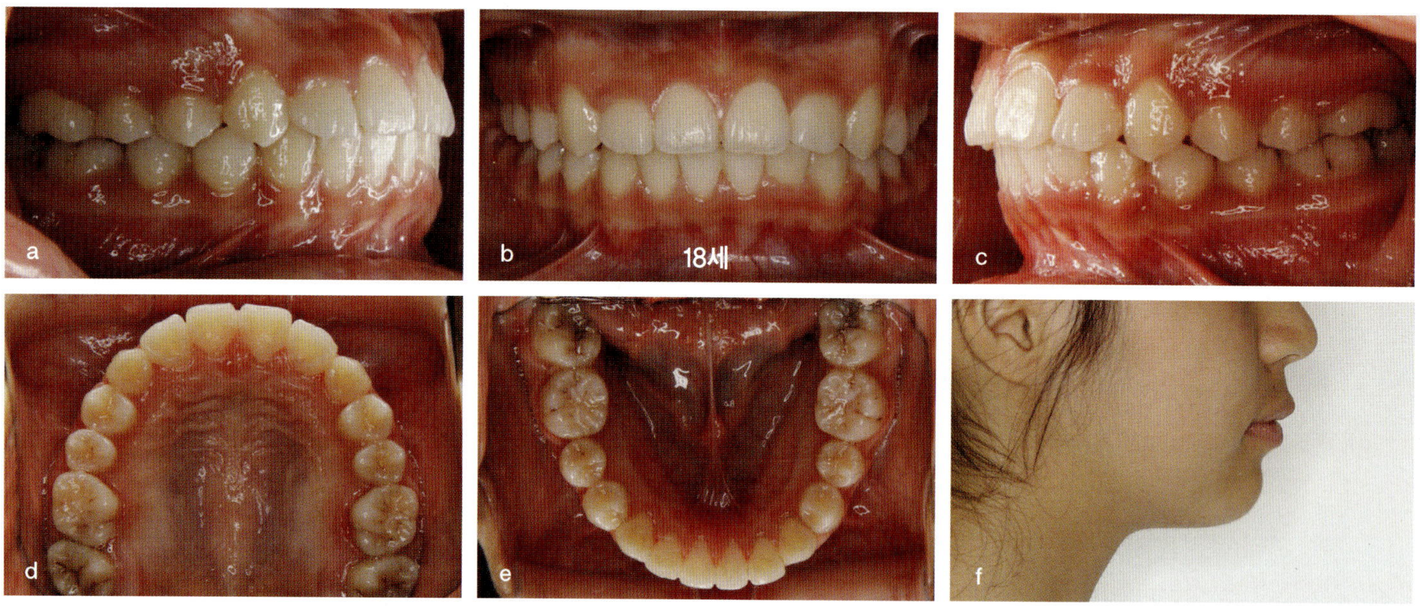

그림 11. 동적 치료 종료. 18개월의 arch development 후(그림 4 참조) multi-bracket을 사용해 치료하였다. 소구치를 발치하지 않고 동적 치료를 종료했는데 측모가 변하지 않았다.

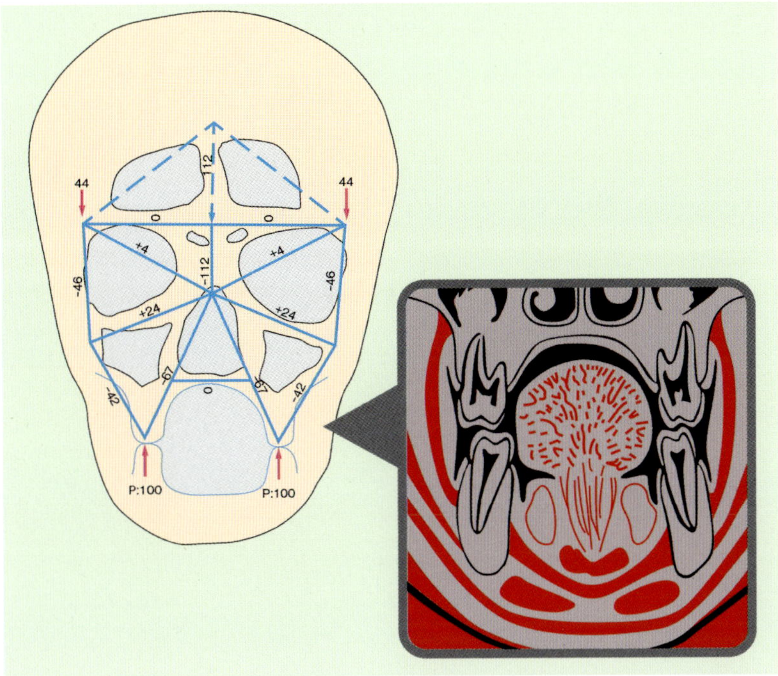

그림 12. 두개골 전두면에서 교합력 분산을 보여 주는 다이어그램[참고문헌 5)에서 인용]. 두개골은 교합력을 분산시키는 골소주(trabecula of bone) 구조를 갖는다(좌측 위). Arch development로 새로운 중립대를 만들고 그곳에 치열을 배열한다. 교합력이 가해지는 방향은 구치부에서 치아의 장축과 일치하고 두개골 전체의 해부학적 구조도 완충하기 좋은 방향으로 변화한다(우측 아래).

결론

Lip bumper와 GMD를 사용해 교합을 유도하려면 multi-bracket technique도 병행해야 한다. 그러나 처음에 악안면의 성장발육을 이용하면서 arch development를 진행하면 브라켓의 장착기간을 단축할 수 있고 편의상 발치의 필요성을 판단할 수 있다. 일반치과의가 교정치료를 진행하더라도 환자의 성장 변화와 치료 반응을 평가함으로써 예기치 못한 사태를 미연에 방지할 수 있으므로 안전한 치료법이다. 또한 치열궁이 성장하면 치료 후에 교합력이 가해지는 방향이 구치부의 치아 장축과 일치하고, 두개골 전체의 해부학적 구조도 완충하기 쉬운 방향으로 변화해 술후 장기안정을 기대할 수 있다(그림 12)[1,5].

교합을 앵글 1급으로 유도하는 대표적인 방법인 lip bumper와 GMD를 이용한 'arch development'를 소개했는데, 본래 목적은 근육을 훈련시키면서 치열을 새로운 중립대에 배열하는 것이다. 이런 원리에 기초해 편의상 발치를 줄일 수 있다면 일반 치과에서도 받아들이기 쉽지 않을까? 이 내용이 어린 환자에서 고령자까지 폭넓게 치료하고 환자의 '삶의 질' 향상을 위해 매진하는 분들의 임상에 도움이 되기를 희망한다.

참고문헌

1) Greenfield RL : Non Ex Factors : 98.5% Nonextraction Therapy using Coordinated Arch Development®. DaehanNarae Publishing, Inc., South Korea, 2010.
2) Renfroe EW : The factor of stabilization in anchorage. Am J Orthod, 42 : 883-897, 1956.
3) Garliner D : MYOFUNCTIONAL THERAPY. W. B. SAUNDERS COMPANY, Philadelphia, 1976.
4) Greenfield RL : Fixed Piston Appliance for Rapid Class II Correction. J Clin Orthod, 29 : 174-183, 1995.
5) Atkinson SR : Balance-the magic word. Am J Otrhodontics, 50 : 189-202, 1964.

제 8 장 Pendulum Appliance

오키토 도시히코(沖藤寿彦)·나카무라 다카시(中村 孝)

Pendulum Appliance란?

1992년에 Hilgers JJ가 발표한 상악 대구치를 원심이동시키는 장치이다(그림 1)[1,2]. 원심이동시킬 때 대구치가 구개측으로 이동하는 결점을 보완하기 위해 고정원인 Nance button부에 확대 스크류를 부착한 장치가 Pend-X이고, 이것으로 상악 치열의 측방확대가 가능해졌다(그림 2~5). 이 장치는 총생의 해소와 앵글 2급의 관계를 시정할 수 있지만 단독으로 부정교합을 치료할 수 없어 multi-bracket appliance를 병용한다.

◀장점▶

1. 소구치 발치로 이행하는 증례가 감소한다.
2. 구강 내 고정장치이므로 헤드기어(악외견인장치) 처럼 환자와 가족의 협조가 필요 없고, 도움을 기대할 수 없는 경우에도 대구치 원심이동이 가능하다.
3. 상악의 측방확대와 대구치의 원심이동을 동시에 진행하므로 측방 또는 원심이동밖에 할 수 없는 장치보다 확대기간을 단축할 수 있다.

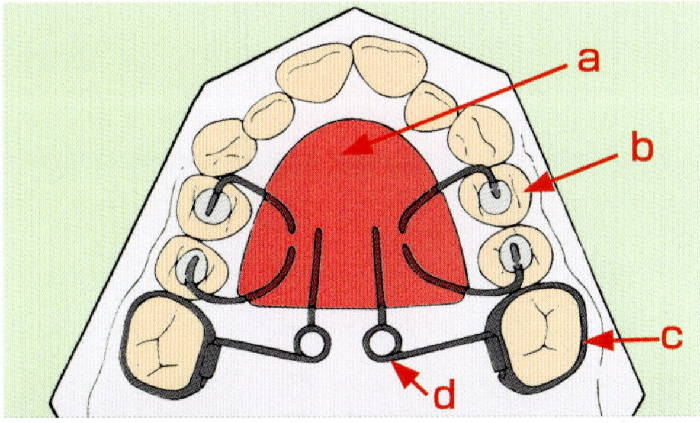

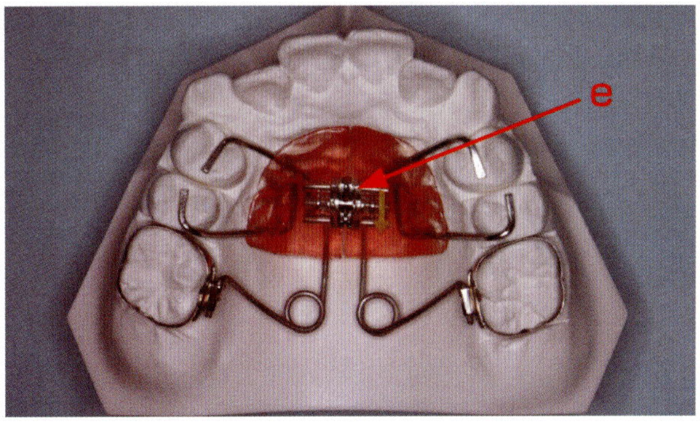

그림 1. 위, Pendulum[참고문헌 2)에서 인용·수정]. 아래, Pend-X: 확대 스크류가 있는 pendulum. a: Nance button, b: 소구치부(교합면 레스트), c: Lingual sheath를 붙인 유지밴드, d: 탄력선(Helical loop가 있는 TMA wire), e: 확대 스크류.

Pendulum appliance

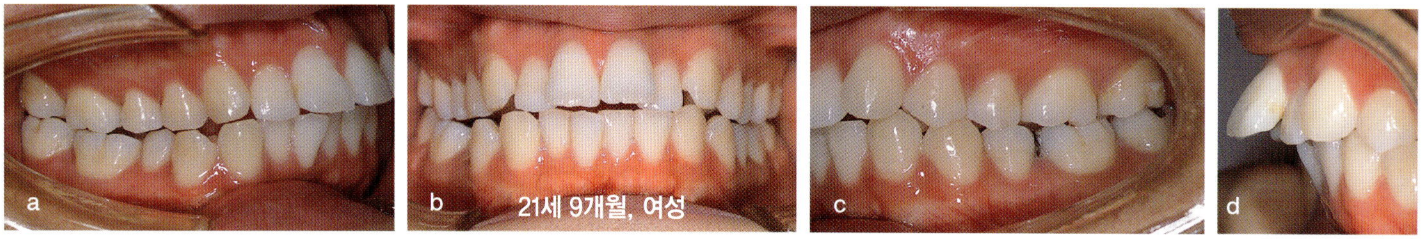

그림 2. 초진 상태. 튀어나온 치아와 불규칙한 치아배열을 호소하며 내원하였다. 수평피개 11.0mm, 수직피개 0.5mm.

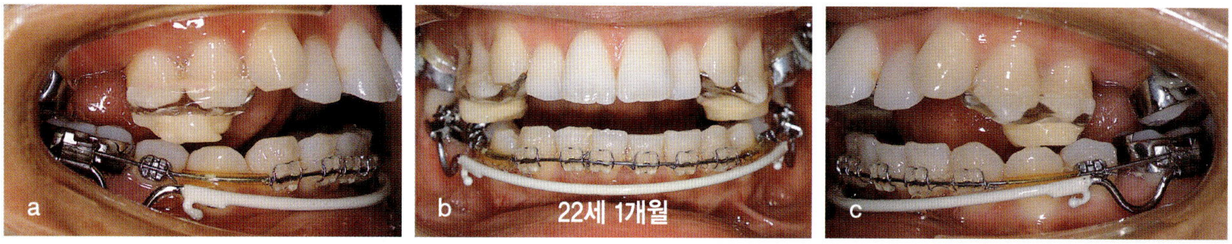

그림 3. Pendulum appliance로 상악 대구치부를 원심이동(5개월간). 그동안 하악을 lip bumper로 측방확대하고 multi-bracket appliance로 레벨링 하였다. 대구치가 교합하지 않도록 레진부를 조금씩 조정한다.

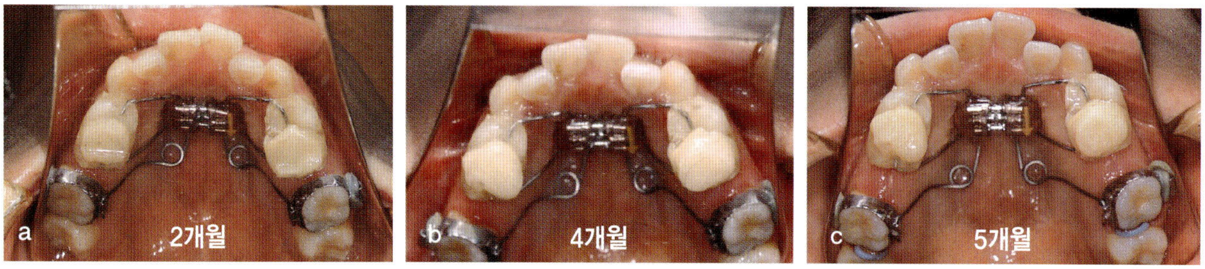

그림 4. Pendulum appliance로 치열 이동. Pendulum appliance를 제거한 후 재발을 방지하기 위해 #17, #27에 transpalatal arch를 장착하는데, 장착 공간을 확보하기 위해 치간분리용 고무를 사용한다(c).

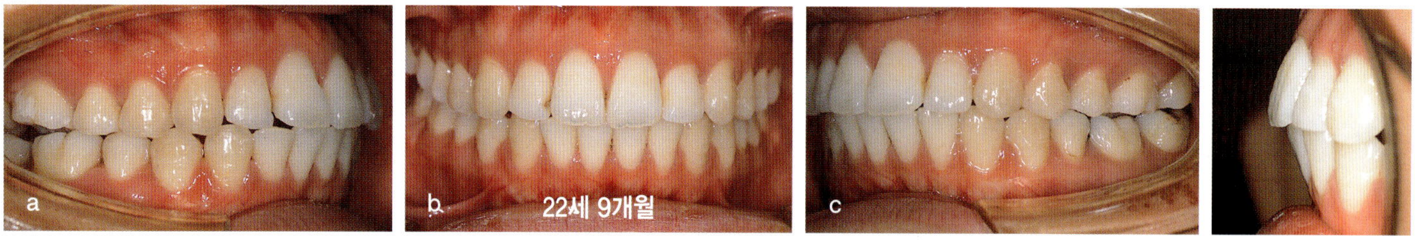

그림 5. 하악에 각형 강선을 넣고 하악을 고정원으로 #15~#25의 총생을 해소하면서 원심으로 이동시켰다. 조정하고 동적 치료기간 1년만에 치료를 종료하였다. 수평피개 2.0mm, 수직피개 1.0mm.

Pendulum appliance의 적응증

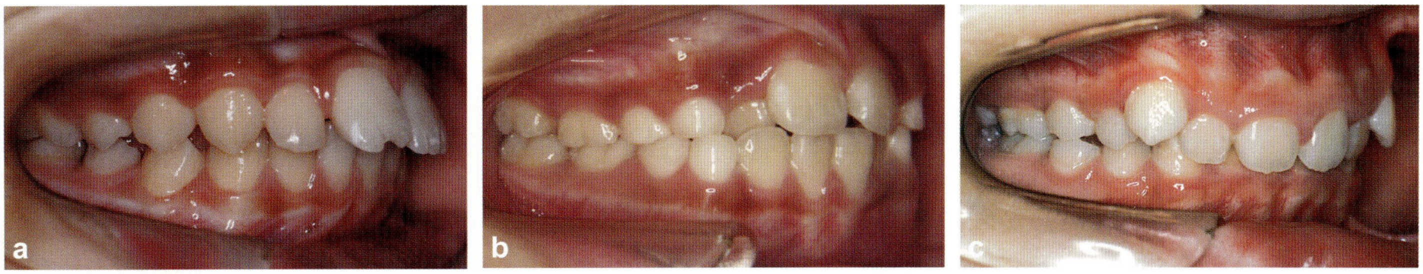

그림 6. a, 앵글 2급.
그림 6. b, 총생.
그림 6. c, 과개교합.

◀단점▶

1. 구개에 장착하는 다른 교정장치처럼 위화감이 크고 식사, 발음이 어렵다.
2. 고정성이고 레진제 Nance button이 있어 청소가 힘들고 구개연조직에 발적·종창이 잘 생긴다.
3. 대구치가 교합하면 치아이동이 지연되거나 반작용으로 상악 전치가 순측으로 쉽게 이동한다.
4. 쉽게 재발한다.

적응증: 앵글 2급, 총생, 과개교합(그림 6)
금기증: 코로 호흡할 수 없는 환자, high angle case(하악하연평면이 크게 열린 증례), 개교, 하악전돌증
주의사항: 환자의 성장 단계에 따라 사용법, 주의사항이 달라진다(기본적으로 원심이동 더하기 원심경사이동이다).

1. **혼합치열기:** 유구치의 조기상실로 근심이동한 제1대구치를 본래 위치로 돌리기 위해 space regainer로 사용한다. 총생에 사용할 때는 제2대구치의 맹출을 방해하지 않도록 모형에 hamular notch의 위치, 파노라마 방사선사진과 측두방사선사진을 참고한다[5].
2. **사춘기 성장기:** 영구치열의 측방확대와 하악의 전방성장 확률을 높인다. 상악 제2대구치가 맹출한 후에 사용하면 좋다.
3. **성장 종료기:** 20세 이후는 원심이동이 주목적이다.

ON type pendulum appliance

ON(Okitoh–Nakamura) type pendulum appliance는 전치 순측경사나 원심이동을 방해하는 원인이 되는 대구치의 교합력을 억제하기 위해 좌·우 소구치부 교합면을 각각 레진으로 거상해 temporary crown처럼 덮고, 대구치부가 물리지 않도록 오키토와 나카무라가 개량한 pendulum appliance이다(그림 8)[6]. 이를 통해 원심이동이 더 확실해지고 이동량도 증가해 단기간에 목표하는 이동량을 얻을 수 있다. Lingual sheath에 경사를 주면 치체이동도 가능하지만 이동량이 적고 장착기간이 긴 단점이 있다.

8

Pendulum appliance 제작법[3]과 TMA wire의 활성화

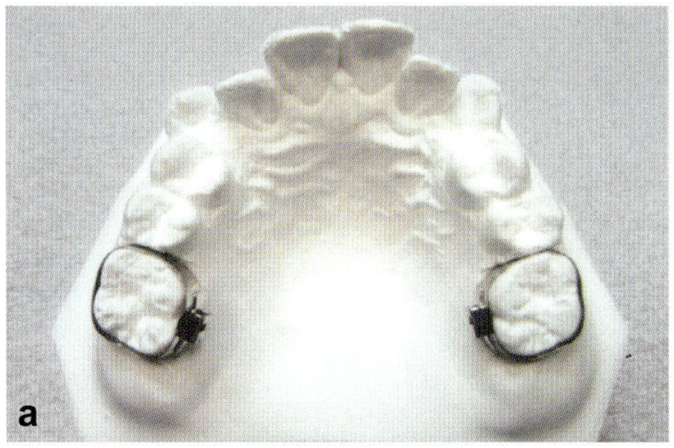

그림 7. **a,** 제1대구치의 밴드 설측에 lingual sheath를 납착한다.

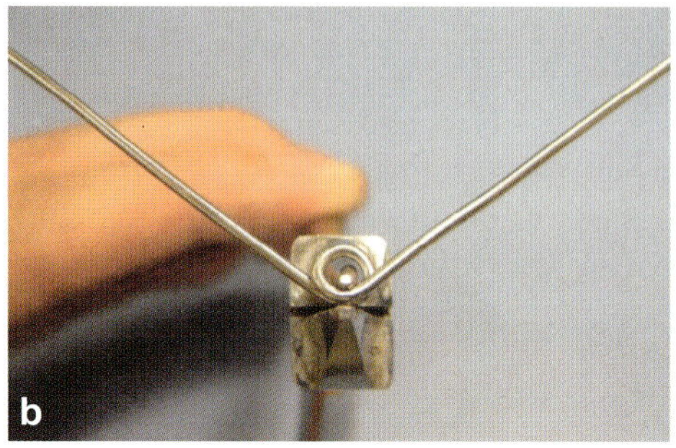

그림 7. **b,** 스프링은 TMA wire(초탄성 β-티타늄 강선)를 구부린다.

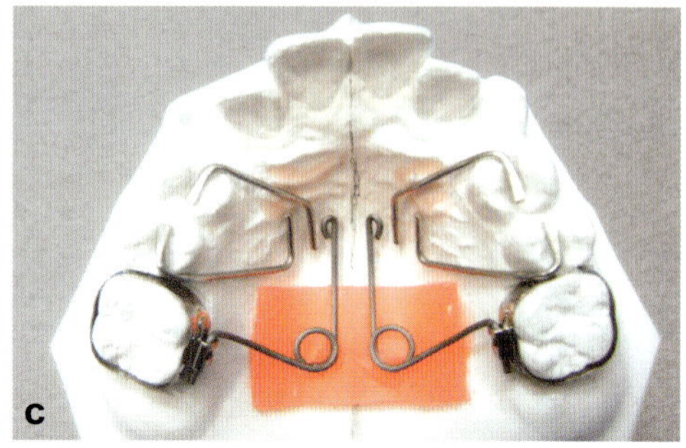

그림 7. **c,** 소구치부의 유지 강선은 SS 강선을 구부린다.

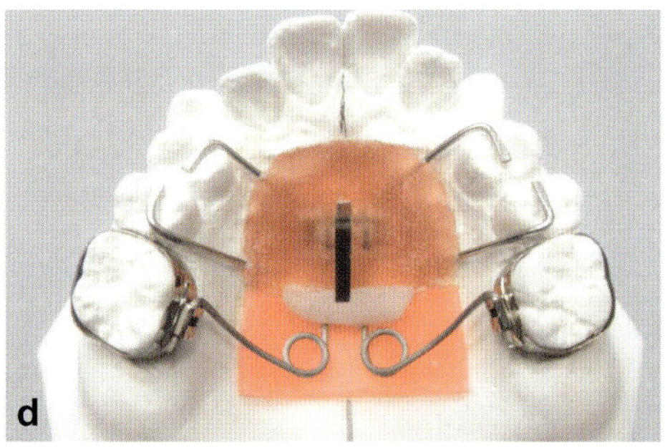

그림 7. **d,** 강선을 구부린 후 확대 스크류를 설치하고 레진을 축성한다.

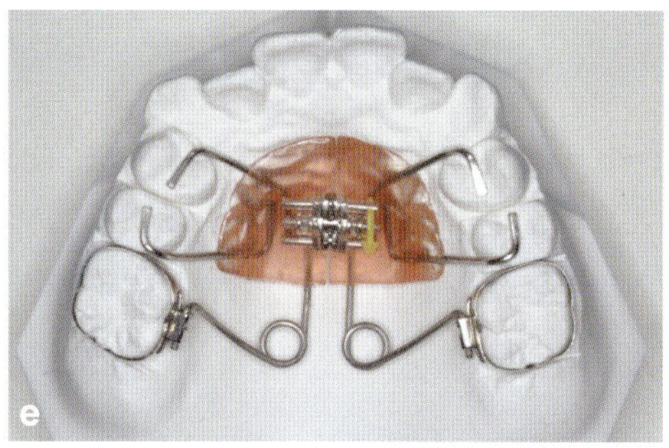

그림 7. **e,** 형태 수정 후에 연마해 완성.

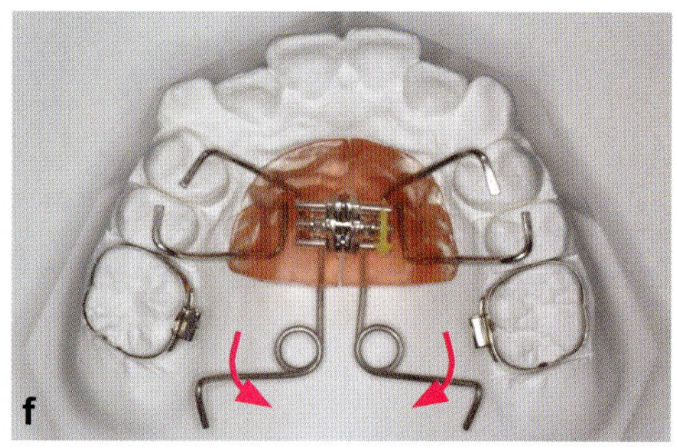

그림 7. **f,** TMA wire의 활성화.

(그림 7의 사진은 주식회사 ASO International 제공)[4]

ON type pendulum appliance

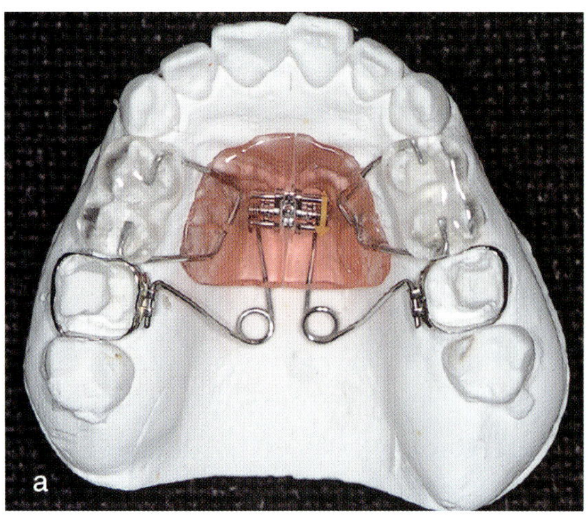

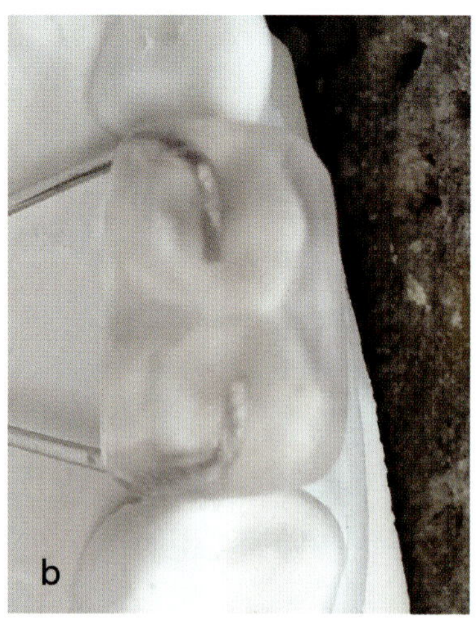

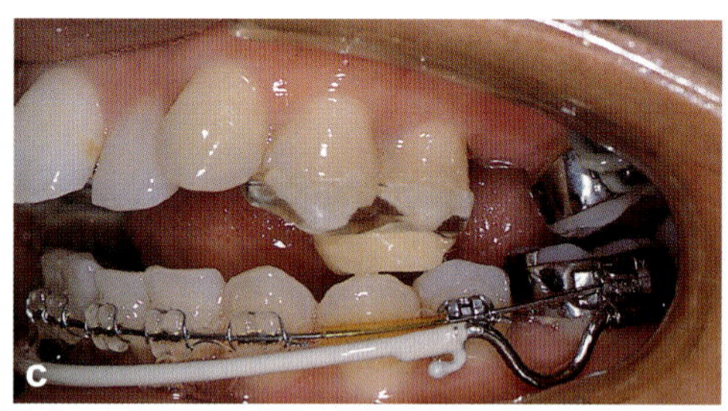

그림 8. **c,** 대구치가 맞물리면 교합력(40~60kg)이 원심으로 이동하는 것을 방해하므로 교합고경을 거상해 교합력이 대구치에 작용하지 않도록 하면 50~200g의 교정력으로 원심이동이 가능하다.

그림 8. **a, b,** ON(Okitoh–Nakamura) type pendulum appliance.

Pendulum appliance의 재발 방지 대책

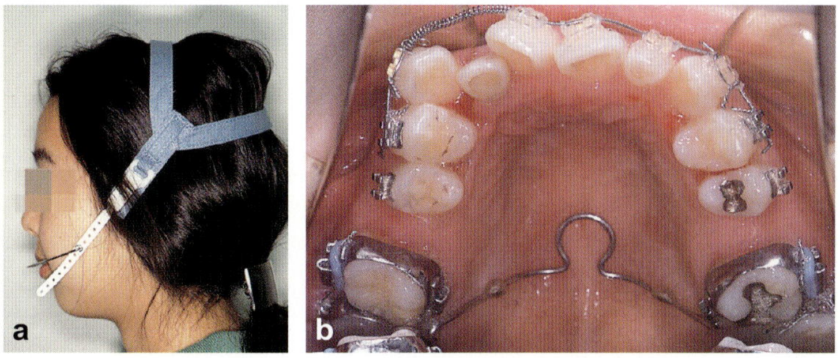

그림 9. a, 재발 대책에서 사용하는 헤드기어. b, #17, #27에 장착한 transpalatal arch. [참고문헌 1)의 Hilgers JJ 저서에 따르면 낸스의 홀딩아치에 의한 재발 방지를 시도했는데, 재발이 많기 때문에 필자들은 헤드기어와 transpalatal arch의 병용을 권장한다.]

ON type의 주의사항: 원심이동은 거의 확실하나 재발을 막는 대책이 필요하다. 재발을 방지하는 대책은 다음과 같다.

1. 헤드기어를 사용한다(그림 9a).
2. 제1대구치나 제2대구치 또는 두 치아에 transpalatal arch를 장착한다(그림 9b).
3. 제1대구치와 제2대구치에 브라켓과 튜브를 부착하고 각형 강선을 부분적으로 삽입한다.
4. Ⅱ급 악간고무를 사용한다.
5. 아랫입술 빨기, 입술 깨무는 습관을 제거한다.
6. 저위설을 제거한다.

Pendulum appliance의 제작법과 활성화 방법(그림 7 참조), 기본 치료 순서를 소개한다(그림 2~5 참조). 앞에 소개했듯이 multi-bracket technique이 반드시 필요하다.

이제 증례를 소개한다.

증례 1: 사춘기 성장기의 앵글 2급 1류

초진 시 11세 2개월의 여아로 입주변의 돌출감을 호소하며 내원하였다. 총생은 거의 없지만 상악은 전치의 순측경사가 심하고 하악은 #32의 선천성 결여로 3전치가 되었다. 검사결과 ANB 6.0°이다(그림 10~13).

ON type pendulum appliance 장착기간 5개월을 포함해 동적 치료기간 1년 9개월(그림 14~19)이 소요되었다. 악간고무의 사용이 부족해 치료기간이 길어졌다. 측모가 크게 개선되고 하악이 전하방으로 성장하였다(그림 20, 21). 그림 22는 보정 종료 시의 안모 사진이다. 측모가 더 개선되었다.

증례 2: 앵글 2급 1류

초진 시 16세 1개월의 남자로 최근 1년 키가 크지 않았다. 돌출된 치아를 호소하며 내원하였는데, 입을 잘 다물지 못한다(그림 23, 24).

검사 결과 ANB 2.9°, 수평피개 14mm, 수직피개 5mm이고, 치성 상악전돌로 진단하였다. 상악에 ON type pendulum appliance를 장착하고 상악을 측방확대하면서 5개월간 원심이동을 진행하였다. 동적 치료기간은 1년 4개월이었다(그림 25, 26). 앵글 2급의 대구치 관계가 앵글 3급 경향이 되었다.

증례 1: 사춘기 성장기의 앵글 2급 1류

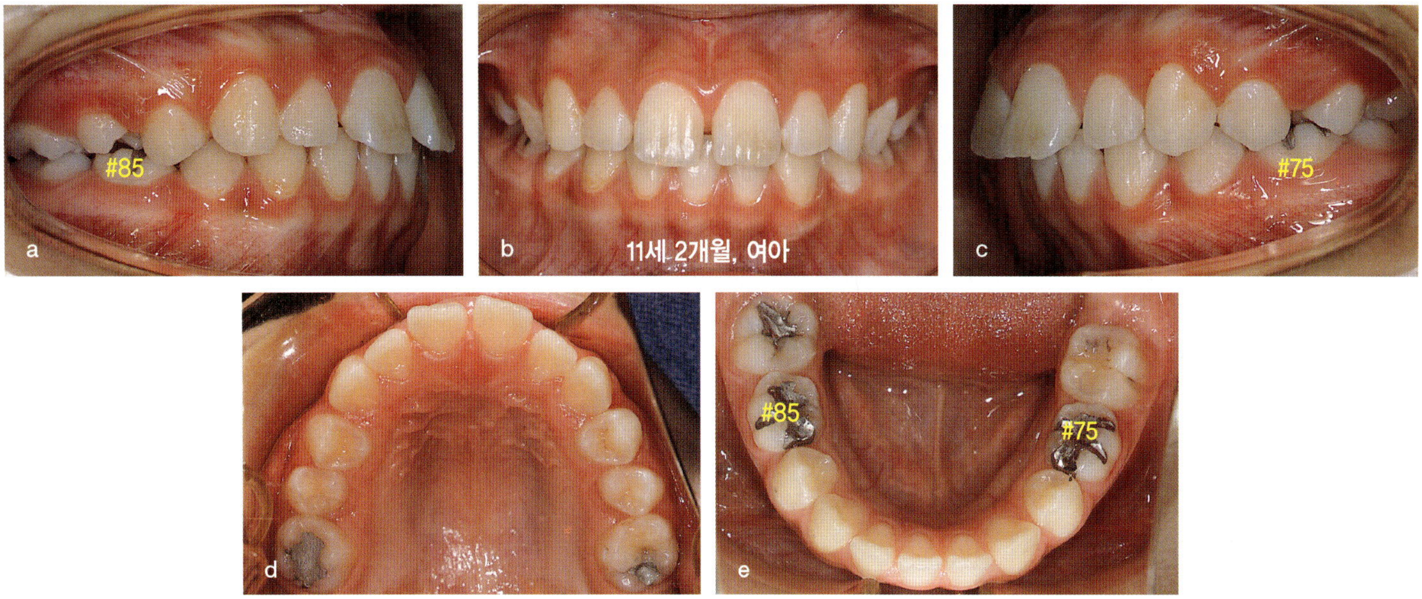

그림 10. 초진 상태. #75, #85가 잔존. 하악은 #32가 선천성 결여되어 3전치이다. 따라서 후방치군이 근심으로 이동하였다.

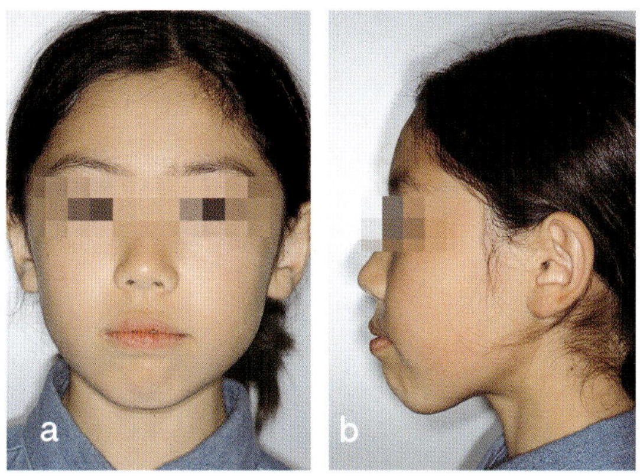

그림 11. 초진 시 안모(11세 2개월). 입 주변의 돌출감을 호소하였다. 턱의 긴장을 볼 수 있다.

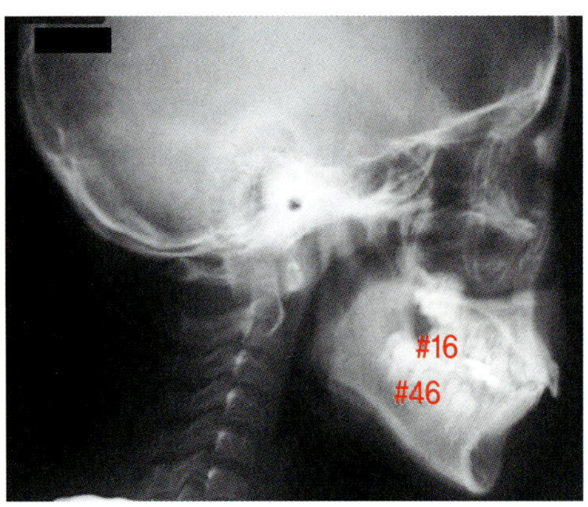

그림 12. 초진 시 측두방사선사진.

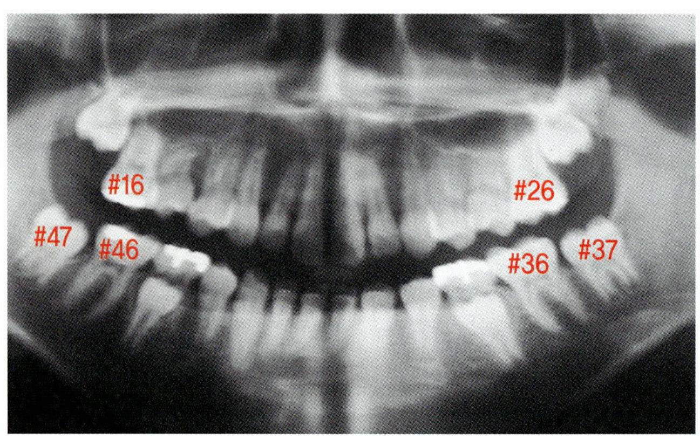

그림 13. 초진 시 파노라마 방사선사진.

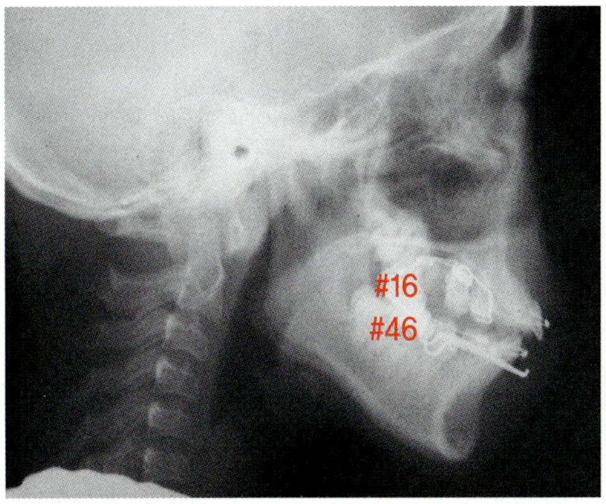

그림 14. ON type pendulum appliance로 대구치 원심이동을 종료한 후의 측두방사선사진(11세 6개월). #16과 #46, #26과 #36의 위치관계에 주목한다.

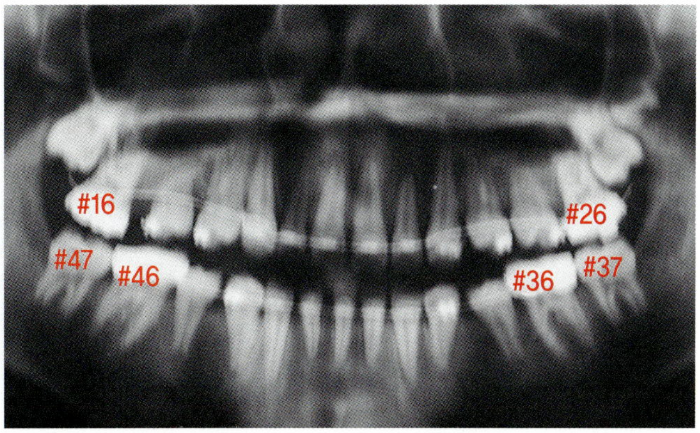

그림 15. ON type pendulum appliance로 대구치 원심이동을 종료한 후 파노라마 방사선사진. 초진에 비해 #16, #26이 #37, #47의 대합 위치까지 이동하였다.

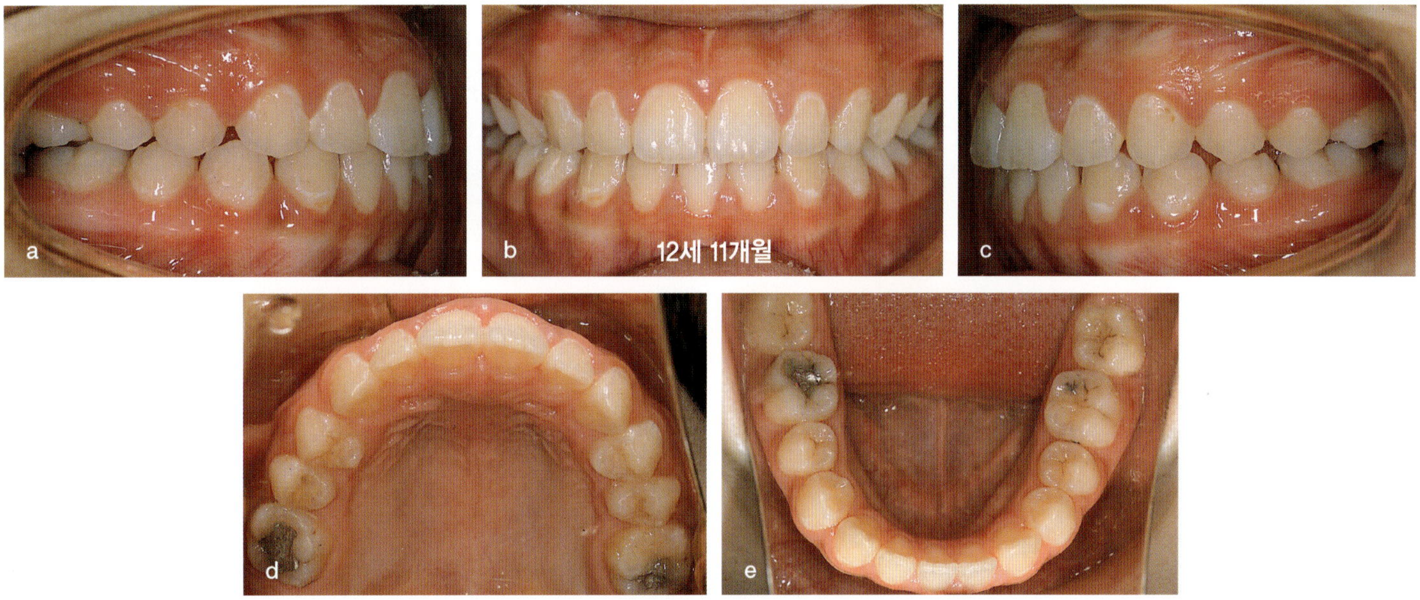

그림 16. 동적 치료 종료 시 구강 사진. 동적 치료기간은 1년 9개월.

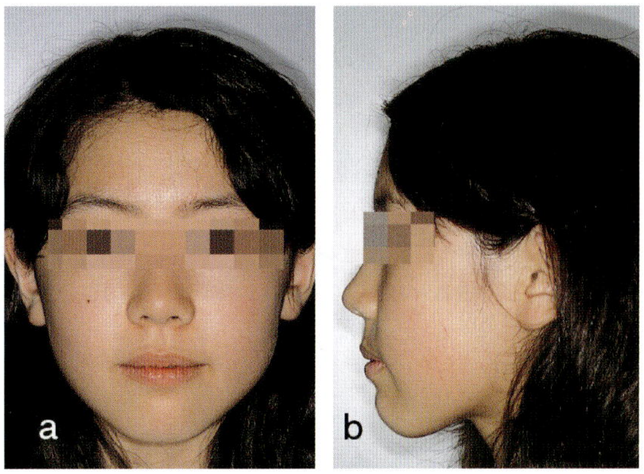

그림 17. 동적 치료 종료 시(12세 11개월) 안모 사진.

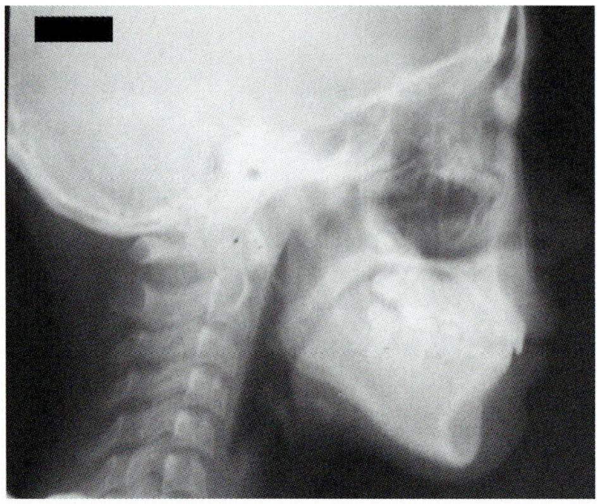

그림 18. 동적 치료 종료 시 측두방사선사진.

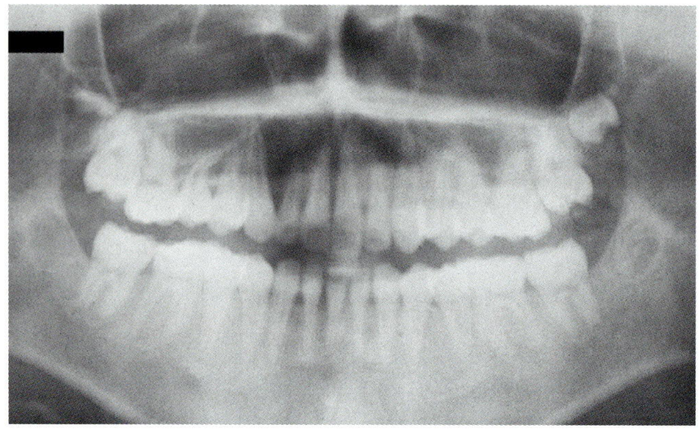

그림 19. 동적 치료 종료 시 파노라마 방사선사진.

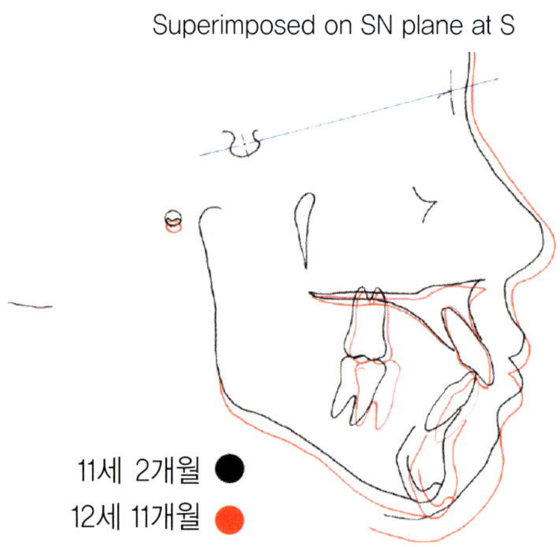

그림 20. 치료 전·후 중첩(SN 기준).

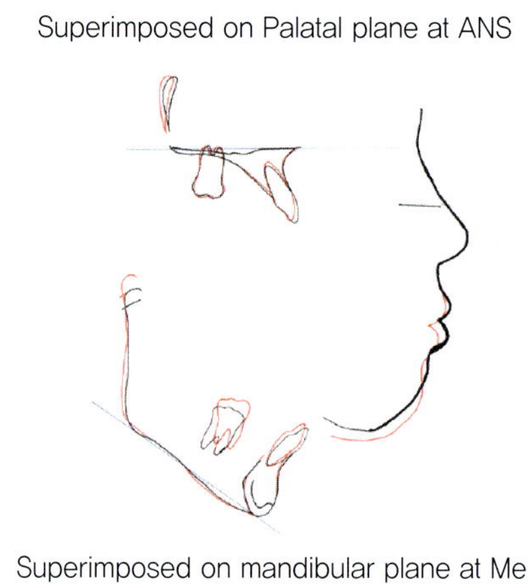

그림 21. 치료 전·후 각 부위의 중첩.

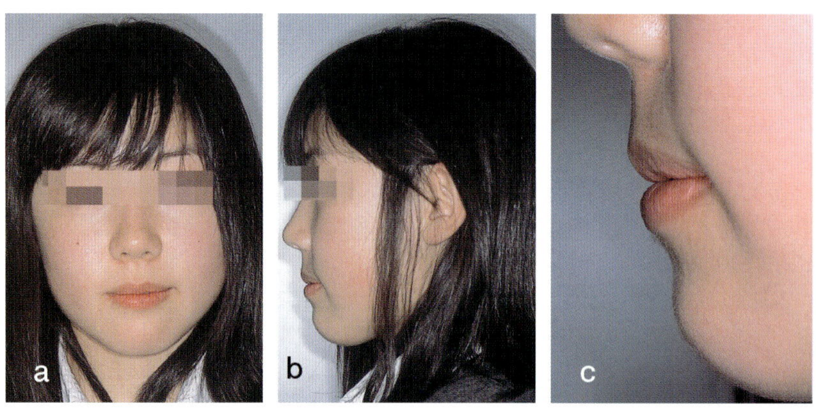

그림 22. 보정 종료 시 안면 사진(14세 6개월).

증례 2: 앵글 2급 1류

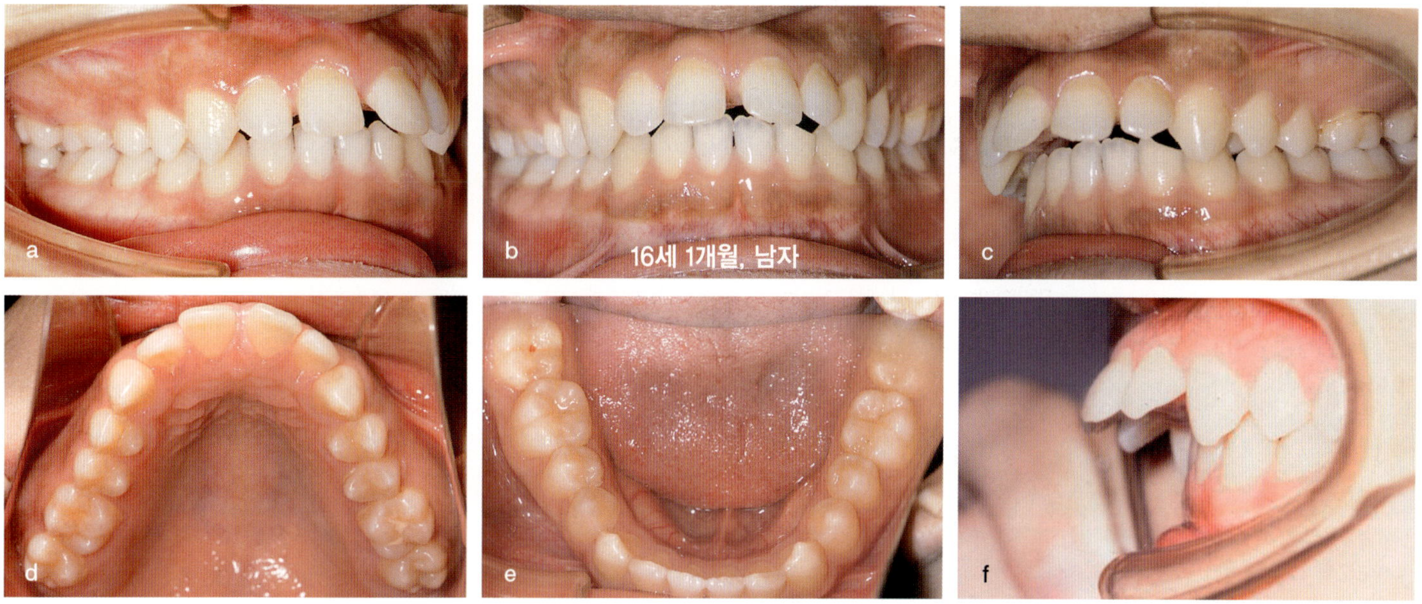

그림 23. 초진 상태. 최근 1년간 키가 크지 않았다. 치아 돌출감을 호소하며 내원. 입을 잘 다물지 못한다.

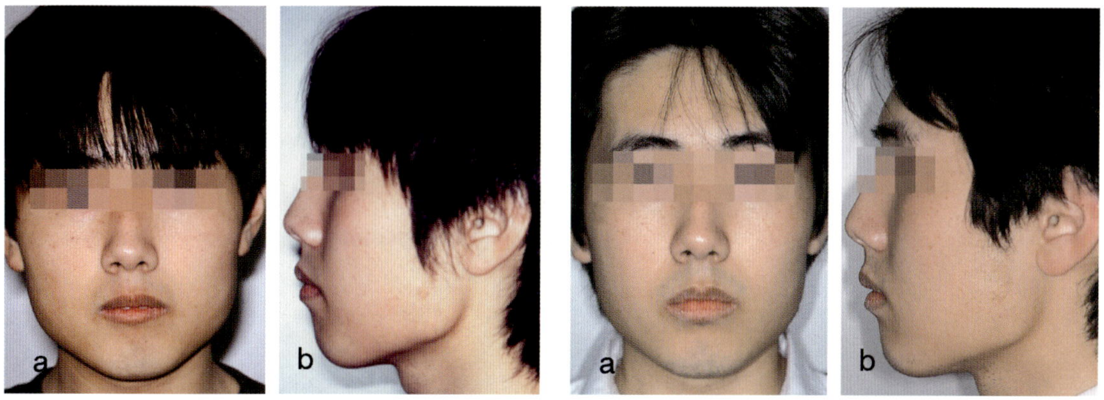

그림 24. 초진 시 안모 사진.

그림 25. 동적 치료 종료 시 안모 사진.

표 1. 치열 폭경의 변화(mm)

상악	#13, #23	#14, #24	#15, #25	#16, #26
치료 전	33.6	40.1	44.9	54.3
동적 치료 종료	35.0	45.0	52.5	57.9
보정 종료 후 2년	34.0	43.3	50.9	57.2

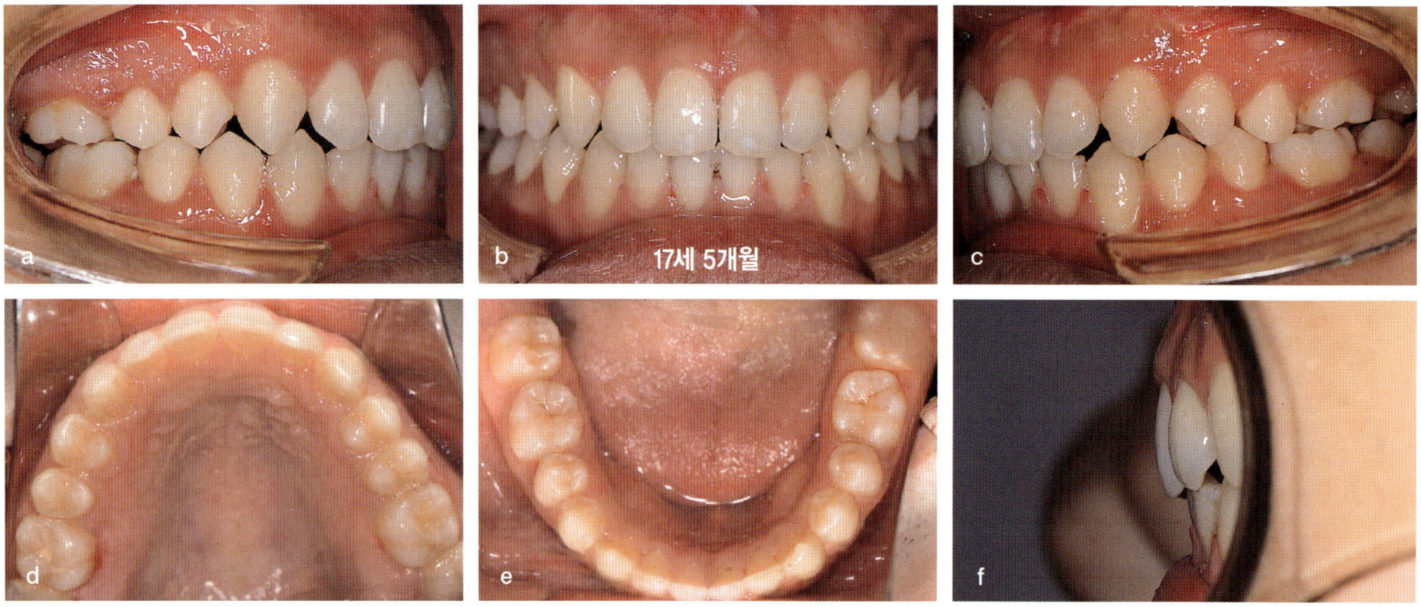

그림 26. 동적 치료 종료. 상악에 ON type pendulum appliance를 장착하고 상악을 측방확대하면서 5개월간 원심이동시켰다. 동적 치료기간은 1년 4개월이었다. 앵글 2급의 대구치 관계가 앵글 3급 경향이 되었다.

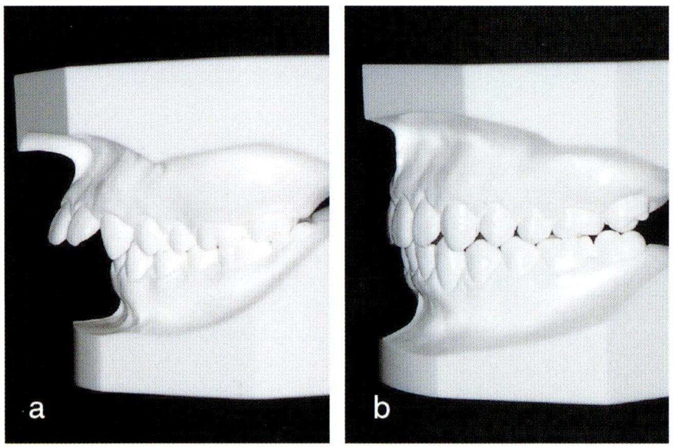

그림 27. 치료 전·후 모형상에 비교(측방). **a**, 치료 전. **b**, 치료 후.

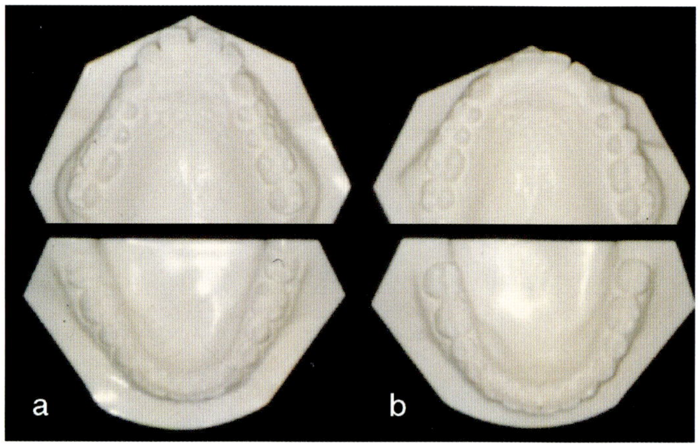

그림 28. 치료 전·후 모형상에 비교(교합면). #13, #23부터 원심이 측방으로 확대되었고 특히 #15, #25 사이가 현저하다.

모형에서 확인했더니 치료 전·후 변화를 쉽게 알 수 있었다(그림 27, 28). #13, #23부터 원심이 측방으로 확대되었는데, 특히 #15, #25 사이가 현저하다(표 1). 이번 증례는 그 후에도 재발이 적었다. 이것은 단순한 측방확대만이 아니라 원심이동이 추가되었기 때문이라 생각한다(그림 29).

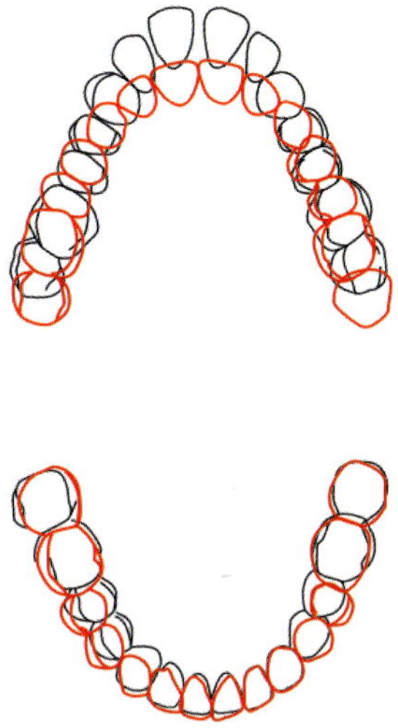

그림 29. 치료 전·후 치열의 중첩(빨간 선이 치료 후).

결론

대구치를 원심이동하는 장치는 악외견인장치인 헤드기어 외에도 많은데, 확실하고 단기간에 원심이동이 가능한 장치는 1990년 이후에 등장한 pendulum appliance와 GMD부터이다. Pendulum appliance는 단순한 상악의 측방확대만이 아니라 원심이동을 병행한다. 공간이 확보되어, 예전이라면 발치했을 증례도 비발치치료가 가능해졌다. 즉, 기존의 발치 기준이 바뀌어 소구치 발치로 이행하는 증례를 줄일 수 있게 되었다.

'8020'*의 중요성을 강조한 지 오래지만 앵커 스크류의 등장은 물론, '교정=발치'라는 인식을 새롭게 할 필요가 있다. 치아를 보존하는 것이 치과의사의 첫 번째 목표가 되어야 한다. 앞에 소개한 GMD와 lip bumper만이 아니라 pendulum appliance도 발치 확률을 낮추는 교정장치라고 생각한다.

*역주: '80세가 되어도 20개 이상의 자기 치아를 보존하자'는 뜻으로 1989년부터 일본후생성과 일본치과의사회가 함께 추진한 운동이다.

참고문헌

1) Hilgers JJ : The Pendulum Appliance for class Ⅱ non-compliance therapy. J Clin Orthod, 26 (11) : 706-714, 1992.
2) McNamara JA 著, 黒田敬之 監訳：歯科矯正治療と顎顔面矯正治療. 東京臨床出版, 東京, 初版第 1 刷, 2006.
3) 中島榮一郎 監, 阿曽敏正 著：大づかみ矯正歯科臨床シリーズ 矯正歯科装置の技工ガイドブック. クインテッセンス出版, 東京, 2011.
4) 株式会社アソインターナショナル.
5) 武藤克己：上顎大臼歯の遠心移動—その矯正診断と治療— 2. 矯正臨床ジャーナル, 3：57-81, 1998.
6) 沖藤寿彦：臨床の Basic Course. デンタル・フロンティア QA, Autum, (1)：43-49, 1997.
7) 沖藤寿彦：小臼歯を便宜抜去しない矯正治療. デンタルダイヤモンド, 23 (313)：133-140, 1998.
8) 沖藤寿彦：大臼歯の遠心移動について. 東京矯正歯科学会雑誌, 19 (2)：159-168, 2009.

제 III 부

기능적 턱교정장치

제 9 장 Mouth Shield Appliance

가나오 아키라(金尾 晃)·다카기 아츠시(高木淳史)·나카무라 요헤이(仲村陽平)

9

Mouth Shield Appliance란?

Mouth shield appliance란 구강주위근의 힘을 이용해 치열이나 하악위를 변화시키는 기능적 교정장치의 총칭이다. 대표적인 장치에 functional regulator(FR)가 있다(그림 1). Rolf Frankel[1)]이 개발한 FR는 근육, 골, 치열에 동시에 영향을 미치므로 성장기 어린이를 대상으로 모든 종류의 부정교합에 사용할 수 있고, 이상한 구강기능을 개선하는 데도 효과적이고, 교합의 조화를 촉진한다. 치열과 골격의 측방발육을 촉진하기 위해 사용하는데, vestibular shield(그림 1)로 외부 근육을 배제하는 역할을 하고 neutral zone(그림 3)의 조화를 조절해 상·하악 치열을 확대하고 하악위를 재배치할 수 있다(그림 4). FR는 5종류가 있고 부정교합의 양상을 보고 선택해야 한다.

최근 FR에서 더 발전하여 MUH shield나 EF line, T4K trainer, multi-family 등 다양한 장치가 개발되었다(그림 2).

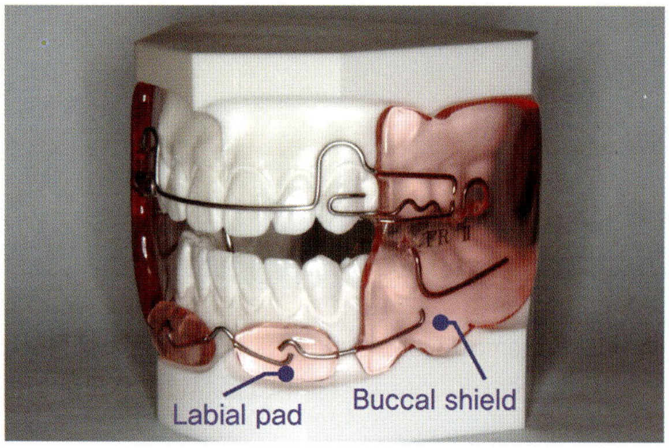

그림 1. Functional regulator type 2. 협근이나 구륜근의 압력을 배제하는 vestibular shield(labial pad + buccal shield)나 치아를 이동시키기 위한 금속 스프링으로 이루어져 있다.

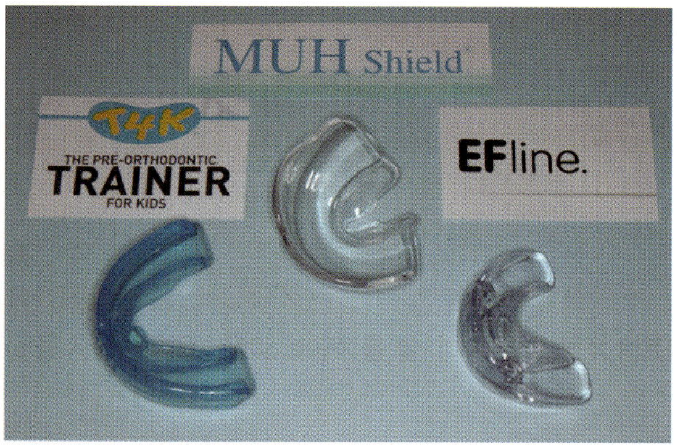

그림 2. 부정교합 종류에 맞춰 수십여 종의 장치가 개발되었다.

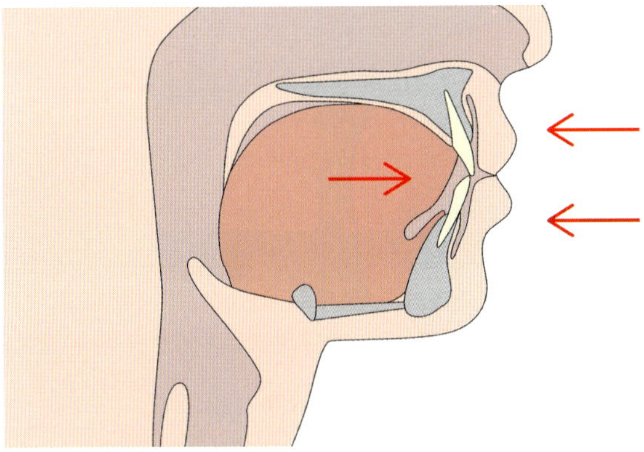

그림 3. 구강근기능과 치열의 조화를 유지하는 모식도. 혀와 입술의 힘이 균형을 이루는 위치(neutral zone)에 치아가 위치한다.

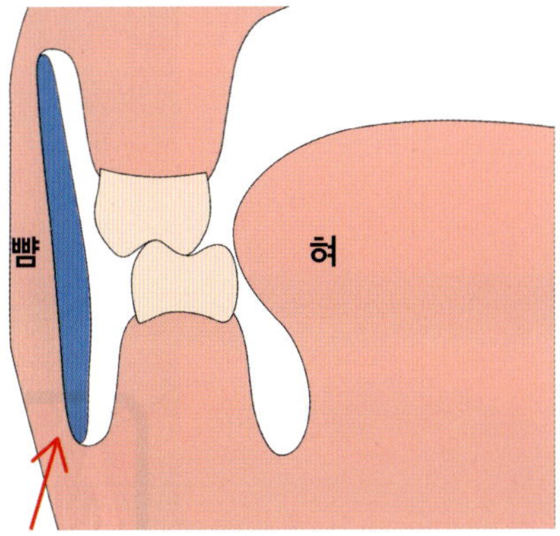

그림 4. Vestibular shield(buccal shield: 화살표). 그림 1을 사용해 뺨의 압력을 배제하면 치열이 확대된다.

9

적응증 · 금기증(표 1, 2)

유치열기부터 절치교환기(혼합치열 전기)의 상악전돌, 하악전돌, 총생 증례에 사용해 혀, 입술의 기능이상을 수정하고, 그 결과로써 악위와 치열궁의 형태를 개선할 수 있다. 부정교합의 종류와 영구치 맹출 상황에 따라 적용하는 장치가 달라지고, 제작자마다 사용 방법·목적이 다르므로 선택에 주의가 필요하다.

또한 부정교합이 있는 아이들 중에 구강주위근의 부조화와 악습관이 관찰되는 경우가 많다. 부정교합의 원인은 다양하므로 단정하기는 어려우나 구강근기능이 영향을 미치는 것은 당연하다. 실제로 악안면 영역만이 아니라 전신의 자세위(posture)까지 고려해야 한다. MFT(구강근기능요법)의 제창자인 Rogers[2]는 전신의 자세위에 대해 여러 페이지에 걸쳐 자세히 설명하였다.

표 1. 각종 mouth shield appliance

상품명/판매원	재질/추천 장착 시간	종류/적응증
MUH Shield/Rocky Mountain Morita	하드[폴리메타크릴산메틸(PMMA)]/하루 중 2~3시간과 잠잘 때	S 사이즈/유치열기(3~5세) 반대교합 M 사이즈/제1대구치 맹출기 이후(6~11세) 반대교합
EF line/Ortho Dentaurum	소프트(폴리염화비닐)/자기 전 2시간과 잠잘 때	유치열기·전기 혼합치열기(4~8세), 중·후기 혼합치열기(8~11세), 후기 혼합치열기(11~15세)/교정치료시기와 2·3급, 총생, 반대교합, 과개교합의 개선 등 목적에 따라 20여 종 이상이 있음
T4K Trainer/Orthika International	소프트(실리콘)와 하드(폴리우레탄) 2종/자기 전 1시간 이상과 잠잘 때	유아(5~8세)부터 6~10세, 12~15세 3종류, 재질에 따라 실리콘, 실리콘 + 나일론코어, 폴리우레탄이 있고 상악전돌용과 하악전돌용으로 나뉨. 조합하면 총 28종
Multi-Family/Rocky Mountain Morita	오토클레이브 멸균 가능한 실리콘 소재/자기 전 사용과 잠잘 때	Multi-S(5~8세), T(6~10세), P(9~13세), TB(13~16세)/1급, 2급 1류의 전돌과 총생의 개선, 과개교합 등 Multi-T(6~10세)만으로 하는데 28종의 크기가 있음
Preortho/Forest-one	내구성·탄성이 높은 열가소성 실리콘 소재/집에 있는 동안과 잠잘 때	타입 I: 상악전돌, 총생, 과개교합, 타입 II: 개교, 타입 III: 반대교합. 적응 연령은 3~10세

표 2. Mouth shield appliance의 적응증·금기증

적응증	금기증
① 상악전돌	① High-angle, dolico facial pattern
② 하악전돌	② 골격성 부정교합
③ 총생	③ 완전 코막힘
④ 개교	④ 비협조적인 소아
⑤ 반대교합	
⑥ 과개교합	

조기 개입 시 주의사항

구강 기능은 호흡·연하·저작·발음순으로 5세 전기까지 획득된다. 이 기능은 정상치열의 형성에 상호영향을 미치므로 이상한 구강기능이 확인되면 조기 개입이 필요하다. 그러나 치열부정교합의 개선을 목적으로 하는 치료를 장기간 지속하는 것은 정상적인 구강기능의 획득을 방해할 수 있으므로 충분한 검토가 필요하다. Mouth shield appliance의 개발자들은 장치 사용 시 구강주위근 훈련의 병행을 강조한다. 즉, 치열부정교합의 개선은 '목적'이 아니라 장치 사용과 훈련을 병행하여 구강주위근의 균형을 잡은 '결과'로서 기대되는 것이라 할 수 있다. 기능적 교정장치는 발달기 어린이의 구강근기능 자극과 치열·골격의 개선이 중시되었고, mouth shield appliance도 마찬가지이다.

Mouth shield appliance의 적응증 1: 피개가 깊은 반대교합의 유치열

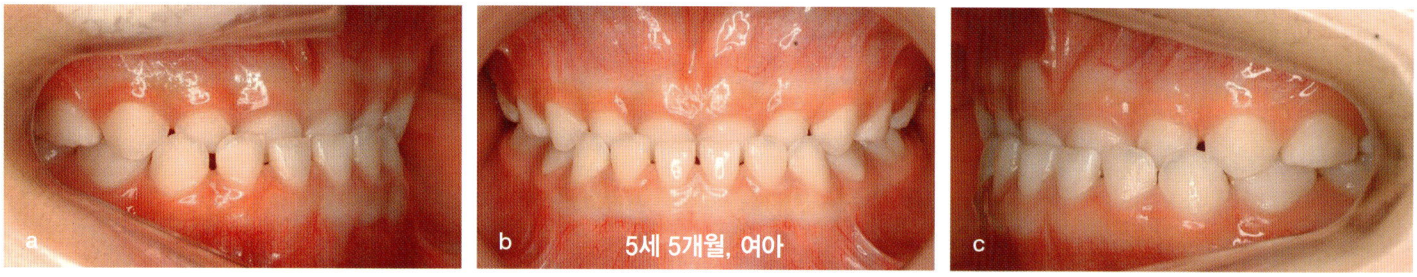

그림 5. 상악 전치의 1/2 이상 역피개가 관찰되는 증례.

적응증 2: 우측 측방편위를 동반하는 반대교합의 유치열

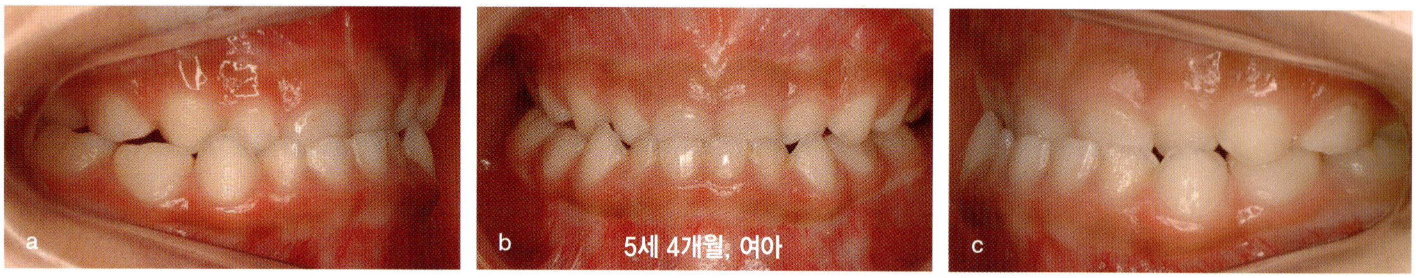

그림 6. 전치부에서 구치부에 이르는 측방편위를 동반하는 반대교합 증례.

적응증 3: 혼합치열 전기에 Spee 만곡이 강한 반대교합

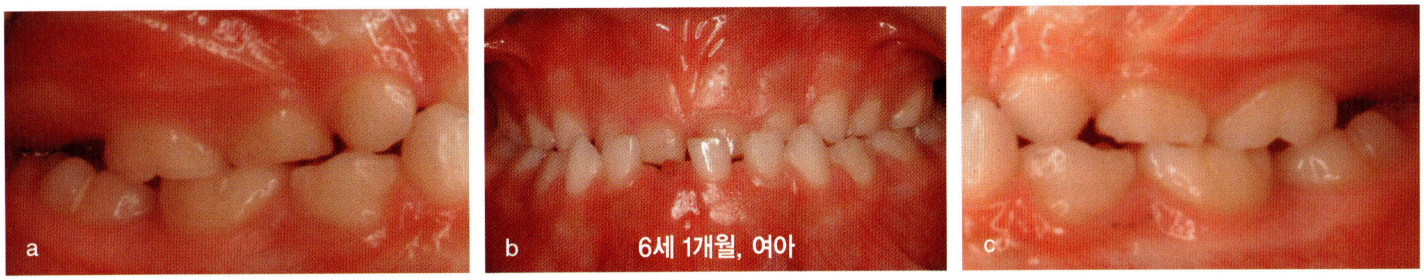

그림 7. 상·하 제1대구치의 맹출 시기가 달라 교합평면이 높게 형성된 증례.

MUH Shield

어린이의 반대교합에 대응하는 획기적인 장치 MUH shield(YC-3)를 야나기사와(柳澤)가 개발하였다(그림 8).

MUH shield는 FR을 기본으로 하는 반기성 제품이고 어린이의 교합 상태에 맞춰 레진을 추가·조정할 수 있는 폴리메타크릴산메틸제 경질장치다. MUH shield는 반대교합을 개선할 뿐만 아니라 구강주위근을 훈련하는 기능도 한다.

하악전돌자의 특징으로 강한 윗입술 압력, 느슨한 아랫입술 압력, 저위설과 근육의 부조화를 들 수 있다. 그림 9와 표 3에 소개하듯이 하악전돌자의 근육 상태를 상악전돌자의 상태로 변화시키는 것이 이 장치의 목적이다. MUH shield는 근육의 부조화에 접근할 수 있고 Spee 만곡이 강한 하악전돌 증례도 교합평면을 평평하게 만들 수 있다. 유치열기 치료는 ① 피개가 깊은 반대교합, ② 피개가 얕은 반대교합, ③ 측방편위를 동반하는 반대교합, ④ Spee 만곡이 강한(제1대구치의 교합평면이 높은) 반대교합의 순서로 치료의 난이도가 올라간다. 그림 5~7에 적응증을 소개한다.

MUH shield의 역할

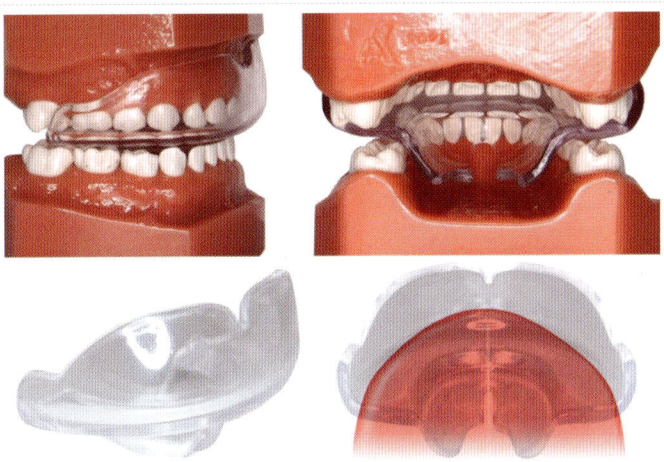

그림 8. MUH shield. 윗입술 압력의 배제, 저위설의 거상, 이근의 긴장을 유발한다.

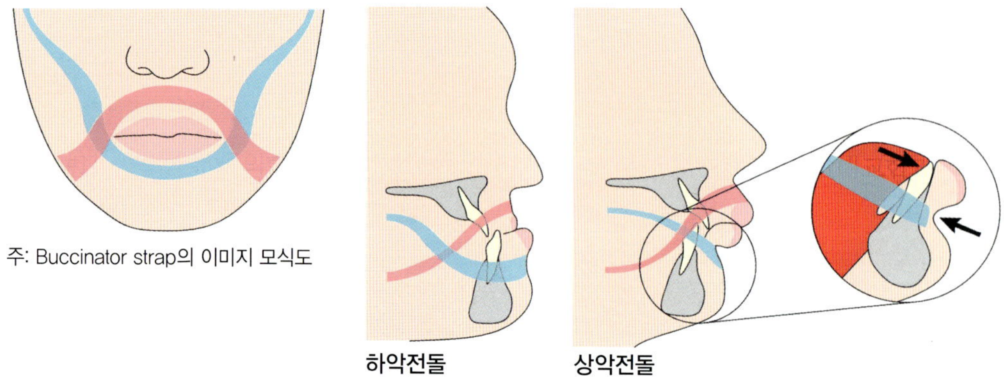

그림 9. Buccinator strap을 조절하면 치료에 최적인 교정력을 발휘한다.

표 3. Buccinator strap의 세기

	윗입술	아랫입술
상악전돌	약함	강함
하악전돌	강함	약함

MUH shield 의 조정 방법과 사용 시 주의사항

1) 기성품의 시적, 조정

상악 치열의 소대부와 견치 구개측, 설소대 접촉을 조사한다. 접촉이 강한 경우는 카바이드 버로 삭제·조정한다.

2) 광중합형 레진의 축성

Occlusal floor(몸체부)에 광중합형 레진을 압접하고, 시적한 위치에 장착한다. 광중합형 레진의 경화를 기다린다.

3) 과잉 레진 트리밍

밀려나온 광중합형 레진을 제거하고 조정한 후 다시 시적한다. 상악 전치의 치면이 MUH shield 상부의 앞면과 접촉하지 않도록 마무리한다.

4) 마무리 연마, 완성

5) 사용 시 주의사항

하루 2~3시간 사용과 야간 취침 시 사용을 기본으로 하고 생활환경을 고려해 사용 기간을 조정한다. 몇 개월 계속 사용한다.

증례 1: MUH shield를 사용한 증례

5세 6개월의 여아로 하악전돌을 호소하며 내원하였다(그림 10). 초진 시 안모가 직선형이고 구강 소견은 하악 4 절치의 반대교합, terminal plane은 근심계단형, 절단교합위는 가능했지만 저위설과 유아형 연하가 확인되었다. 기능성 반대교합으로 진단하고 나쁜 습관을 제거하는 훈련이 필요해 MUH shield로 치료를 시작하였다.

12개월 사용 후(그림 11) MUH shield만 가지고 피개를 개선하였다. Terminal plane은 수직형으로 개선되었다. 그림 12는 영구치열기까지 경과를 관찰한 상태이다. 구치교합은 완전하지 않지만 대체로 결과가 좋았다.

증례 1: MUH shield를 사용한 증례

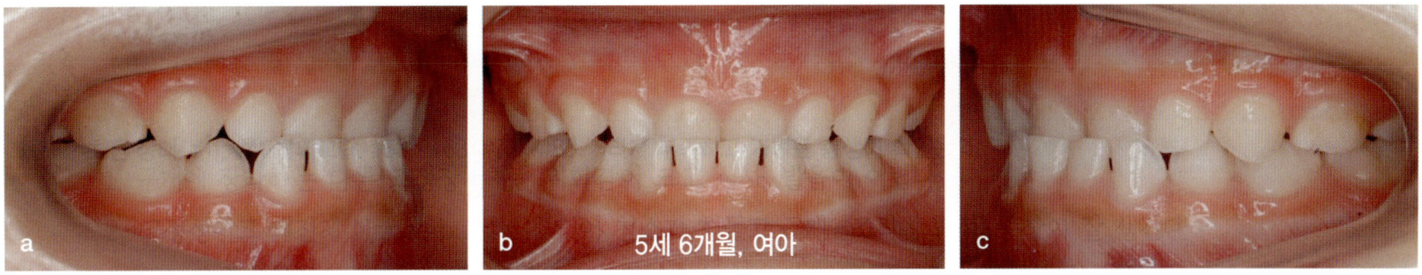

그림 10. 초진 상태. 하악의 4유전치 반대교합이고 피개가 얕다. 측두방사선사진(그림 14a)에서 기능성 반대교합으로 진단하고, MUH shield로 치료를 시작하였다.

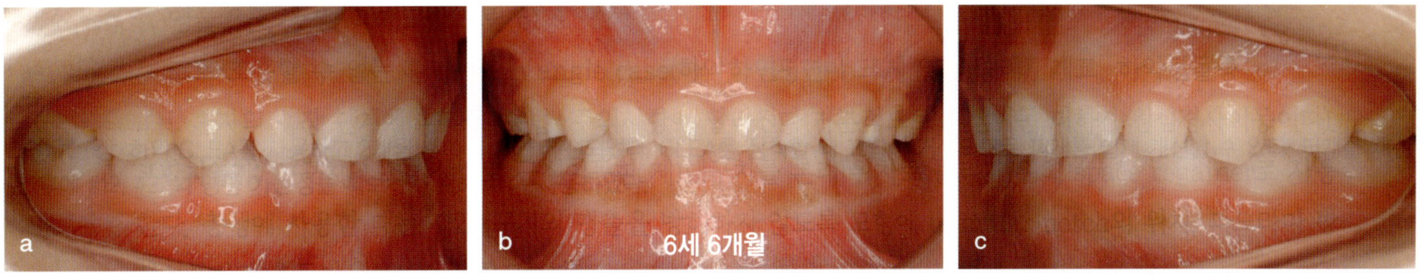

그림 11. 동적 치료 종료. 1년간 MUH shield를 장착하자 피개가 개선되었다. 연하하거나 발음할 때 저위설이 관찰되지 않아 장치 사용을 종료하였다.

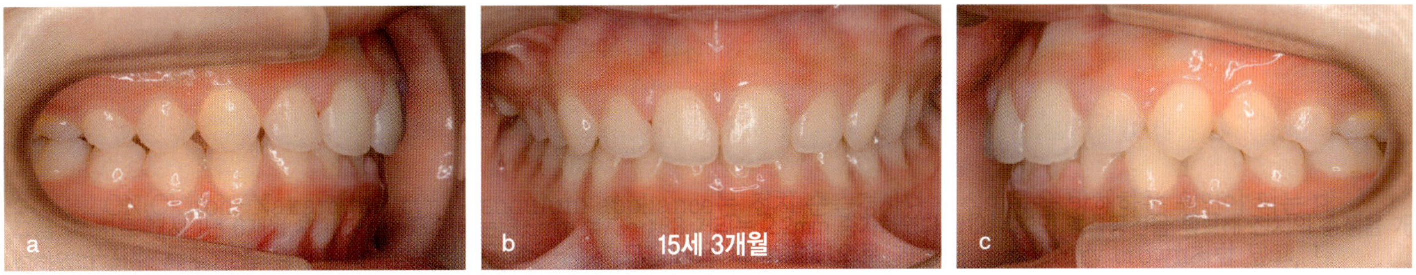

그림 12. 영구치열 완성. 영구치열기까지 정상교합을 잘 유지하고 있다.

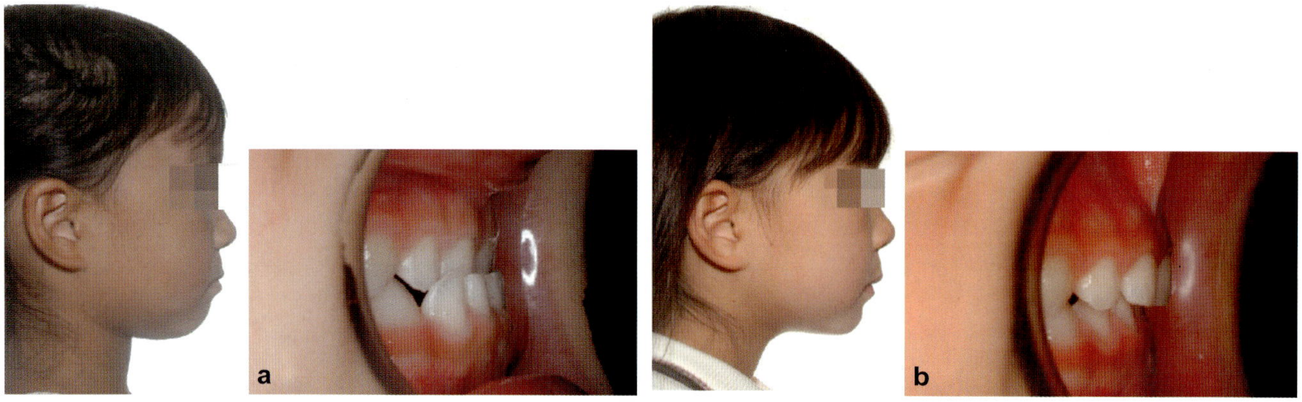

그림 13. 치료 전·후 측모 사진. a, 초진 상태, 5세 6개월. b, 동적 치료 종료, 6세 6개월.

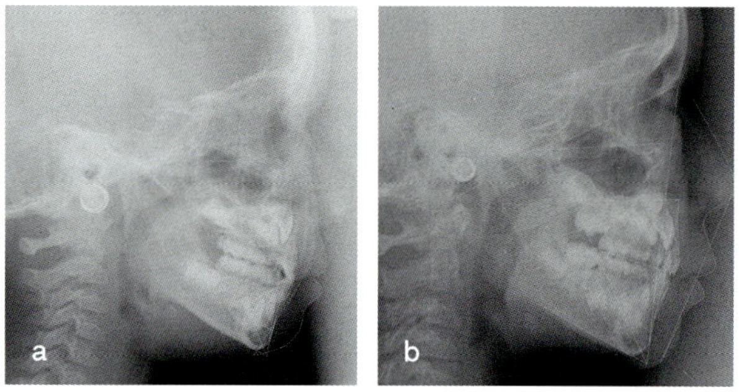

그림 14. 치료 전·후 측두방사선사진. a, 초진 상태, 5세 6개월. b, 동적 치료 종료, 6세 6개월.

EF Line

EF line(그림 15)은 FR와 작용 메커니즘이 비슷한 기능적 교정장치이다. 구강 내 장착감이 뛰어나고 민감한 환자에게 교정치료 전 준비 단계에 이용할 수 있다.

전치부의 lip bumper는 구강주위근의 긴장을 완화해 턱의 전방성장을 촉진하고, 측방의 twin splint는 협근, 설압을 배제해 정상치열의 배열과 치열확대를 촉진한다. 또한 tongue ramp를 사용해 저위설을 정상 위치로 유도하고 결과적으로 혀를 내미는 습관을 개선한다. 즉, 기계적 교정력으로 부정교합을 치료하는 것이 아니라 구강주위근의 부조화를 정돈해 결과적으로 치열부정교합을 개선하는 것이다. 사용할 때는 치료 전 검사, 진단이 반드시 필요하다.

증례 2: EF line을 사용한 증례

5세 9개월의 여아로 총생을 호소하며 내원하였다(그림 18). 초진 시 안모 사진은 입술을 다물 때 이근의 과긴장이 확인되었다. 또한 전방돌출형 이상연하습관이 있고 연구모형을 채득할 때 강한 구토반사를 보였다. 치열 형태는 상·하악 모두 V자형 치열궁이고 #32, #42는 설측으로 맹출했다. Terminal plane은 수직형이고 측두방사선사진에서 하악후퇴를 동반하는 상악전돌이 확인되었다.

EF line의 역학

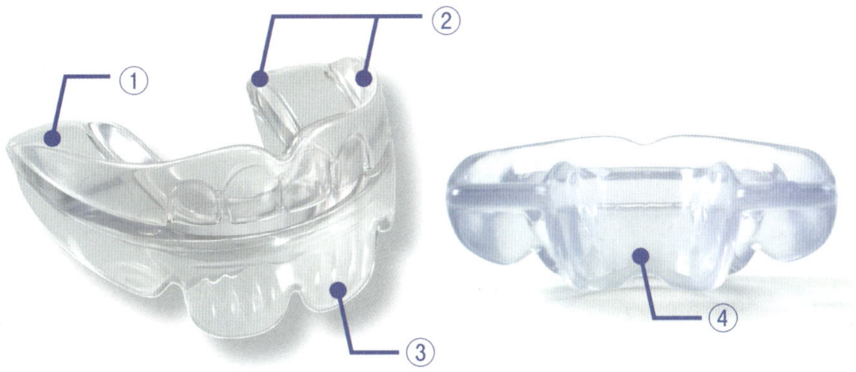

① Raised molar area

교합을 거상하고 관절와를 리모델링해 하악의 전방 성장을 촉진한다.

② Twin splint

협설측 근압을 배제해 치아를 적절한 위치로 유도한다.

③ Lip bumper

아랫입술이 과하게 긴장하는 경우 아랫입술을 자극해 신장하면 입술압력을 배제할 수 있다.

④ Tongue ramp

장착한 상태에서 연하하면 혀가 구개로 유도된다. 그 결과 구개의 측방성장을 촉진한다.

그림 15. EF line. 그림 4처럼 협측에서 오는 압력을 배제하고 구성교합위를 취할 수 있다. 제품마다 구성교합이 다르므로 확인이 필요하다.

9

장치의 제작·조정법

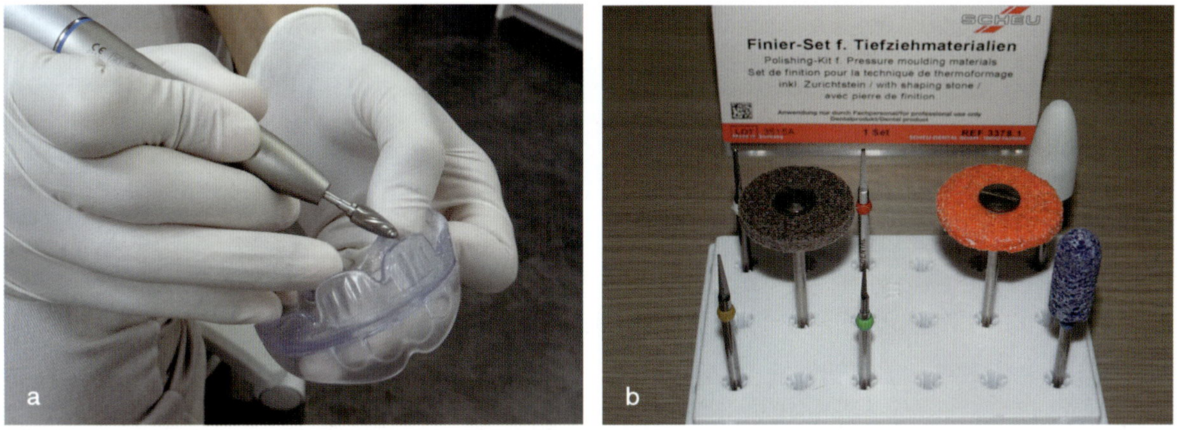

그림 16. 카바이드 버로 형태 수정. 점막면이 하얗게 보일 정도로 접촉이 강하면 Rocky Mountain Morita사의 Finishing-Bar Set나 Grinding Cap, Ultra-Trim 등 부드러운 연마용 버를 사용해 점막부와 접촉하는 곳을 삭제한다.

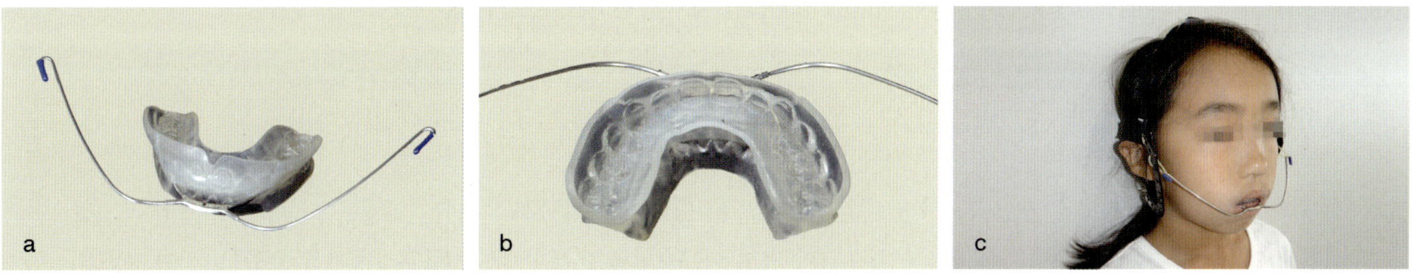

그림 17. Mouth shield appliance를 응용한 헤드기어 장치. 상·하악 전돌 증례에 사용하면 효율적으로 개선할 수 있다.

상악전돌 및 총생으로 진단하고 기능적 문제도 관찰되어 EF line을 사용해 이상연하습관과 이근의 과긴장에 대해 훈련을 시작하였다. 장치를 장착할 때 3~5초 구토반사가 있을 정도로 예민하게 반응했는데, 연하를 훈련하고 1주일 사용하게 했더니 구강 내 과민반응이 감소하였다. 환자도 치료에 적극적이어서 장치를 계속 사용할 수 있었다(그림 19).

장치를 1년 사용하고 평가했을 때 이근의 과긴장, neck profile의 개선 등 안모에 변화가 있었다. 이상연하습관도 소실되고 치열궁 형태가 V자형에서 U자형으로, terminal plane이 근심계단형으로 변화하였다(그림 20).

증례 2: EF line을 사용한 증례

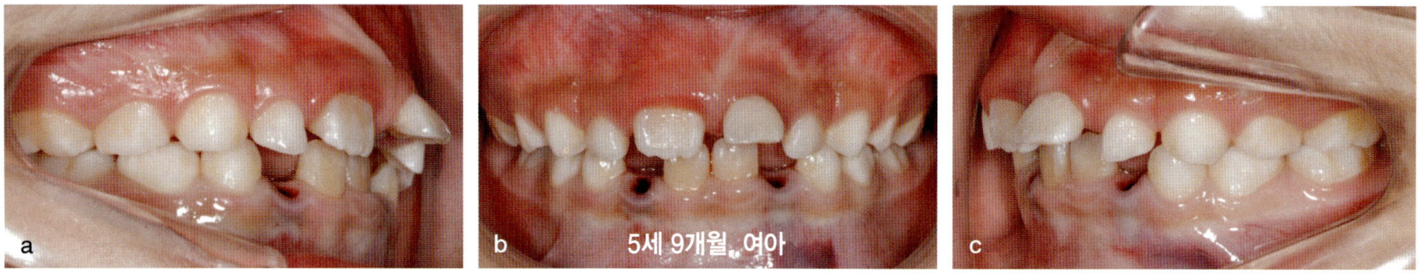

그림 18. 초진 상태. 총생을 호소하며 내원. #72, #82의 설측에 #32, #42가 맹출해 발치를 진단하고 EF line으로 연하 훈련을 시작하였다.

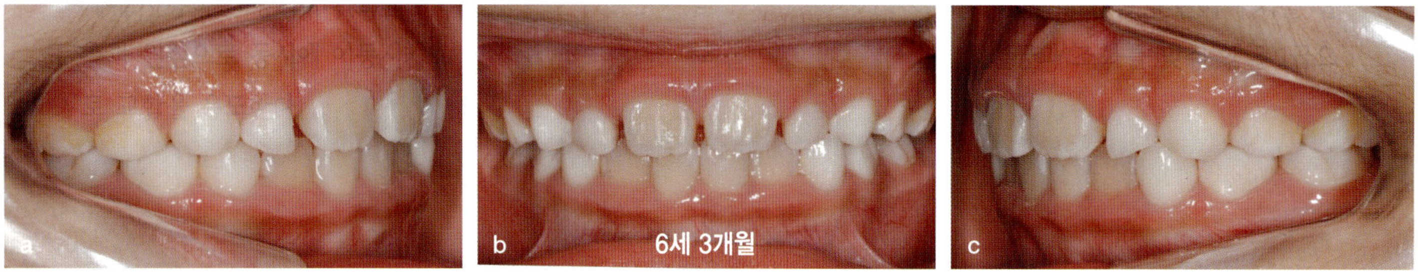

그림 19. #11, #21의 맹출과 함께 상악전돌의 느낌이 감소하였다. 사용 시간은 1일 약 12시간이었다.

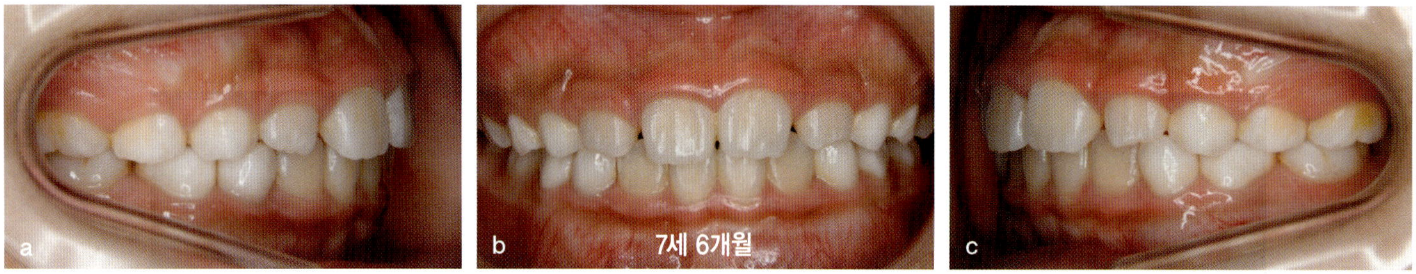

그림 20. 유아형 연하가 소실되고 #11, #12, #21, #22, #31, #32, #41, #42가 배열되었다. 이상적인 치열로 개선되었다.

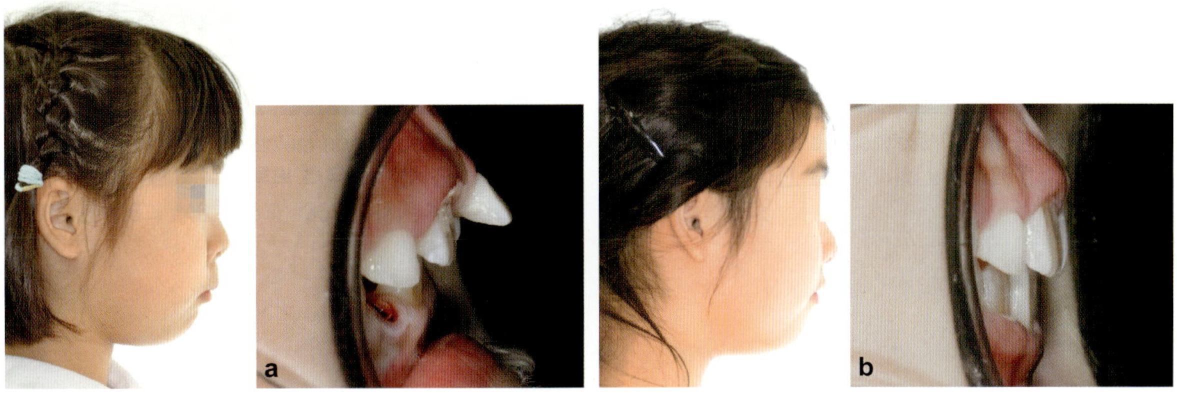

그림 21. 치료 전·후 측모 사진. **a,** 초진 상태, 5세 9개월. **b,** 동적 치료 종료, 7세 6개월.

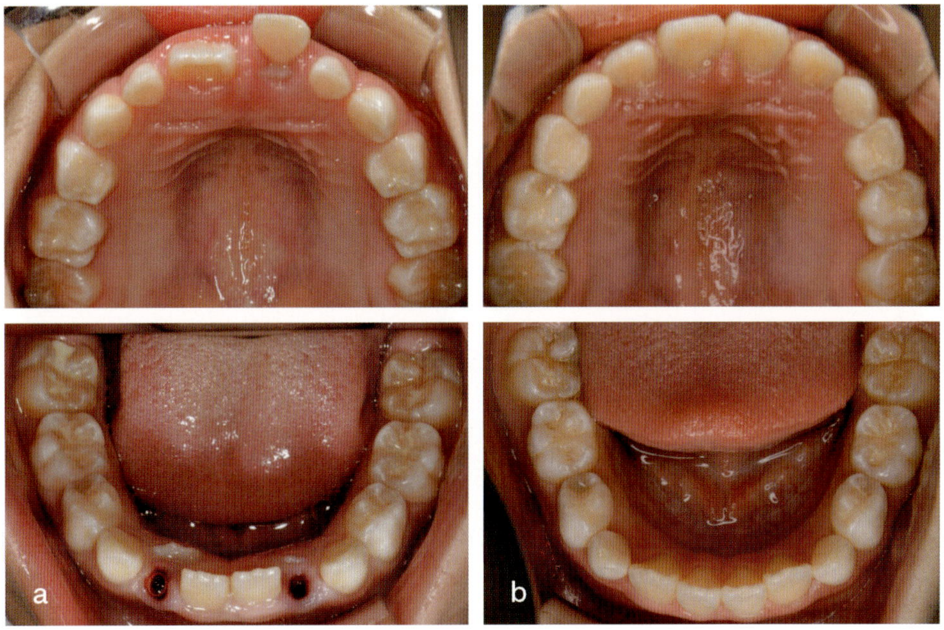

그림 22. 치료 전·후 교합면. **a,** 초진 상태, 5세 9개월. **b,** 동적 치료 종료, 7세 6개월.

9

EF line 의 조정법과 사용 시 주의사항

1) 시적

소대부나 견치 설측부, 구강전정의 접촉 상황을 확인한다. 점막이 하얗고 빈혈대가 보이면 접촉이 강하고 통증이 발생할 수 있다.

2) 조정

접촉이 강한 곳은 자연스러운 커브를 그리면서 조정하는 것이 중요하다. 가위나 칼로 자르기보다 연마용 버로 조정하는 것이 비교적 간단하다(그림 16 참조).

3) 사용 시 주의사항

하루 2~3시간 사용과 야간 취침 시 사용을 기본으로 하고, 증례 조건과 생활환경을 고려해 사용 기간을 조정한다. 수개월간 계속 사용하게 한다. 강하게 접촉하면 궤양 비슷한 구내염을 유발하므로 변화를 주시하고 필요에 따라 조정한다.

*

이번에는 지면 관계상 mouth shield appliance 중에 대표적인 MUH shield, EF line의 사용 예를 소개하였다.

결론

장치마다 특징이 있으므로 그것을 이해하고 적응증에 대한 적절한 선별이 필요하다. 기성품이므로 사용이 간단하나 누구나 사용할 수 있는 만능 장치는 아니다. 선택에 앞서 증례의 면밀한 분석과 진단이 선행되어야 하고 안이한 선택은 반드시 피한다. 회사마다 다양한 증례에 적용할 수 있도록 여러 타입을 구비하고 있어 증례에 적합한 타입을 선택한다.

다만 이 장치로 개선되지 않는 경우에는 차선의 치료 방침이 필요하다. 정확한 진단하에 증례에 적용할 수 있다면 임상에 기여하는 바가 클 것이다.

참고문헌

1) Frankel R: Treatment of Class Ⅱ Division 1 malocclusion with functional correctors. Am J Orthod, 55 : 265-275, 1969.
2) Rogers AP: Exercises for the Development of the Muscles of the Face, with a View to Increasing Their Functional Activity. The Dental Cosmos, 60 : 857-876, 1918.
3) 益子正範：下顎後退位症候群における T4K TRAINER の応用. 小児歯科臨床, 14 (4) : 45-58, 2009.
4) 金尾　晃：下顎後退位症候群における機能的矯正装置の応用 -TRAINER SYSTEM® の活用. 小児歯科臨床, 12 (9) : 45-62, 2007.
5) 柳澤宗光：「ムーシールド」による反対咬合の早期初期治療 ―筋機能訓練装置. デンタルダイヤモンド社, 東京, 2009.

제10장 Bimler Appliance와 Soldered Lingual Arch(SLA)

이토 리츠키(伊藤率紀)

Bimler Appliance와 SLA

Bimler appliance[1](그림 1)는 가철성 기능장치이고, 1936년에 Andresen V와 Haupl K가 개발한 activator를 Bimler HP가 개량해 1949년에 발표하였다. 상악전돌, 하악전돌에 이용하고 치열 확대와 시상 방향으로 변화가 가능하며, interdental spring을 사용하면 개개 치아이동도 가능하다.

Bimler appliance에는 A type(상악전돌과 총생 등 응용 범위가 넓음), B type(2급 2류), C type(전치 반대교합용)이 있고 본고에는 범용성이 높은 A type Bimler를 'Bimler'라고 부르기로 한다.

스즈키(鈴木) 씨가 개발한 Soldered Lingual Arch(SLA)[2](그림 2)를 병용하면 완성도가 한층 더 올라간다. SLA 치료의 최대 특징은 1회 치아이동량을 치근막 두께 이내로 제한한 것이며, 두 장치를 병용하면 치아와 관련 조직의 건강을 유지하면서 치열을 정렬할 수 있다.

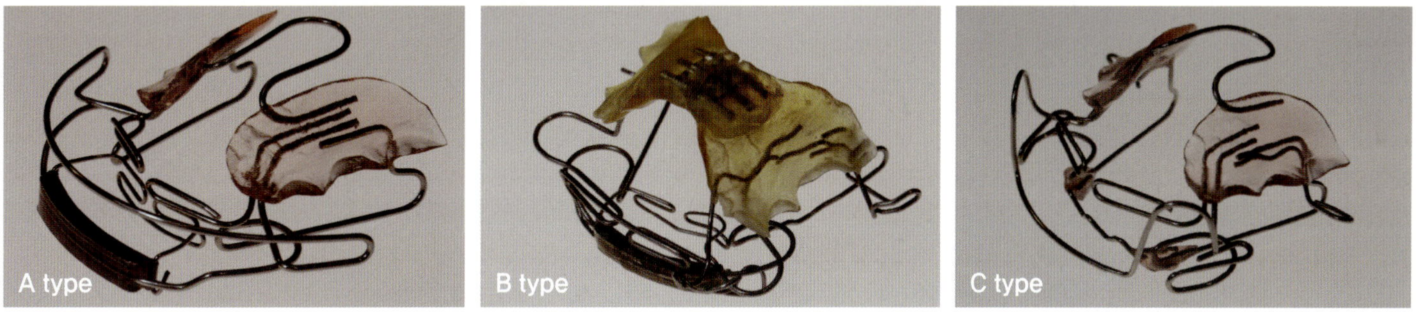

그림 1. Bimler의 종류. A type(상악전돌과 총생 등 응용 범위가 넓음), B type(2급 2류용), C type(전치부 반대교합용).

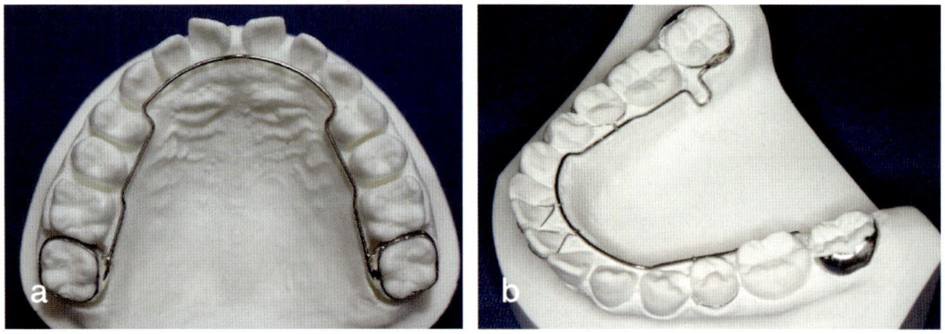

그림 2. Soldered Lingual Arch(SLA). SLA의 주호선은 밴드에 직접 납착한 특수한 lingual arch인데, 원리를 이해하면 발치 증례도 치료할 수 있다. 주호선은 Sanplatinum 교정선으로 제작하고(상악은 0.8mm 하악은 0.7mm), 루프가 있는 타입(Soldered Active Lingual Arch; SALA)과 없는 타입(Soldered Passive Lingual Arch; SPLA)을 적절하게 선택한다.

Bimler의 적응증 · 작용

Bimler의 적응증은 성장기 경증 상악전돌이나 경증~중등도 총생인데(그림 3)[3], 치료효과를 발휘하는 주요 기능은 치열확대이다. 이 작용은 잘 알려져 있지 않지만 Bimler HP는 첫 번째 기능으로 꼽았고, 치료 시 '재발이 적다'는 것을 이유로 들었다. 왜냐하면 Bimler는 전체적으로 탄성이 적절한데, 이 탄성으로 '기계적으로 확대하지 않기 때문'이라는 것이다. Bimler HP가 주장하는 확대 원리에 따르면 이 장치는 탄성이 적절해서 구강 내에 장착하면 신경근반사가 자극을 받아 저작 양상의 하악운동 등 좌·우 하악운동이 야기되고, 그 결과 그림 4처럼 주기가 반복되어 치열의 확대로 이어진다고 한다[1]. 24시간 사용이 기본 원칙이었는데, 수면 중에도 작용하므로 지금은 '수면 중에 장착하는 것으로 충분하다'고 본다. 그러나 반드시 매일 밤 사용이 중요하며, 사용 빈도가 낮으면 확대 효과가 떨어지므로 이 점을 명심하기 바란다.

Bimler 치료에는 중요한 원칙이 있다. 첫 번째 원칙은 모형을 사용해 장치 사용과 조작법을 설명한 후 반드시 환자에게 장치를 장착해 보게 하고, 두 번째는 장치 사용에 문제가 없다면 1~1.5개월 주기로 통원하며 그때마다 치열의 확대 상황을 반드시 기록한다는 것이다.

Bimler의 적응증

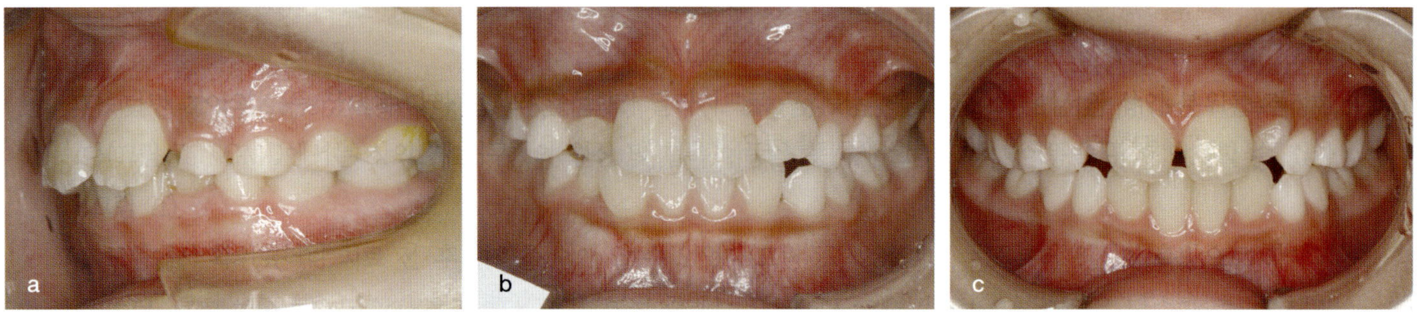

그림 3. Bimler의 적응증은 성장기 경증 상악전돌이나 경증~중등도 총생이다.

Bimler의 작용(하악운동을 후방에서 관찰한 그림)

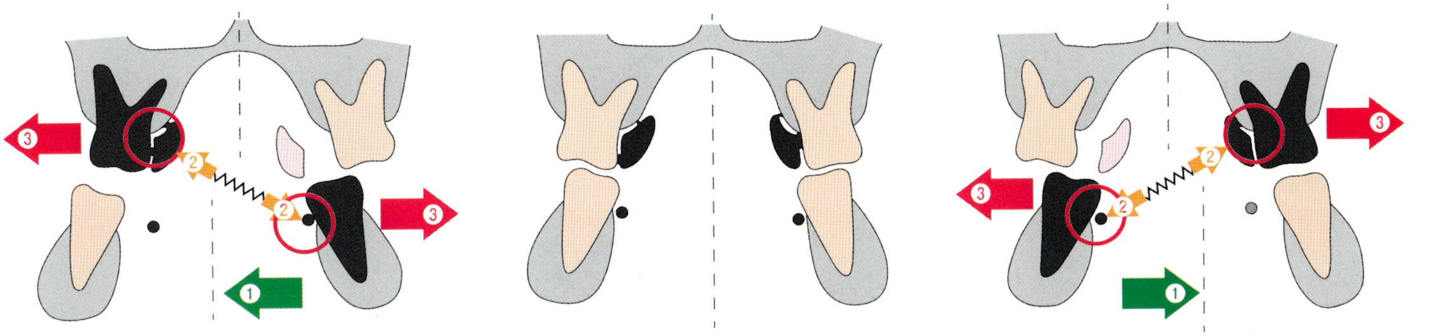

그림 4. Bimler로 치열이 확대되는 원리. 저작과 유사한 하악운동을 하면(좌측 그림) 우측 아래 치아가 우측 하악부의 Bimler 강선에 닿아 장치가 동요하고 그 동요로 레진부가 좌측 위 치아와 접촉한다. 반대측에도 반복적으로 동일한 현상이 발생하고(우측 그림), 이 주기가 반복되어 치열이 확대된다.

Bimler의 제작·구조

Bimler는 강선이 복잡하게 얽혀 있는 것처럼 보이지만, 비믈러연구소(Bimler Laboratorien)에서 판매하는 preform wire(그림 5)를 조합해 제작하면 겉보기만큼 어렵지 않다. 특히 요령을 알고 필요한 치아에 주의를 기울여 제작하면 작업이 수월하다(그림 6~9).

Bimler의 제작·구조

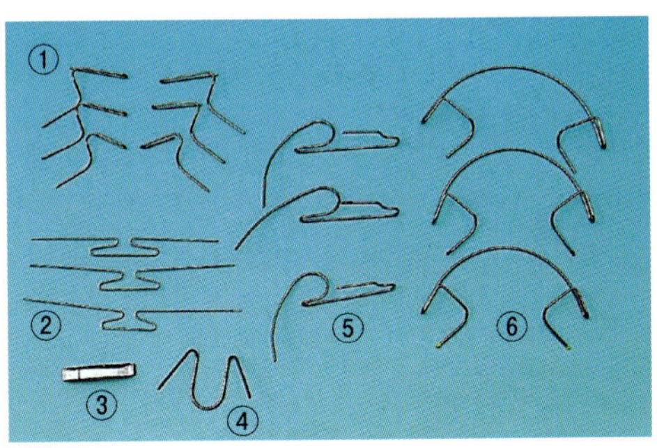

그림 5. ① upper frontal spring, ② lower frontal loop, ③ lower frontal splint, ④ coffin spring, ⑤ lower arch, ⑥ upper labial arch. 많은 강선에 S·M·L 사이즈가 있어 모형에 적합한 크기를 선택한다.

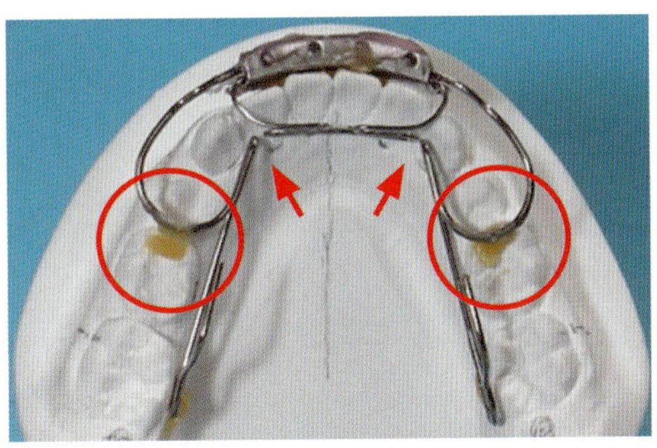

그림 6. Lower frontal loop는 교합평면에 수직으로 하악 전치의 치경부에 접촉시킨다. Lower arch의 전방(화살표)과 lower frontal loop 사이에 거리를 만들지 않는다(1mm 이하). 빨간 원 부분은 반드시 #54와 #55, #64와 #65, #74와 #75, #84와 #85 또는 #14와 #15, #24와 #25, #34와 #35, #44와 #45 사이를 통과한다.

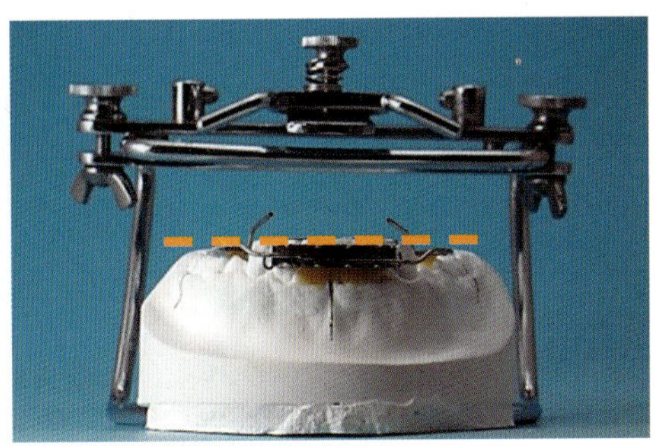

그림 7. 좌·우 Bimler가 대칭이 되도록 하고 그림 6의 빨간 원 부분을 좌·우로 연결한 선(노란 선)은 교합평면과 평행하게 한다.

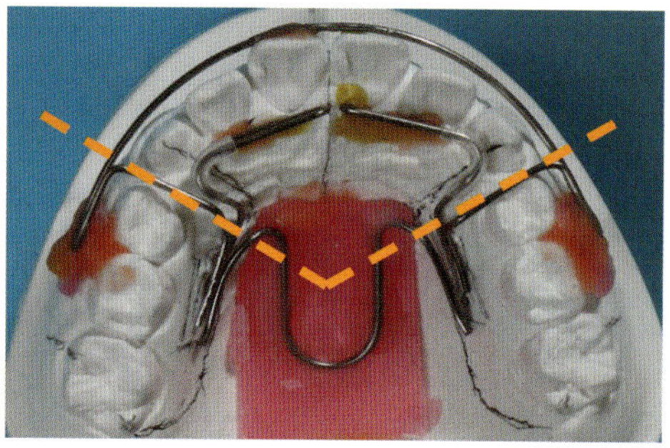

그림 8. Upper labial arch의 순측부는 교합평면과 평행하고, 다리 부분을 향해 #53과 #54, #63과 #64, #73과 #74, #83과 #84 또는 #13과 #14, #23과 #24, #33과 #34, #43과 #44 사이를 통과시켜 그 연장선상에 coffin spring의 전방부가 오게 한다. 각 강선의 다리 부분은 평행하고 균형감 있게 잘 배치한다.

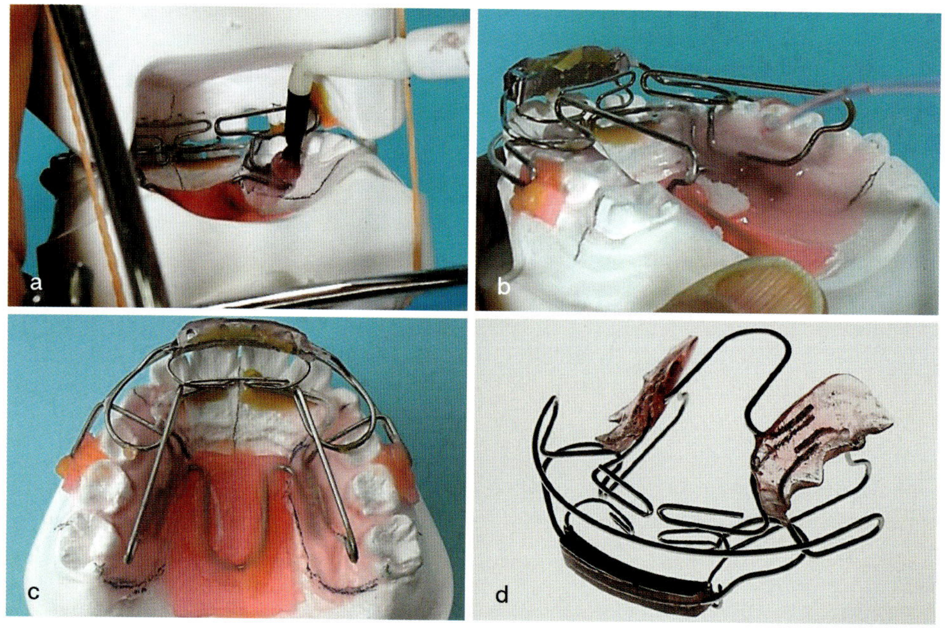

그림 9. 소량의 레진으로 lower arch의 다리 부분을 고정한 후(**a**) 하악부를 분리해 레진을 추가하고(**b**) 상을 형성할 수 있게 한다(**c**). 세심하게 수정, 연마해 완성한다(**d**).

Bimler의 조정

전용 플라이어(야스나가 컴퓨터 시스템)로 조정하는 것이 특징이다(그림 10). 이 장치에는 많은 U자형 루프와 이에 연결되는 2개의 평행한 강선이 있는데, 루프 끝을 경계로 다른 한쪽을 플랫 플라이어로 잡아 루프를 열고(그림 10a), 다른 한쪽을 라운드 플라이어로 잡고 루프를 만들면(그림 10b) 2개의 강선이 평행해진다. 이때 2개의 강선 길이에 차이가 생겨 장치가 활성화된다. 이것을 응용해 그림 11처럼 조작하면 하악이 전방유도된다. 다만 조정량은 3개월에 1회, 약 0.5mm로 제한한다. 상악전돌의 경우 전방유도가 최대 4mm이고 장치에 적응하면 유도량을 늘린다.

Bimler 치료에 SLA 응용

Bimler로 부정교합을 개선해도 정중의 편위와 총생의 섬세한 개선에는 한계가 있으므로 SLA(그림 2 참조)를 응용한다. 그림 12~14에 소개하는 SLA는 루프가 없는 SPLA이고, 공간이 부족하지 않고 악궁 형태가 양호할 때 사용한다. Leeway space를 포함해 공간을 관리하거나 총생을 개선할 수 있다. SLA는 외관이 단순해 보이지만 제작하는 데 정교한 조작이 필요하다. 상악을 대상으로 제작 포인트를 정리했지만 하악도 원리는 같다.

Bimler의 조정 방법

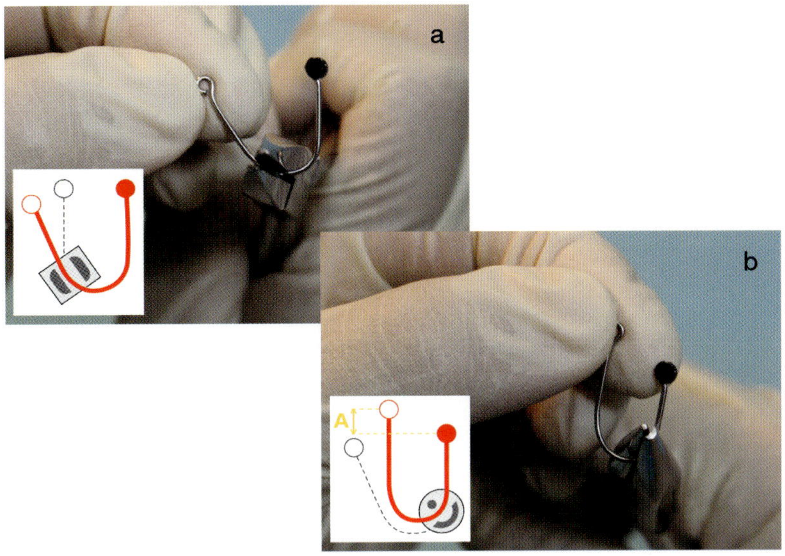

그림 10. Bimler는 섬세한 조정이 가능하다는 특징이 있다(본문 참조). A: 루프를 조정해 강선 길이에 차이가 생겼다.

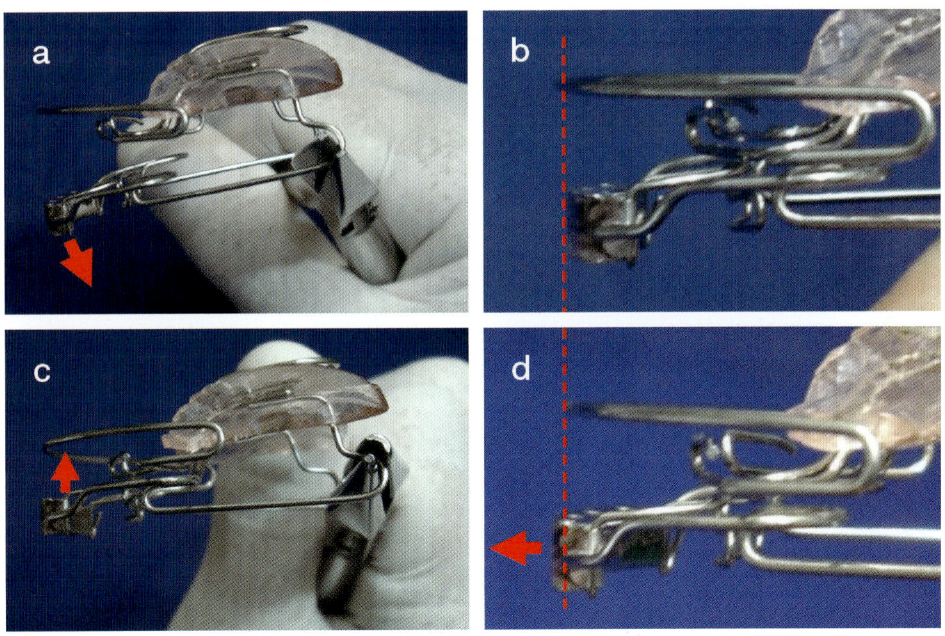

그림 11. 하악을 전방으로 유도하고 싶다면 루프의 아래쪽을 플랫 플라이어로 잡아 열고(**a**), 루프의 위쪽을 라운드 플라이어로 잡고 상·하 강선을 다시 평행하게 하면(**c**) 하악이 전방으로 유도된다(**b**, **d**).

SLA 제작의 포인트

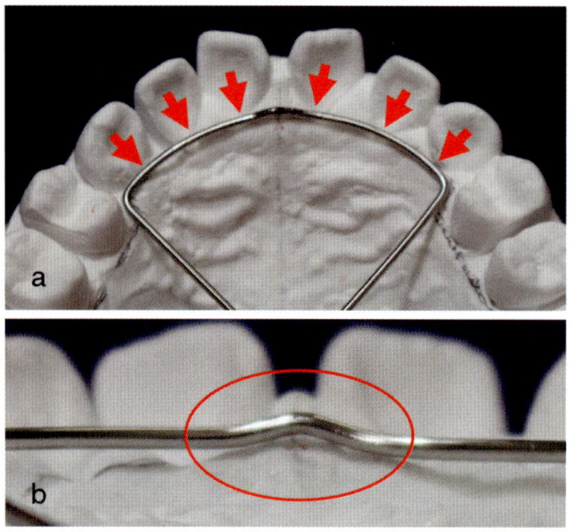

그림 12. SLA의 주호선은 기본적으로 정확한 위치에 있다고 판단한 치아에 접촉시킨다(화살표). 반드시 주호선의 전방부에 incisive papilla bend(빨간 원)를 연결한다.

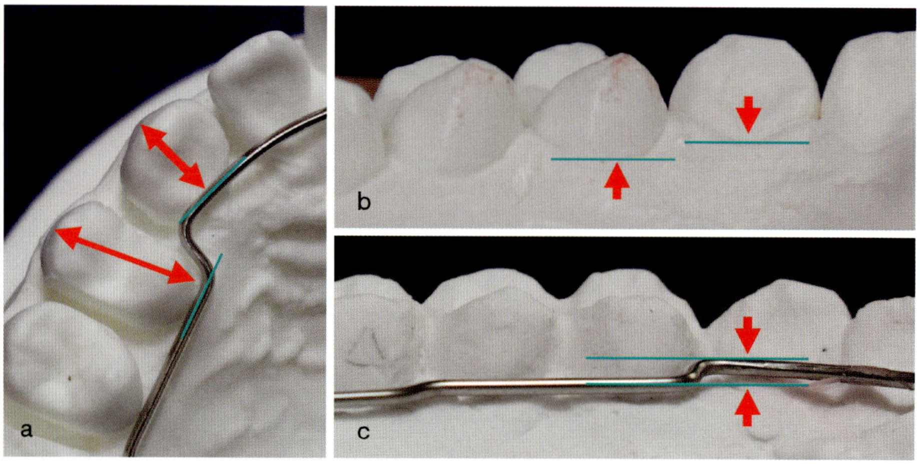

그림 13. 견치와 제1소구치 사이에 밴드를 형성하는데, 순설적 두께뿐만 아니라 치경부 높이도 다르므로 이 차이만큼 상·하적으로 계단 형태를 형성한다.

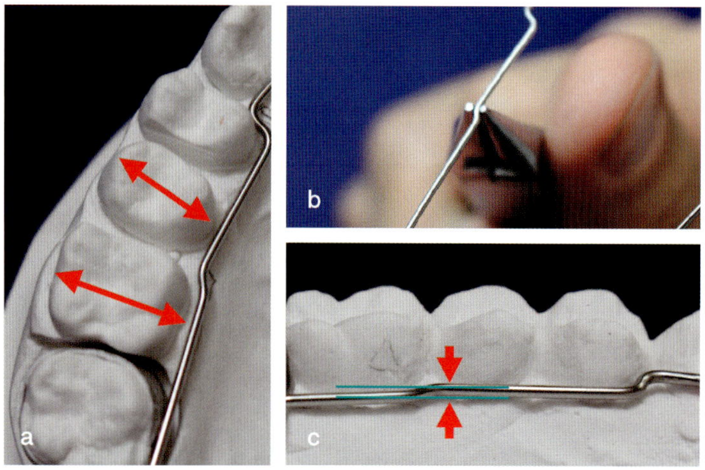

그림 14. 제2소구치와 제1대구치 사이에도 밴드를 형성하는데, 순설적 두께뿐만 아니라 치경부 높이도 다르므로 이 차이만큼 상·하적으로 계단 형태를 형성한다. 이 사진에서 제1대구치 설측면과 SLA의 주호선 사이에 공간이 있는데, 이것은 같은 치아가 협측 부근에 있기 때문이고 같은 치아를 설측으로 넣기 위해 필요한 공간이기도 하다.

증례 1: 비발치 치료에 성공한 공간이 크게 부족한 혼합치열 증례

하악 전치총생을 호소하며 내원한 8세 7개월의 남아(그림 15). 골격에 큰 문제가 없고 맹출한 영구치 폭은 정상이지만 치열 폭경이 일부 좁고(그림 18a), 방사선사진을 촬영해 상악 측절치 폭을 예측해 공간을 분석[4]한 결과 상악이 −6.0mm로 향후 편의상 발치가 필요할 수도 있는 상태였다.

이런 상황에서 2년간 잠잘 때 Bimler를 착용하였다. 11세 7개월의 모형(그림 18b)과 치열 폭의 변화(그림 20, 21)를 보면 Bimler를 사용해 협착된 #13~#23, #33~#43과 #14~#24, #34~#44 사이를 확장해 평균치 또는 그 이상이 되었고, 하악도 Bimler의 lower frontal loop를 사용해 전치 총생을 개선하였다.

Bimler를 사용하는 동안 약 1~2개월 주기로 내원시켜 치열의 확대 상황을 기록하고 그림 10에 소개하듯 손가락이나 플라이어로 치열의 폭과 거의 동일한 양의 Bimler 확대(0.3~0.5mm) 및 lower frontal loop의 조절을 진행하였다. 또한 같은 시기의 구강 내 사진(그림 16)을 보면 #23과 #35~#45에 작은 강선이 있는데, 이것은 탄성 끈(0.018 ZING® STRING 등)을 연결해 회전을 개선하기 위한 것이다. 그 후 11세 11개월이 되어 상악에서 SLA를 분리하고 Bimler로 보정하고, 하악은 SLA로 #36, #46의 설측경사를 개선하였다. 14세 6개월부터 약 1년에 걸쳐 상·하 SLA로 보정한 후 관찰에 들어갔다(그림 17).

이 사진을 보면 치열이 상당히 좋고, 치근흡수나 장치에 의한 우식도 없고, 상·하악 감합 상태는 물론이고(그림 23) 치열도 건강하다.

그러나 16세 11개월에는 경미하지만 협착 경향과 하악 전치 총생이 관찰되었다. 다른 증례를 보더라도 Bimler는 여타 확대장치보다 안정적인 것 같지만 다소의 변화는 있으므로 술후 변화에 주의가 필요하다.

증례 1: 비발치 치료에 성공한, 공간이 크게 부족한 혼합치열 증례

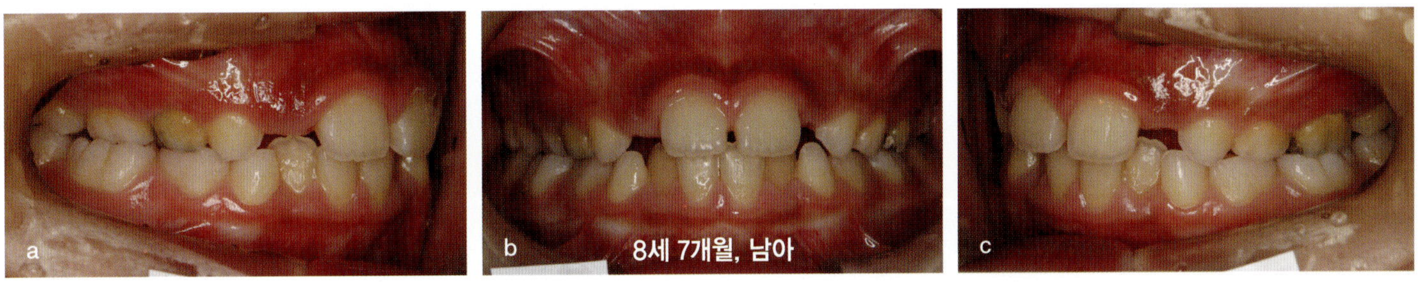

그림 15. 치료 개시. 정중선의 편위와 상·하 CD 사이에 협착과 총생 등 부정교합이 있어 적절한 처치가 필요한 상황이었다.

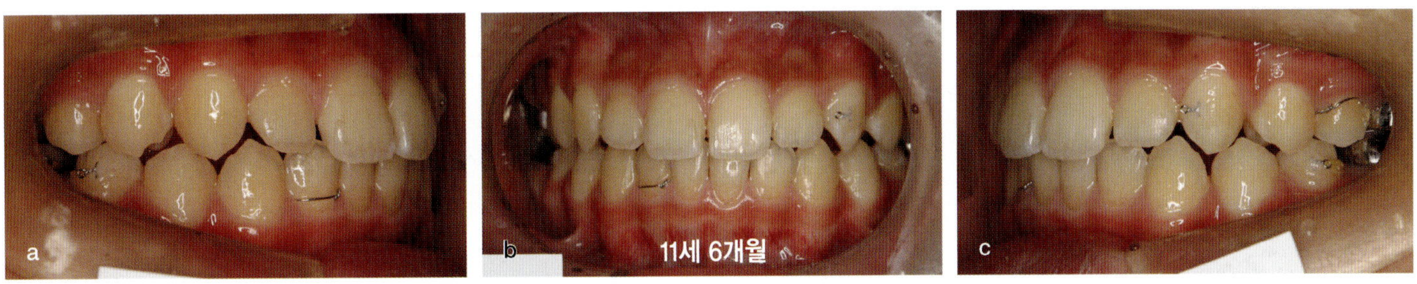

그림 16. Bimler의 lower frontal loop가 작용해 하악 전치 총생을 개선하였다. #23과 #35, #45에 작은 고리를 만든 와이어를 접착했는데 그 고리에 탄성 끈을 통과시켜 SLA와 연결해 회전을 개선한다.

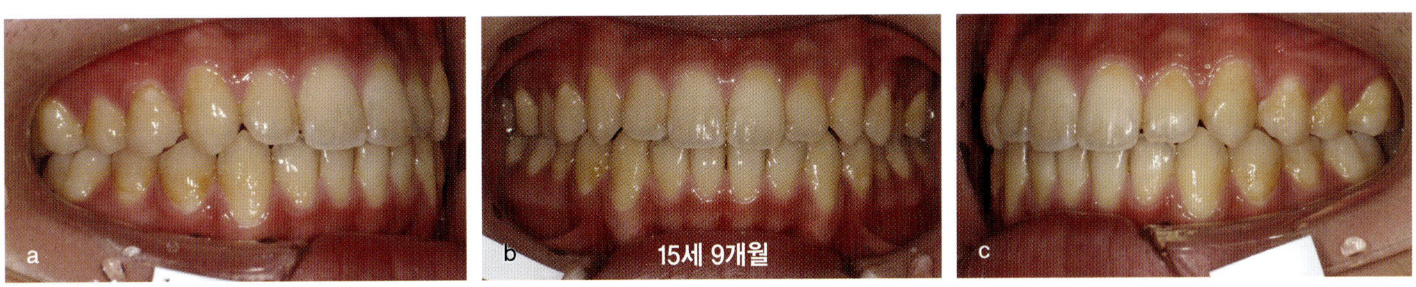

그림 17. 보정 개시. 정중선과 일치하고 총생도 거의 개선되었다. 제2대구치까지 교합을 확립하였다.

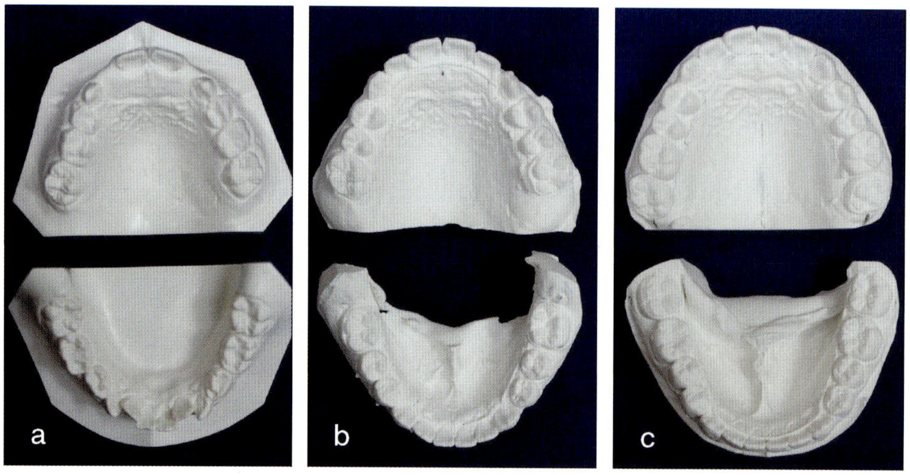

그림 18. 치열의 변화. 좌측부터 8세 7개월, 11세 7개월, 13세 7개월.

10

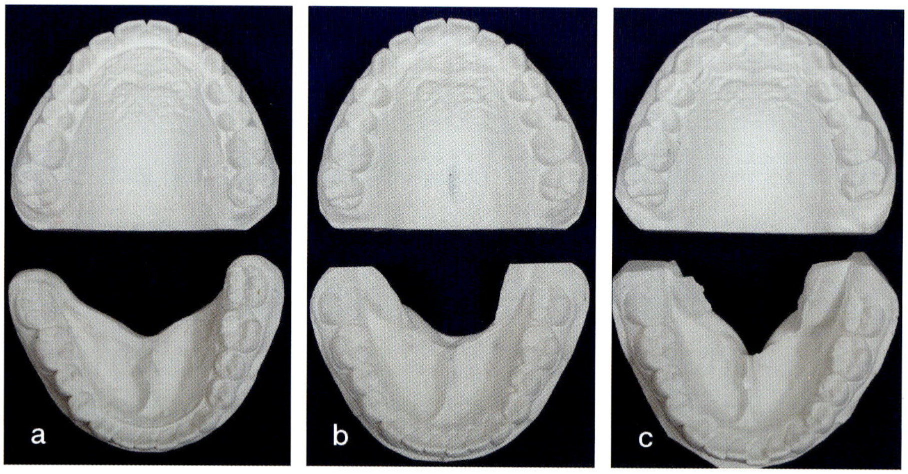

그림 19. 치열의 변화. 좌측부터 14세 6개월, 15세 9개월, 16세 11개월.

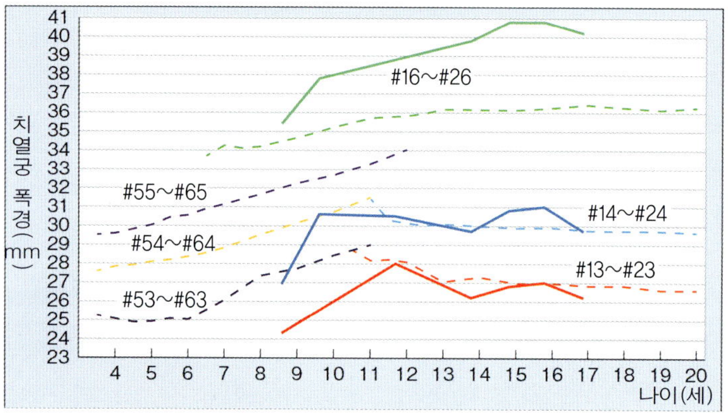

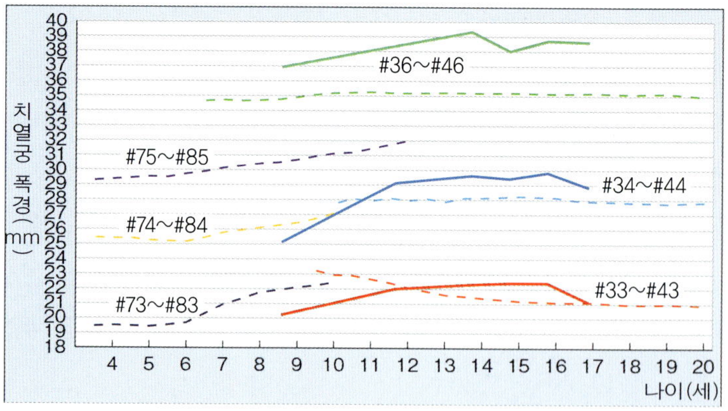

그림 20, 21. 상악 치열궁 폭경의 변화(좌측)와 하악 치열궁 폭경의 변화(우측). 상·하 치열이 협착된 #13~#23, #33~#43과 #14~#24, #34~#44 사이를 Bimler로 확대하여 평균치 또는 그 이상이 되었다(점선은 교정치료하지 않았을 때 자연스러운 치열궁 폭경의 변화[참고문헌 4)에서 인용], 실선은 증례 1의 치열궁 폭경의 변화).

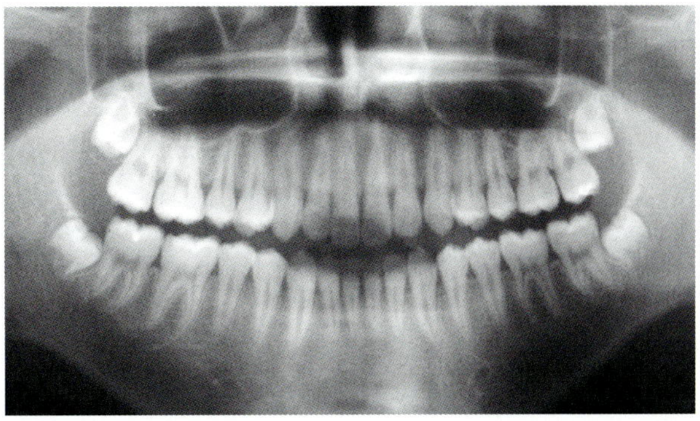

그림 22. 치료 후 파노라마 방사선사진.

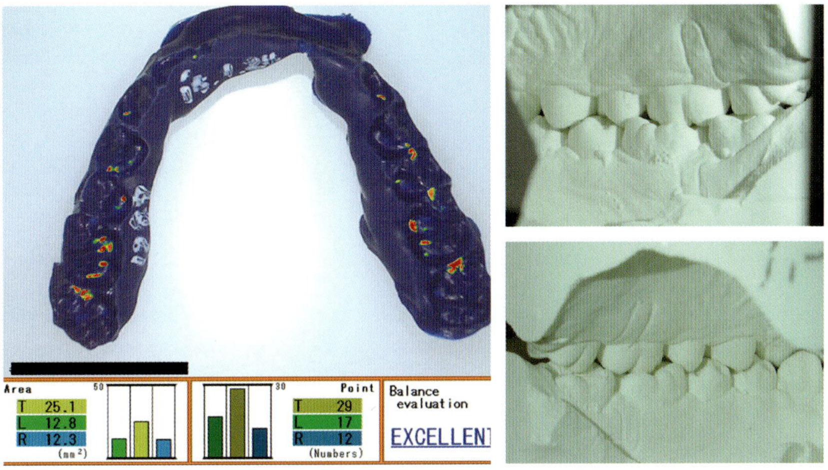

그림 23. 치료 후 구치 감합 상태.

증례 2: 비발치 치료에 성공한 전치부에 강한 총생이 있는 혼합치열 증례

증례 1과 같은 치료를 진행한 9세 3개월 여아의 구강 내 사진과 파노라마 방사선사진으로 설명한다. 그림 24는 치료를 시작할 당시 치열이고, 측두방사선사진 분석에서 상악 중절치의 순측경사가 확인되었는데 골격에는 문제가 없었다. 맹출하는 영구치의 폭은 표준보다 크고 치열 폭경은 3mm 전후로 좁았다. 공간분석 결과 치열 전체는 상악 −1.8mm, 하악 +4.1mm를 예상했는데 전치부만 보면 상악 −3.8mm, 하악 −2.6mm로 공간이 크게 부족하였다.

이 환자에 증례 1처럼 Bimler를 사용했는데, 10세 7개월에 #54~#64, #74~#84 사이에서 상악이 2.2mm, 하악이 1.9mm 확장되었다. 이 확대량은 전치총생을 개선하기에 충분하지 않지만, 치열확대는 쉽게 재발하므로[5] 필요 이상의 확대는 피한다. 이번 증례는 #55, #65, #75, #85의 탈락이 다가온 11세 6개월에 Bimler를 종료하고 #16, #26, #36, #46을 고정원 치아로 이용하는 SLA를 장착하며 그림 28에 소개하는 방법으로, #14, #24, #34, #44를 원심이동하고 Leeway space를 이용하고 있다. SLA에 오픈 코일이나 탄성 끈을 응용해 정중의 편위 개선을 포함해 각 치아의 부정을 개선하고, 건전한 법랑질과 치근을 유지하면서 정돈된 치열과 양호한 감합 상태를 얻을 수 있었다(그림 25~27).

증례 2: 비발치 치료에 성공한, 전치부에 심한 총생이 있는 혼합치열 증례

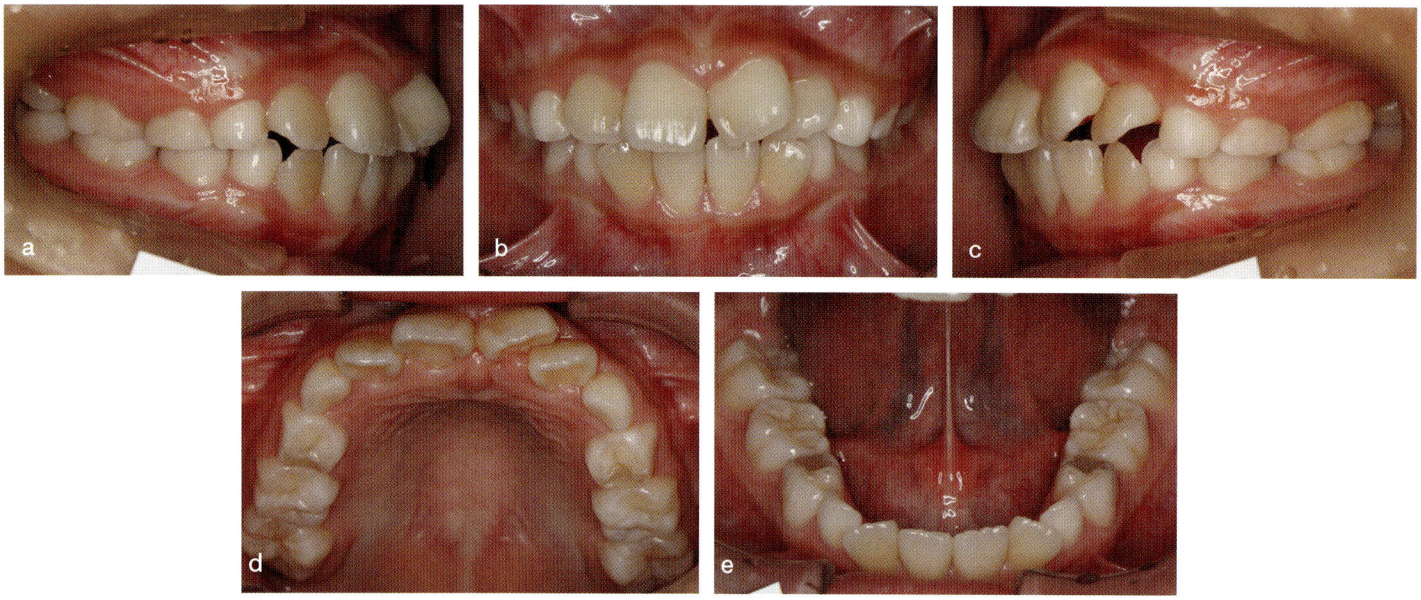

그림 24. 치료 시작(9세 3개월). 특히 상악 전치부에 심한 총생이 확인된다. Leeway space도 고려해 치열을 필요 이상 확대하지 않도록 한다.

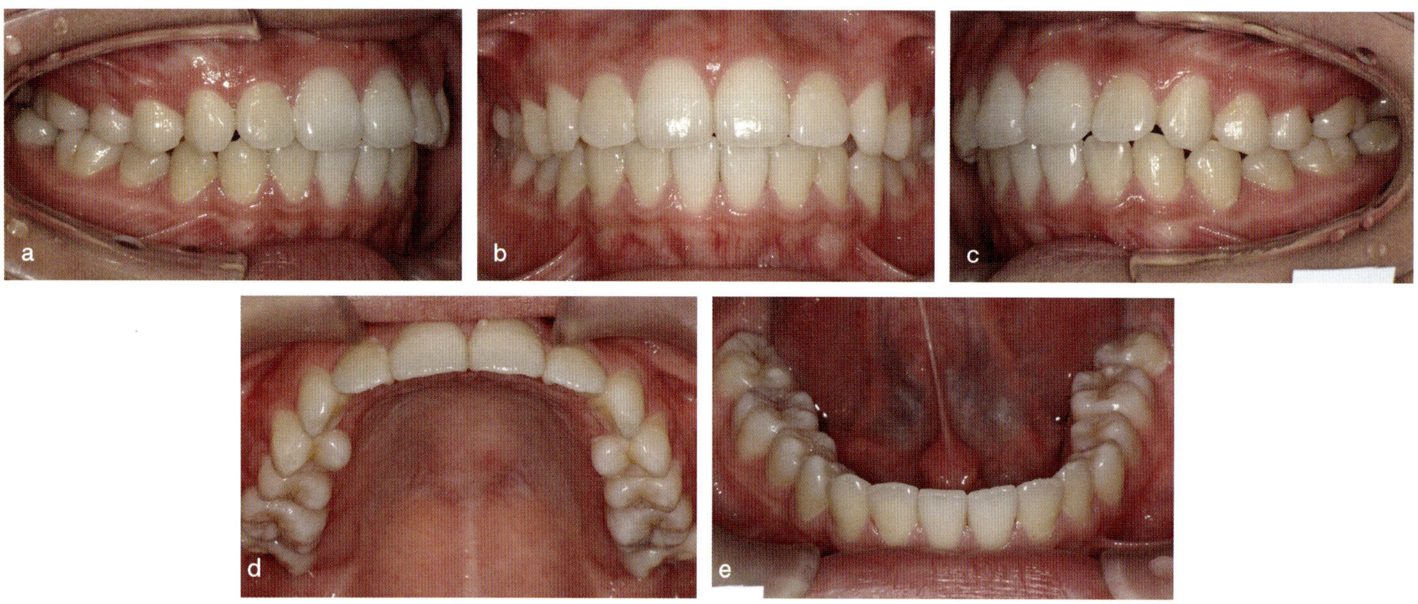

그림 25. 16세 11개월. 1년간 SLA로 보정한 결과. 치열확대량이 상·하 2mm 정도였는데 SLA로 space management와 총생 개선에 성공하였다. 치은이 건강하게 잘 유지되고 있다.

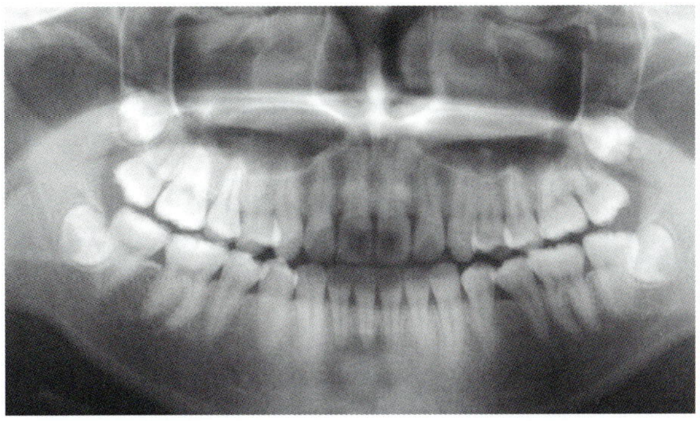

그림 26. 치료 후 파노라마 방사선사진. 초진 시부터 단근 경향이 있었지만 치근흡수는 없었다.

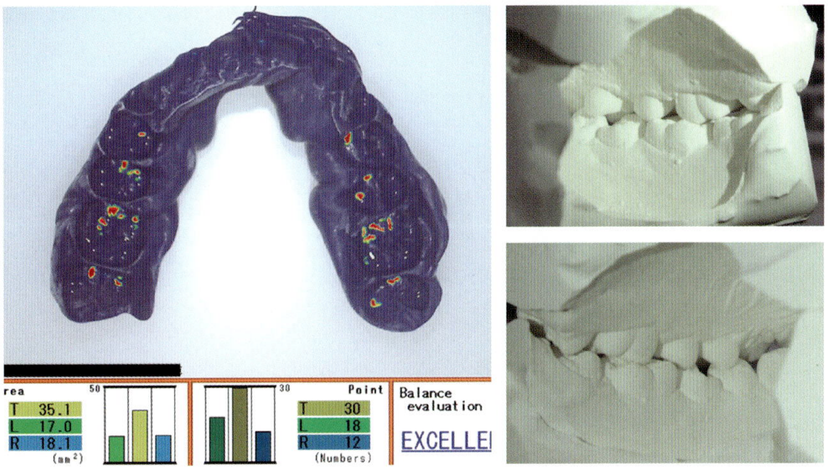

그림 27. 치료 후 구치의 감합 상태. 적절하게 분산된 교합접촉점이 보이고 좌·우 균형도 양호하다.

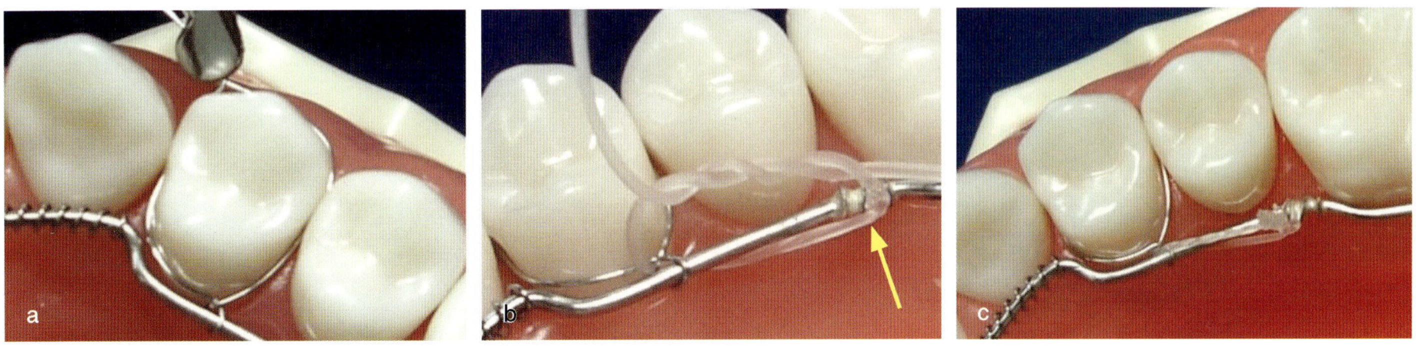

그림 28. SLA를 이용한 제1소구치 원심이동법. SLA는 결찰선을 많이 사용하는데 **a**처럼 결찰한다. 이것과 스토퍼(화살표) 사이에 탄성 끈을 연결하면(**b**) 50g 정도의 교정력을 발휘한다(**c**).

결론

교정치료는 치아를 아름답게 배열하는 목적만이 아니라 영속성과 구치의 감합 상태까지 고려해야 한다. 그리고 교정치료 후 치근이 흡수되거나 우식이 발생하면 치료의 의의를 의심할 수밖에 없다. 여기에 제시한 치료법이 모든 부정교합에 효과적이지는 않지만 신중하게 발전시킨다면 오늘날 교정임상에 기여하는 바가 크다고 확신한다.

마지막으로 기공 사진에 도움을 주신 요코이(横井欣弘) 선생과 츠쿠다(佃 弘) 씨께 감사드린다.

참고문헌

1）Graber TM, Neumann B：Removable orthodontic appliances. 337-500, WB Saunders, Philadelphia / London, 1977.
2）鈴木信夫：Soldered Lingual Arch の臨床応用例（前歯部叢生）その１. 近東矯歯誌, 17：26-38, 1982.
3）伊藤率紀：ビムラーのメカニクスと治療の実際. 矯正臨床ジャーナル, 25巻, ５, ８, 11号：51-70, 11-39, 75-97, 2009.
4）町田幸雄：交換期を上手に利用した咬合誘導. 31-57, 73-76, 一世出版, 東京, 2011.
5）関崎和夫：GP のための咬合誘導—効果的な歯列拡大と床矯正の限界. クインテッセンス出版, 東京, 2014.

제 11 장 Bite Jumping Appliance(BJA)

사토미 마사루(里見 優)

Bite Jumping Appliance(BJA)란?

BJA란 1989년 독일 울름대학의 Sander FG가 고안한 더블플레이트 타입의 기능적 악교정장치(그림 1, 2)이다[1-6].
이 장치의 특징은 다음과 같다.

- 개구 시에도 구성교합을 취하고 장착할 때 근육이 항상 활성화된다(그림 3).
- 하악의 성장발육을 촉진할 뿐만 아니라 상악의 성장발육을 억제하거나 치열의 원심이동 등 상악에 대해서도 교정력을 발휘하므로 상악 전치부의 순측경사를 포함해 상악 치열이 근심으로 전위된 증례에 매우 효과적이다.
- 기본적으로 Hawley 타입의 보정장치나 확대상 장치와 구조가 유사하고 장착 시 위화감이 적다.
- 장착 중에도 대화가 가능하고 말을 하면 더 효과적인 작용을 기대할 수 있다.

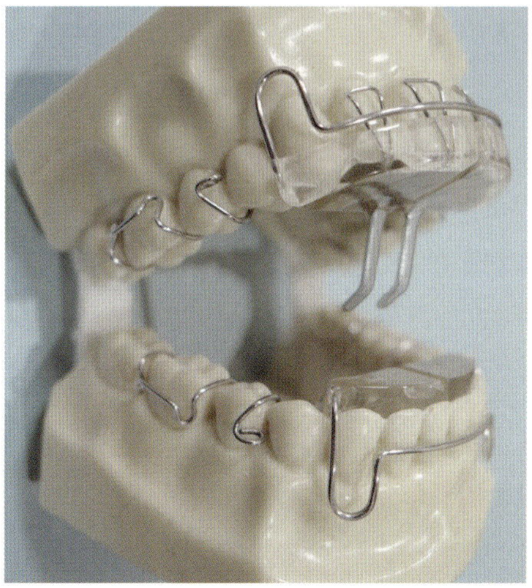

그림 1. 상악 절치부에 torque spring을 부여한 BJA.

기능적 악교정장치의 분류와 근활성화법

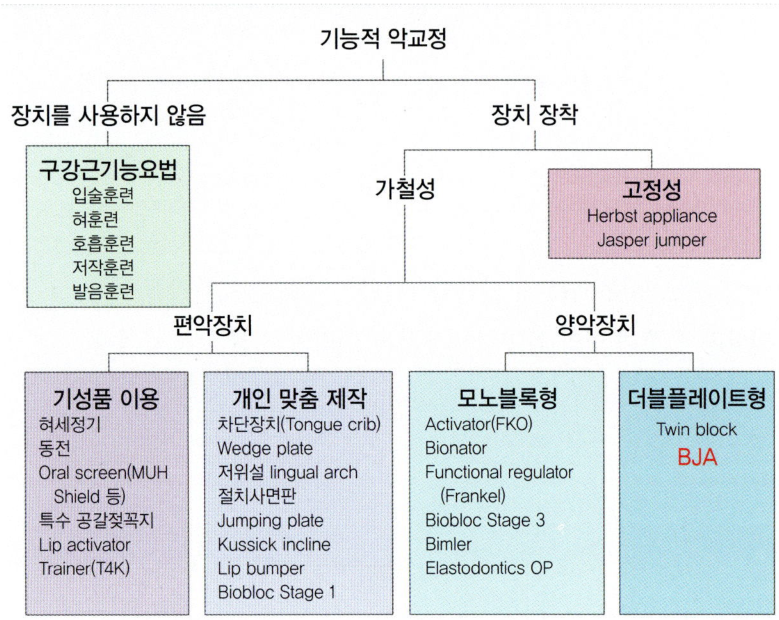

그림 2. 기능적 악교정의 분류.

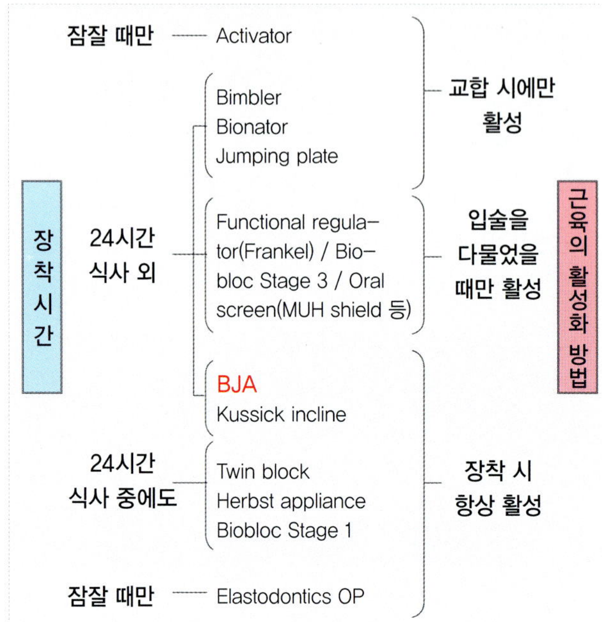

그림 3. 기능적 악교정장치의 근활성화법과 장착 시간.

- 수면 등 개구 상태에서도 구성교합위를 유지하고 교정력을 지속적으로 발휘한다.
- 상·하악 개별적인 측방확대가 가능하다.
- 하악사면판의 설치 각도를 조정하면 high angle 증례나 low angle 증례 등 안모 타입별로 대응할 수 있다.
- 교합평면에 레진을 첨가하면 하악하연평면이 시계 방향으로 회전하는 것을 방지할 수 있다.
- Torque spring을 부여해 상악 전치의 설측경사이동을 방지한다.
- 하악사면판에 레진을 첨가하면 구성교합을 간단히 재활성화시킬 수 있다.
- Multi-bracket appliance와 병용할 수 있다.

BJA는 가이드 버, 사면판, 확대 스크류, 유지장치로 이루어져 있다. 이 장치는 제작이 복잡하지만 bionator 등의 모노블록형과 달리 상·하악 각각에 플레이트형 장치를 장착하므로 장착감이 좋고 대화 등 일상생활에 지장을 주지 않는다. 이 장치의 역학은 저작운동을 통해 하악의 사면판이 가이드 버를 따라 활주하고 하악이 전방으로 유도된다. 또한 개구 상태에서도 긴 가이드 버가 하악을 전방으로 계속 밀어내므로 수면 중에도 하악은 전방위를 유지한다. 이 특징을 폐쇄성 수면무호흡(OSA) 치료에도 이용할 수 있다. 가이드 버는 혀를 내미는 습관에 대해 tongue crib의 역할도 한다.

BJA의 적응증

BJA 치료에는 충분한 골격적 성장이 필요하다. 골격성 앵글 2급 1류 또는 2급 2류 부정교합이고 ANB가 4° 이상일 때 적용할 수 있다.

상·하 일체형인 모든 기능적 악교정장치와 달리 BJA는 틀어진 정중선도 치료할 수 있다. 틀어진 정중선은 단계적인 구성교합(1mm 변경한 후에 또 1mm)을 통해 치료·개선한다.

또 다른 적응증은 교합평면 조절이 필요한 증례다. 이 경우 턱의 외력 없이 하악사면판의 정확한 경사각을 이용해 효과를 발휘한다. 효과를 더 강화하려면 필요한 변화량에 준해 턱의 외력을 병용하는 방법을 추천한다. 턱의 외력과 표준 BJA를 병용하면 상악골이 전하방으로 성장하는 것을 쉽게 억제할 수 있다.

BJA의 비적응증

장착 후 골격이 충분히 성장하지 않은 경우(수근골의 방사선사진으로 판단할 수 있음) BJA를 사용할 수 없다. ANB가 2° 이하일 때도 BJA를 적용할 수 없다.

구성교합

BJA 제작에 앞서 구성교합이 중요한데, 기타 일반 기능적 악교정장치와 똑같은 전제 조건이다.

필자는 George Gauge를 사용해 구성교합을 채득한다. 또한 석고 모형상에서 구성교합을 정확하게 채득하지 못해 기능의 효과를 충분히 기대할 수 없는 경우도 있으므로 반드시 환자 구강 내에서 정확하게 채득하는 것이 바람직하다(그림 4). 표준 BJA의 경우 구성교합의 양은 하악골의 (시상)전방 위치 약 +5mm, 수직적 개구량 약 3mm이다. 이를 통해 약 2mm의 overcorrection이 구성교합에서 만들어진다.

사용 시 주의사항

- 야간 취침을 포함해 1일 10시간 이상 장착을 지도한다.
- 교합력이 가이드 버에 집중되어 가이드 버가 변형될 수 있으므로 환자에게 장치를 강하게 씹지 않도록 주의하고 내원할 때마다 가이드 버의 변형을 확인하고 필요하면 조정한다.
- 환자의 협조가 치료 성공의 열쇠이기 때문에 내원할 때 장치 사용 상황을 확인하고 사용 시간과 사용 빈도에 문제가 있다면 매번 지도한다. 보호자는 물론 환자에 대한 충분한 지도가 필요하다.
- 혼합치열기에는 구강 내 상황에 따라 재제작이 필요하다.
- 상·하악 치열 정중의 편위를 개선하는 것은 난이도가 높다.

구성교합의 채득법과 BJA 상악 바 및 하악사면판의 설치 위치

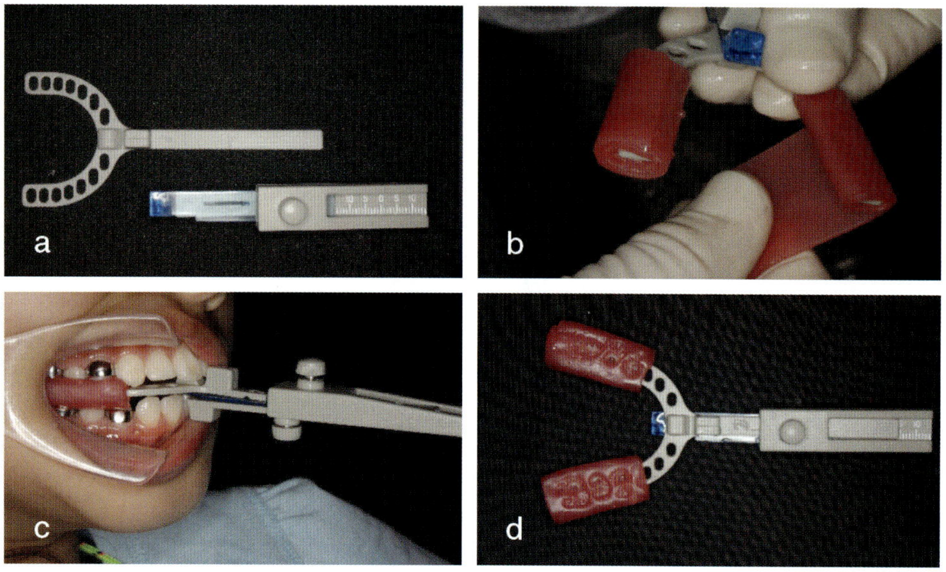

그림 4. George Gauge(Rocky Mountain Morita)로 구성교합 채득. 구성교합 전방 + 5mm. **a,** Bite fork와 George Gauge 본체. **b,** 채득 재료(필자는 파라핀왁스 사용)를 bite fork 끝에 붙인다. **c,** 설정한 구성교합의 George Gauge를 구강 내에 물린다. **d,** 채득 재료가 충분히 굳으면 구강 내에서 꺼낸다.

장치 제작법

기성 가이드 버는 Forestadent사에서 버 타입 2종(Memory Sander Ⅱ Bite Jumping Appliance Screw, Sander Ⅱ Bite Jumping Appliance Screw), Dentaurum사에서 강선 타입 1종(Double Plate System Pro-trusion Screw)을 판매한다(그림 5).

하악 사면판의 설치 각도를 보통 60°로 설정하는데, high angle 증례는 65°, low angle 증례는 55°로 하고, 안모 타입별로 대응한다(그림 6). 상악 전치의 설측경사를 저지해야 할 증례는 상악 전치부에 torque spring을 사용한다. 필자는 Adams clasp 말고 유지력이 강한 Crozat clasp를 사용한다(그림 7).

장치 조정법

하악 사면판에 레진을 첨가해 구성교합을 간단히 조정할 수 있지만(그림 8, 9) 응급 시에는 가이드 버를 구부려 적용하기도 한다(Memory Sander Ⅱ Bite Jumping Appliance Screw 제외).

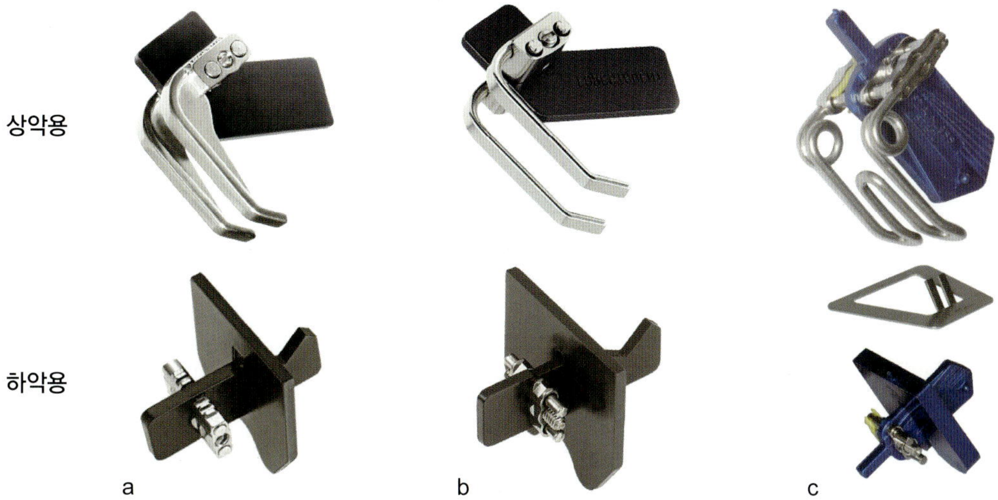

그림 5. 가이드 버와 스크류(3종류). **a,** Memory Sander II Bite Jumping Appliance Screw(Forestadent). **b,** Sander II Bite Jumping Appliance Screw(Forestadent). **c,** Double Plate System Protrusion Screw(Dentaurum).

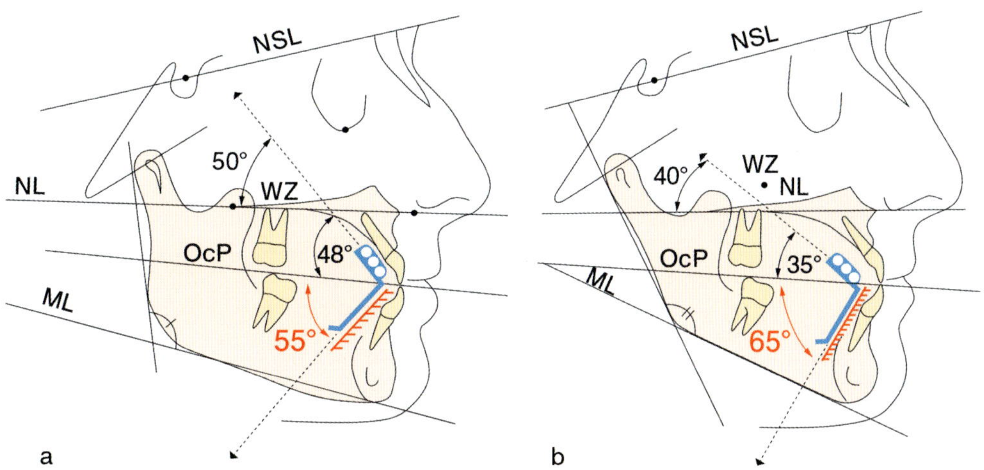

그림 6. 상악 바와 하악사면판의 설치 각도. **a,** Low angle 증례 55˚. **b,** High angle 증례 65˚.

BJA 제작법

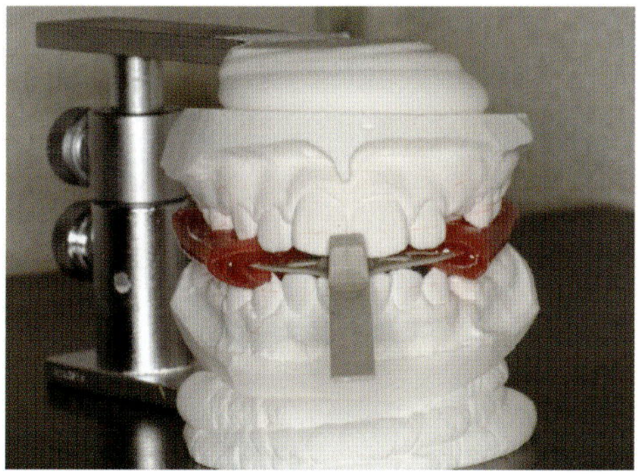

그림 7-1. 교합기 장착. MH형 구성교합기(Bio-dent).

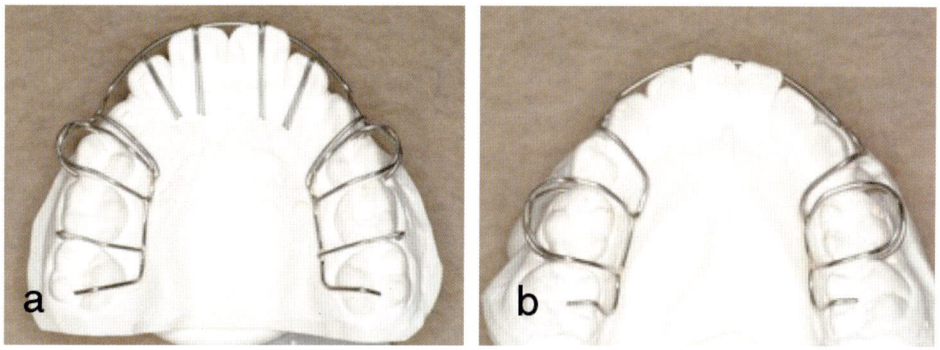

그림 7-2. 모든 강선을 구부린 상태. 강도를 확보하고 잘못 삼키지 않도록 납착한다. 클래스프를 장치 중심에 배치해 안정성을 확보한다. **a,** 상악. **b,** 하악.

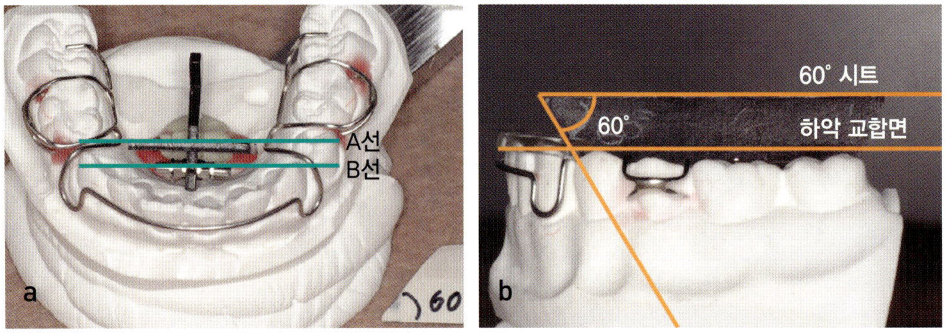

그림 7-3. 스크류 설치(하악). **a**, 스크류의 플레이트 A선과 견치를 연결한 B선이 평행하다. **b**, 두꺼운 종이나 강선으로 미리 60° 시트를 제작하고, BJA의 하악사면판이 교합면에 대해 60°가 되도록 설정한다.

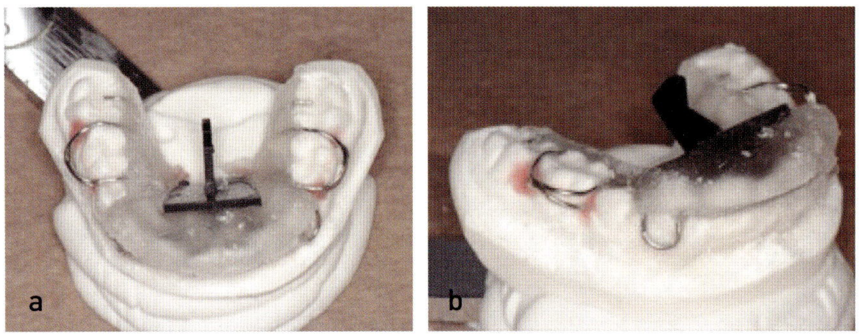

그림 7-4. 하악 레진 첨가·중합. 레진 캡을 제작하기 위해 전치부를 덮는다. **a**, 하악 교합면. **b**, 하악 경사위.

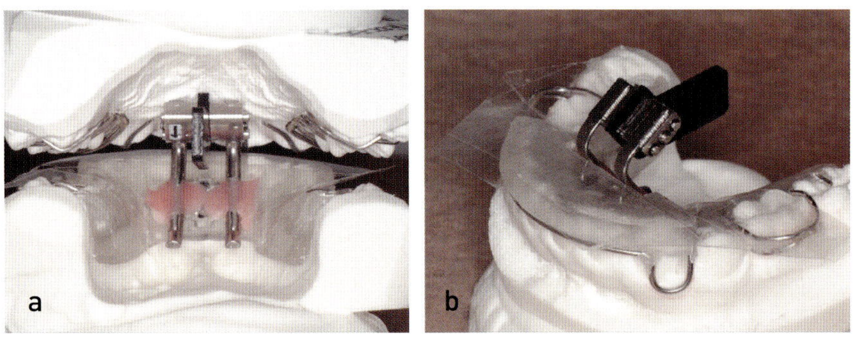

그림 7-5. 스크류 설치(상악). 하악사면에 상악 스크류의 버를 왁스로 고정. **a**, 설측면. **b**, 하악 경사위.

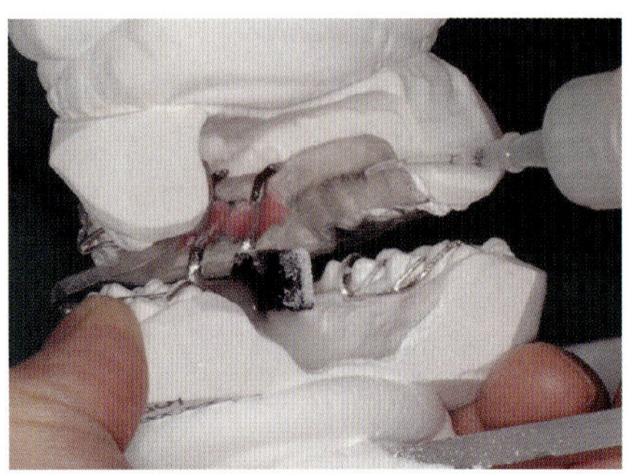

그림 7-6. 레진 첨가. 레진이 경화하기 전에 torque spring 주변의 과잉 레진을 제거하고 변연의 형태를 수정한다.

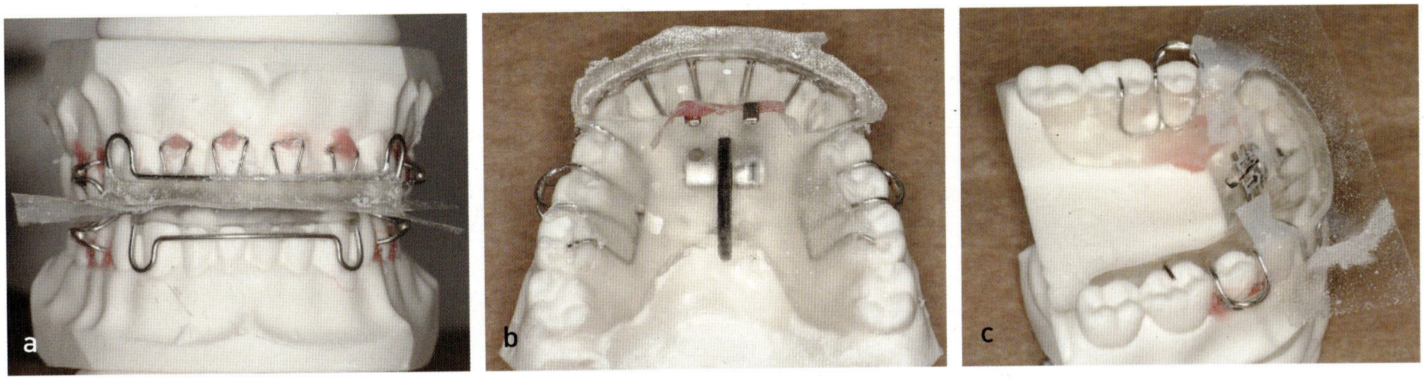

그림 7-7. 중합 종료(레진 경화). a, 순측면. b, 상악. c, 하악.

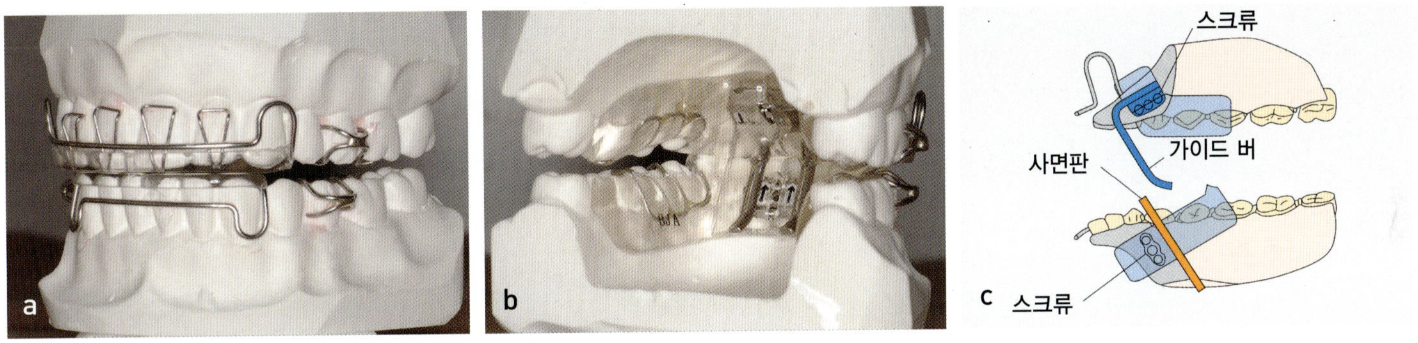

그림 7-8. 완성. a, 순측면. b, 설측면. c, 더블 플레이트형의 기능적 악교정장치인 BJA의 단면도.

BJA의 조정법

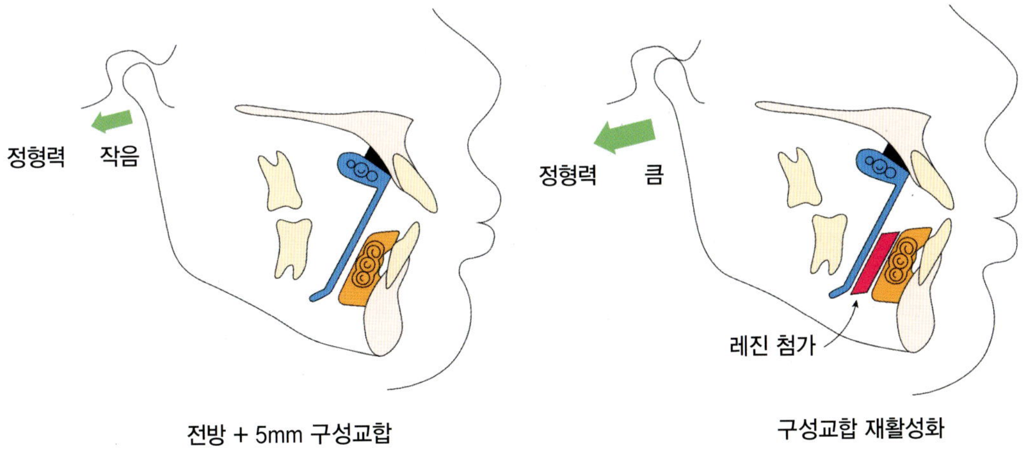

그림 8. BJA의 근육 활성화법(구성교합)과 악정형력. 하악 전방 + 5mm에서 채득하고 사용 중에 레진을 단계적으로 첨가하면 간단히 재활성화가 가능하다.

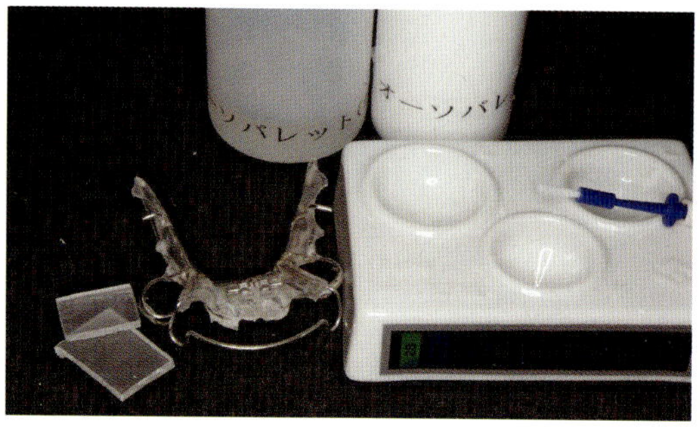

그림 9-1. 재료.
사용 중인 BJA, 두께 1mm의 레진 시트, 즉시중합레진(Ortho Pallet: Shofu), 연마기구.

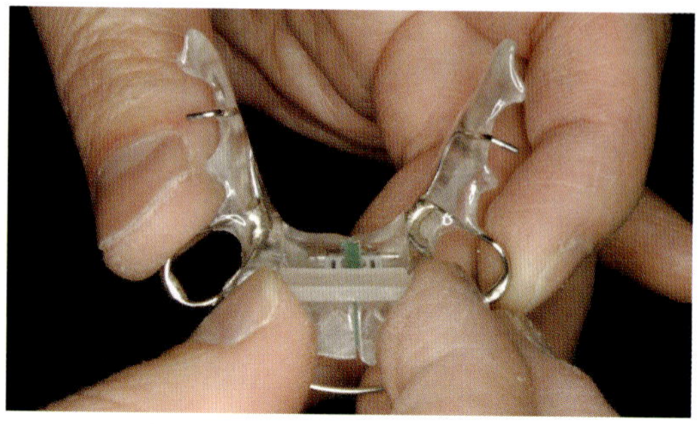

그림 9-2. 레진 첨가 순서 ①.
1) BJA의 설측사면을 얇게 깎고 새로운 면을 노출시킨다.
2) 스크류의 나사 구멍에 레진이 흘러들어가지 않도록 Fine Solder(ASO International)를 채운다.
3) BJA 사면의 각도가 변하지 않도록 두께 1mm의 레진 시트 폭을 결정해 조정한다.

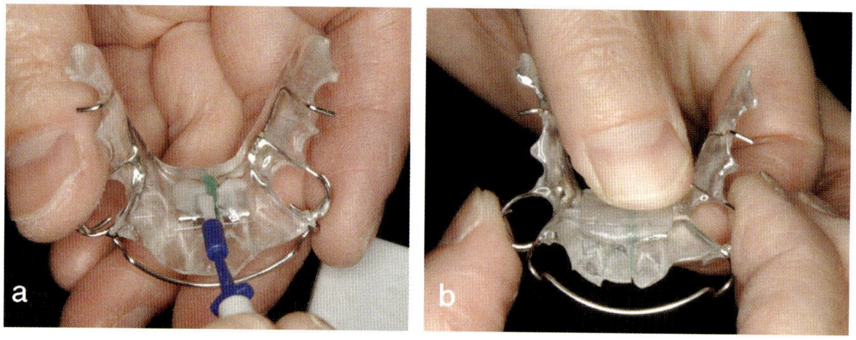

그림 9-3. 레진 첨가 순서 ②.
1) 설측사면에 레진을 축성하고 두께 1mm의 레진 시트를 붙인다.
2) 과잉 레진을 에반스나이프로 정리해 중합한다.
3) 연마.

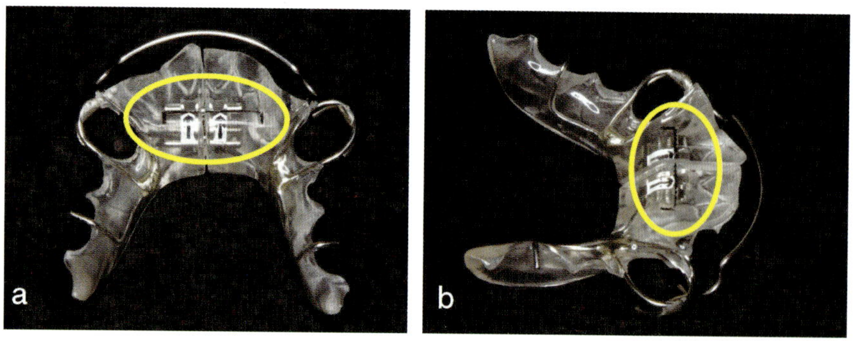

그림 9-4. 완성.
BJA의 설측사면판에 레진을 첨가하면 재제작하지 않고 하악을 유도해 활성화시킬 수 있다. 구성교합을 1mm 재활성한 BJA(노란 원에서 검은 선이 첨가 부분).

◉ 증례(그림 10~16)

증례: 손가락을 깨무는 습관이 있는 입술폐쇄부전 상악전돌 증례

연령·성별: 9세 9개월, 남아.

임상소견: 좌·우 엄지에 생긴 굳은살(초진 상담 시 지도해 개선), 입술폐쇄부전, 입술을 깨무는 습관이 있다(그림 11). 상악전돌 증례. 측두방사선사진 분석에서 SNA 80.8°, SNB 74.3°, ANB +6.5°, U-1 to SN plane 113.9°(+2SD), IMPA 95.6°(mean), FMA 31.7°(mean), FMIA 52.7°(-1SD), 수평피개 +10mm, 수직피개 +4mm.

진단: 상악 전치의 순측경사와 하악 후방위를 동반하는 상악전돌 증례

치료경과 ①: 치열궁을 확대하기 위해 상·하악을 헤릭스로 확대한 후 BJA를 장착(11세)하고 상·하악의 성장 촉진과 수평피개를 개선하며 동시에 구강근기능요법(MFT)을 실시하였다. 영구치열 완성 후 비발치, multi-bracket appliance로 기능적 교합을 완성하고 싶다.

치료경과 ②: 11세~12세 6개월(1년 6개월)에 걸쳐 BJA를 사용하고 MFT로 충분한 성장과 피개를 개선하고, 입술의 폐쇄 능력과 코호흡을 달성하였다. 이어 multi-bracket appliance의 사용(2년 8개월간)과 MFT의 지속, 왕성한 성장력에 힘입어 기능적 교합을 달성하고 균형 잡힌 안모를 완성하였다.

ANB +6.5° → +3.6°, U-1 to SN plane 113.9°(+2SD) → 111.2°(+1SD), 수평피개 +10mm → +3mm, 수직피개 +4mm → +2mm로 개선하였다.

치료결과: 성장기에 기능적 악교정장치(BJA)를 사용하고 MFT로 악관계와 구강기능을 충분히 개선하였다(입술의 폐쇄 능력과 코호흡 획득). 기능적 악교정장치에서 쉽게 볼 수 있는 하악하연평면의 시계 방향으로의 회전도 없었다. 보정치료 중(18세 3개월) 키 성장이 171.5cm에서 멈추고 교합도 안정되었다.

증례: 손가락을 깨무는 습관이 있는 입술폐쇄부전의 상악전돌 증례

A: 초진 상태, 9세 9개월

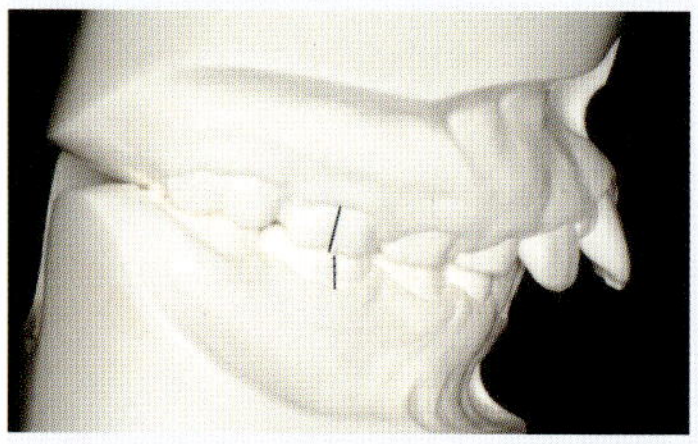

현저한 수평피개(+10mm), 제1대구치의 교합관계는 앵글 2급

BJA 장착

B: BJA 종료, 12세 6개월

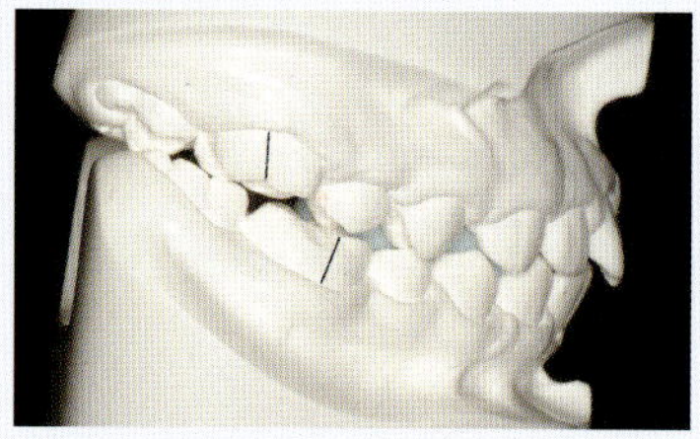

수평피개(+3mm)로 개선하고 제1대구치의 교합관계는 앵글 3급으로 over treatment 하였다.

C: Multi-bracket 종료, 15세 5개월

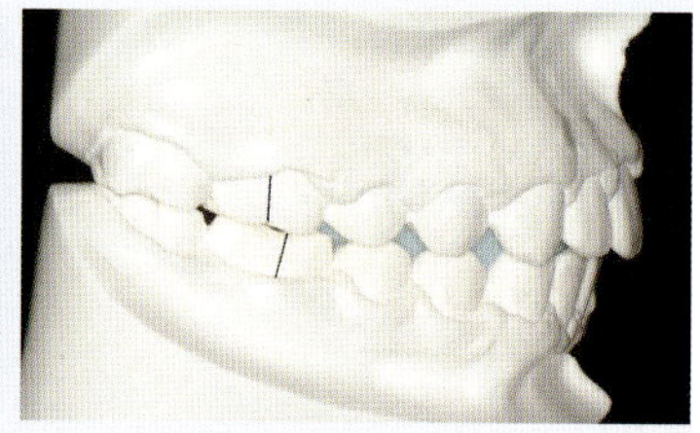

제1대구치의 교합관계는 앵글 1급으로 개선하고 기능적 교합관계를 달성하였다.

그림 10. 증례 모형.

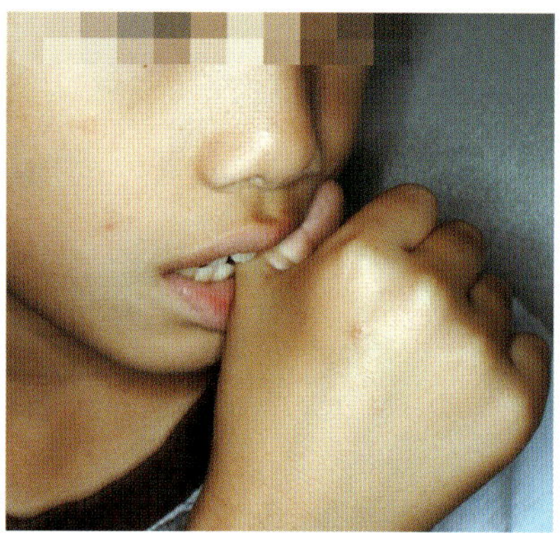

그림 11-1. 손가락을 깨문다.

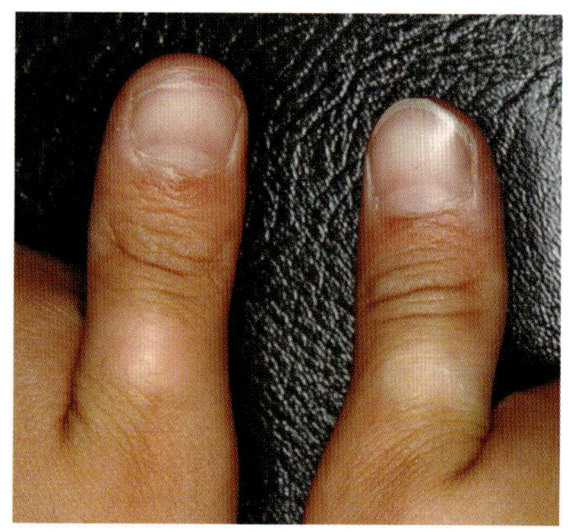

그림 11-2. 손가락의 굳은살.

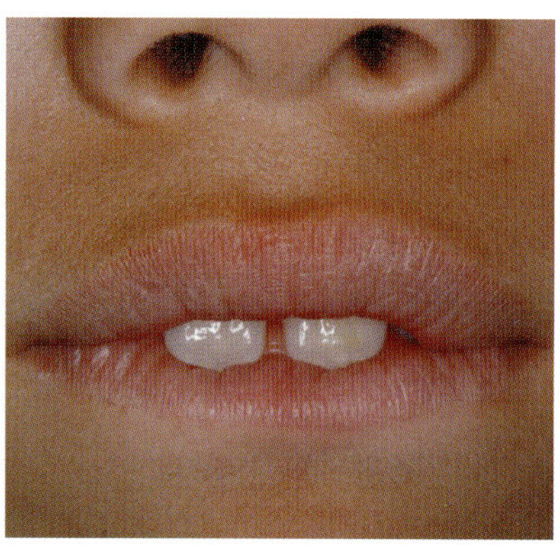

그림 11-3. 입술을 깨문다.

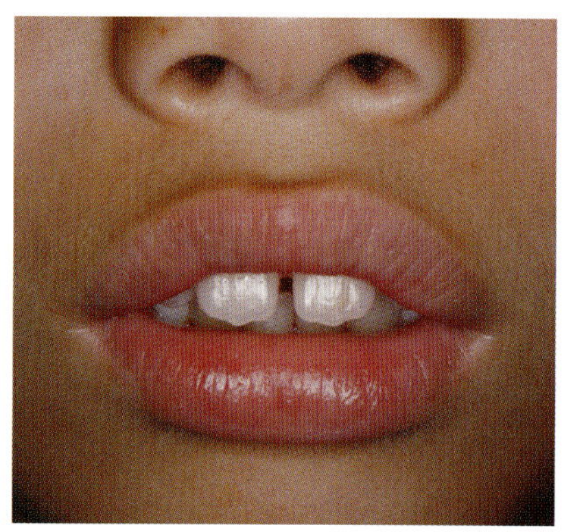

그림 11-4. 입술이 뒤집어졌다.

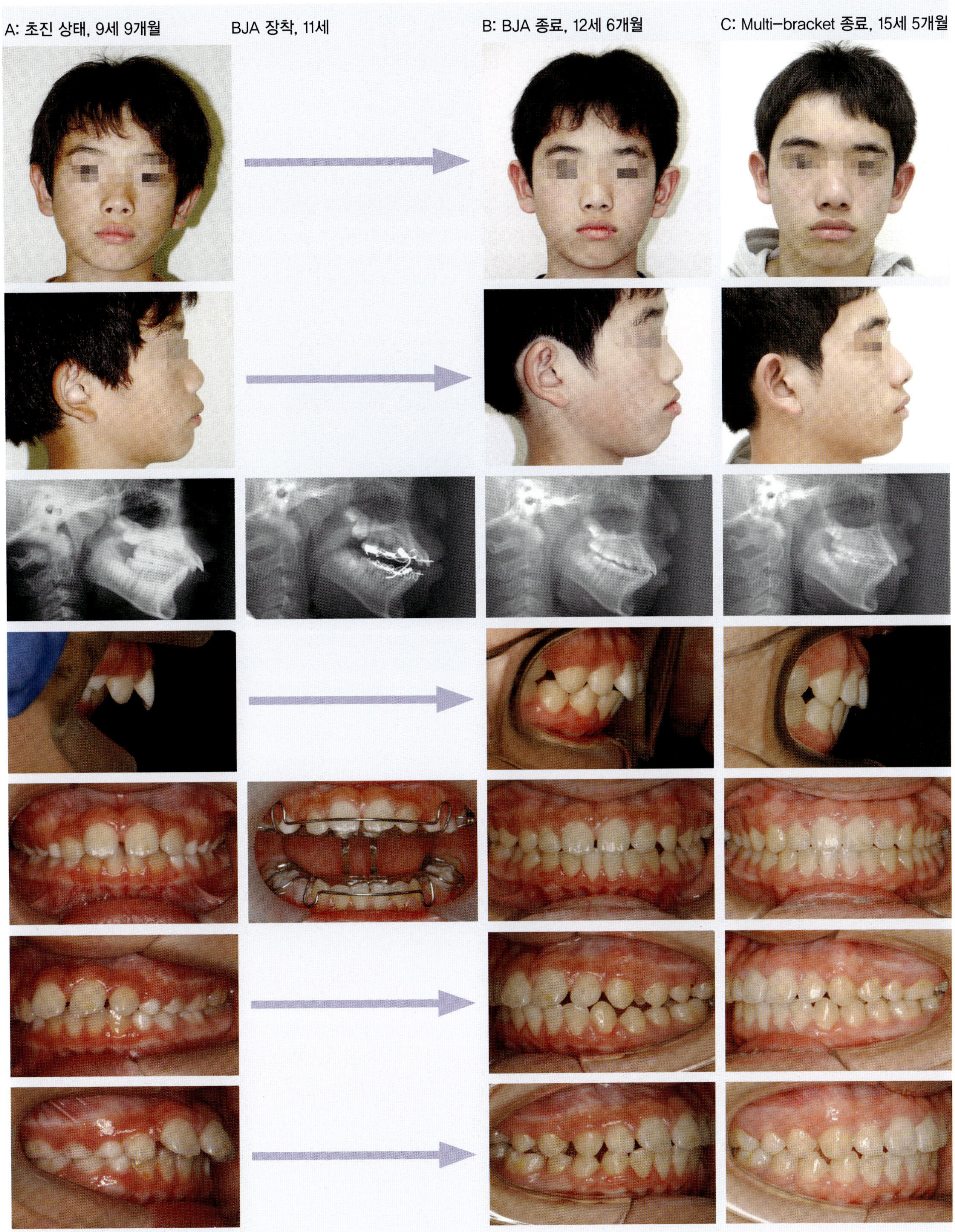

그림 12. 손가락을 깨무는 습관이 있는 입술폐쇄부전의 상악전돌 증례.

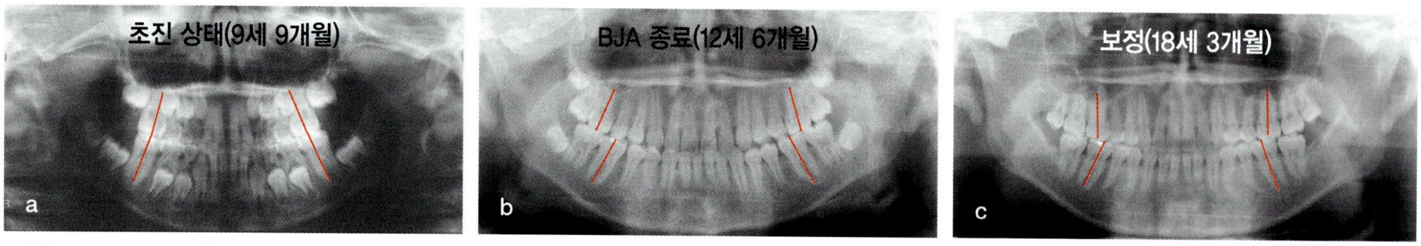

그림 13. BJA 종료 시 구치부 교합관계는 앵글 3급까지 진행한다(over treatment).

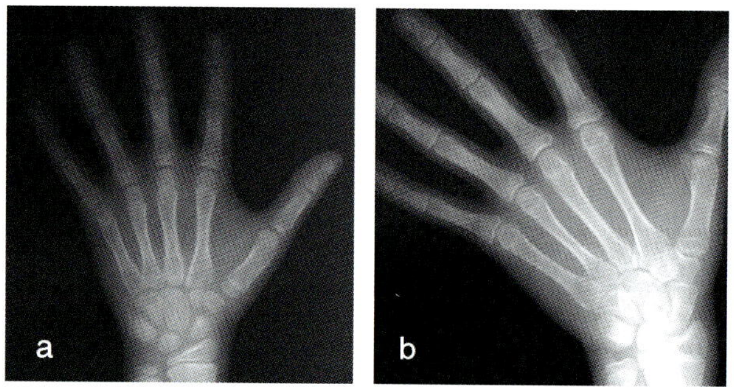

그림 14. 수근골의 방사선사진에서 TW2법을 이용해 골나이를 계측하고 환자의 성장을 판정한다. BJA는 성장을 고려해 적용한다. **a,** 초진 상태(9세 9개월). **b,** Multi-bracket 종료(15세 5개월).

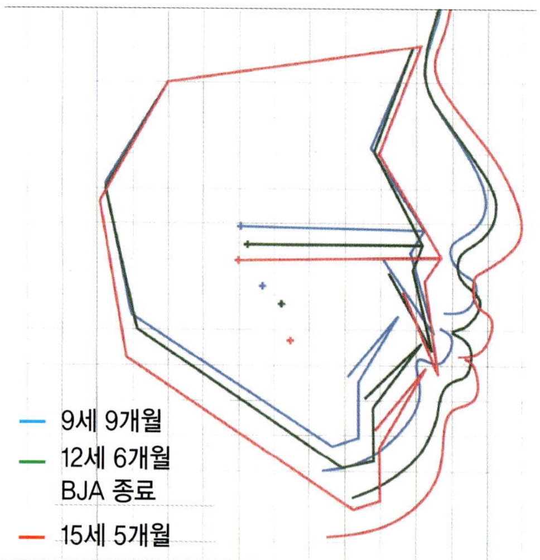

그림 15. 중첩. BJA를 사용할 때 하악의 전방성장이 있었던 것 같다.

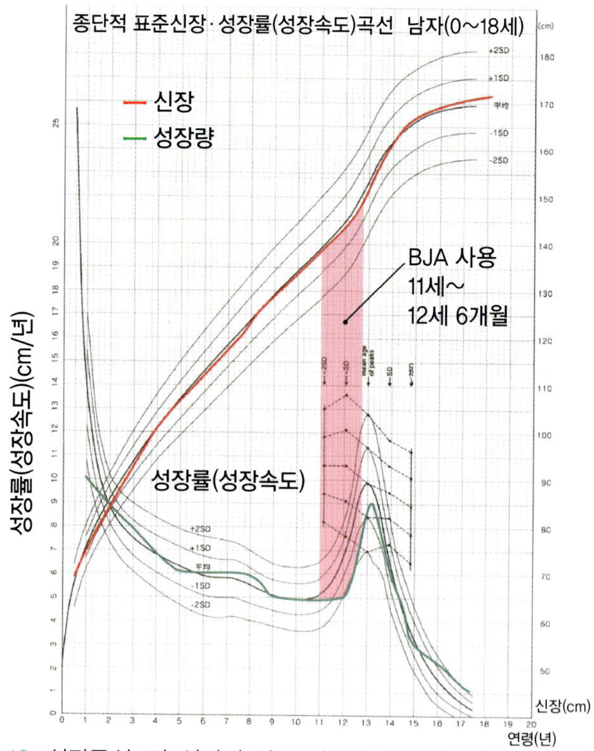

그림 16. 성장곡선. 각 성장의 어느 시점에 치료했는지 확인한다(분홍색: BJA 사용 시기).

결론

성장기에 기능적 악교정장치(BJA)를 사용하면 하악의 성장발육을 기대할 수 있고 구강기능환경의 개선에도 효과적이라고 생각한다. 즉, 새로운 구강환경(posture)과 구강근기능요법(MFT 등)은 새로운 두개골격과 구강기능(저작, 연하, 발음, 호흡)의 달성에 기여한다고 생각한다[8].

개구 시에도 구성교합을 유지할 수 있는 BJA는 사용하기 편하고 치료효과도 높지만 술자는 BJA를 고집하지 않고 환자의 상황에 맞게 다양한 방법을 선택할 수 있도록 수련해야 한다. 치료는 환자의 노력이 있어야만 성공할 수 있고 술자는 환자를 지원할 뿐이다.

마지막으로

성장기 교정치료는 성장의 관찰과 관리를 게을리하지 않는 것이 중요하다. 성장곡선의 작성과 골연령의 계측(수근골의 방사선사진)이 반드시 필요하다.

참고문헌

1) Sander FG : 機能的矯正装置 BJA による治療例. 矯正臨床ジャーナル, 11 : 31-35, 1991.
2) Sander FG, Weinreich A : Die Vorschubdopplerplatte. Dtsch Stomatol, 41 : 195-198, 1991.
3) Sander FG, Lassak CH : Die Beeinflussung des Wachstums mit der Vorschubdoppelplatte im Vergleich zu anderen funkionskieferorthopadischen Geraten. Urban & Vogel Fortschr. Kieferorthop, 51 : 155-164, 1990.
4) Sander FG, Weinreich A : Can Magnets or Additional Intermaxillary Traction Improve the Bite Jumping Appliance's Mode of Action?. Urban & Vogel Fortschr. Kieferorthop, 55 : 279-289, 1994.
5) Weinreich A, Sander FG : Skeletal and Dental Changes during Use of the Bite Jumping Appliance. A Cephalometric Comparsion with an Untreater Class Ⅱ Group. Urban & Vogel Fortschr. Kieferorthop, 56 : 127-139, 1995.
6) Weinreich A, Sander FG : Dental and Skeletal Effects of the Bite-Jumping Appliance High-Pull Headgear Combination. A Clinical Study of Treated Patients. Urban & Vogel Fortschr. Kieferorthop, 56 : 202-215, 1995.
7) Shima H, Satomi M, Soyama Y : Skeletal and dentoalveolar effects of twin-block appliance and bite jumping appliance. 第66回日本矯正歯科学会大会学術展示, No. 001, 2007.
8) 里見　優 : 機能的顎矯正装置の特徴と作用機序. 小児歯科臨床, 16 : 20-33, 2011.

제12장 구강근기능요법과 악습관제거·혀거상 장치

시미즈 기요에(清水清恵)·사토미 마사루(里見 優)

구강근기능요법(Myofunctional Therapy; MFT)과 악습관제거·혀거상 장치란?

교정치과 임상에서 혀나 입술에 관련된 '나쁜 습관'은 유사 이래의 고민거리로, 근대교정학의 아버지인 Angle도 "극복하지 않고는 교정치료를 성공시킬 수 없다."고 말했을 정도이다[1]. 오늘날 악습관의 개선에는 장치를 사용한 기계적 방법과 근육을 훈련하는 기능적 방법을 이용한다.

대표적인 기계적 방법인 악습관제거장치는 구개(혀)측에 crib 모양(개발 당초에는 가시 모양) 가드를 설치하여 혀의 돌출을 물리적으로 차단하고, 치아나 치조골에 가해지는 부적절한 압력을 배제해 혀 내미는 습관의 개선을 기대하는 장치이다. 혀습관을 개선하는 장치의 역사는 길어서 1900년대 초반에 설측호선에 spur(가시 모양의 돌기)가 있는 장치를 사용했다[2]는 기록에서 알 수 있듯, 당시 혀 내미는 습관 말고도 손가락을 빠는 습관이나 혀를 깨무는 습관, 연필을 씹는 습관 등 구강습관을 방지하는 방법으로 널리 사용되었다. 일본에도 오바(大庭)가 그림을 그려 소개하였다(그림 1a)[3].

기능적 방법인 근훈련법은 1918년에 Rogers가 부정교합의 원인을 치료하는 방법으로 제창하였다[4]. 그 후 혀를 내미는 습관이 이상한 연하 양식과 관련이 있다고 시사하였고[5], 주로 그것을 개선하는 훈련법으로 1962년에 Straub가 lesson program을 발표하였다[6]. Straub에게 가르침을 받은 Barrett이 훈련을 통해 연하 패턴을 개선할 수 있다고 증명하자[7] 근훈련법이 널리 보급되었고, 오늘날 저작, 연하, 발음, 호흡에 관여하는 구강주위근과 조화를 이루게 하는 구강근기능요법(MFT)으로 발달되었다. 최근 tongue training plate(TTP)[8]가 소개되어 MFT를 보다 효과적으로 진행할 수 있게 되었다.

혀를 거상하는 장치는 하악 측방치군 설측부에 혀를 거상하는 선반형 플레이트 또는 강선을 연결해 혀를 물리적으로 거상한다. 악간관계의 이상에 의해 저위설이 발생하는 경우에는 교정치료와 병행해 MFT를 실시해도 혀의 안정위 개선이 어렵다. 이를 위해 1999년에 와타나베(渡辺)가 혀거상장치인 wedge plate(가철성)를 개발하였고[9] 그 후 사토미(里見)가 저위설용 lingual arch를 개발해 임상에 효과적으로 응용하고 있다[10].

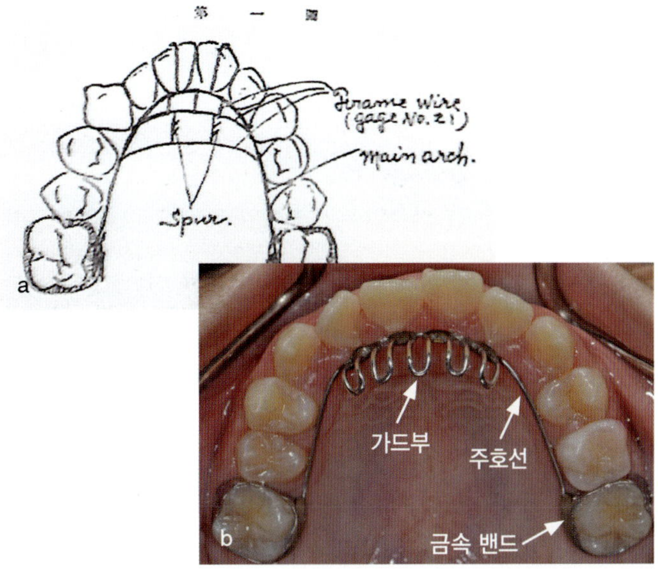

그림 1. **a**, 1935년에 발간된 "치과교정학 요의"[일본치과의학전문학교 교수 오니와 주니치 편저: 참고문헌 3]를 보면 깨무는 습관(biting habits), 즉 입술, 혀, 연필, 손톱을 깨무는 습관이 있는 환자에게 이 장치를 장착하면 가시 형태의 돌기가 통증 자극을 주어 습관을 교정한다는 내용이 나온다. 오늘날의 tongue guard와 동일한 구성이다. **b**, 현재 사용하는 고정식 tongue guard. 환자의 통증과 고통을 줄이기 위해 가드부의 가시 형태 대신 vertical loop를 구부려 사용한다.

12

◉ 적응증

혀를 내미는 습관, 저위설 등 구강주위근의 부조화가 원인이고, 치성 개교, 상악전돌, 하악전돌 등 치열부정교합이 있는 경우에는 MFT 및 혀 습관을 제거하는 장치가 최적의 적응증이다(그림 2, 3). 한편, 혀거상장치는 악간관계(주로 하악전돌)가 원인으로 여겨지는 저위설에도 적응증이 될 수 있다(그림 4).

◉ 적응증과 장치의 다양성

악습관제거장치는 일반적으로 tongue guard라고 부르는데, 상악에 장착하는 가철성 상 타입과 고정성 lingual arch type(본서 'lingual arch appliance' 참조)이 있다. 또한 가드부가 레진으로 만들어진 tongue wall(증례 1)이나 하악에 장착하는 lingual arch type도 있다.

TTP는 MFT와 병용하면 혀 내미는 습관을 자각하게 해 혀의 올바른 위치와 연하를 학습시킬 수 있다(증례 2).

혀거상장치는 가철성 wedge plate와 고정성 저위설용 lingual arch(증례 3)가 있다.

MFT 및 악습관제거·혀거상 장치의 적응증

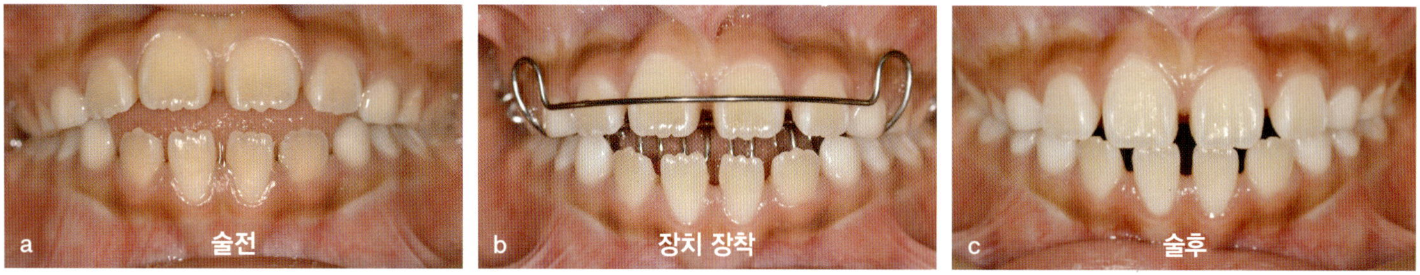

그림 2. Tongue guard(가철성)의 적응증. 골격적인 문제가 없는 전치부 개교. 맹출이 거의 종료되었다. 측두방사선사진에서 치축이 강한 순측경사를 확인할 수 있었다. MFT로 혀의 기본 위치, 정상적인 연하 패턴을 지도한 후 tongue guard를 병용해 순측선을 조이면서 치축을 개선하였다. **a,** MFT 지도 개시, 7세 7개월. 전치부 개교와 flare out이 확인된다. **b,** MFT 지도, 가철성 tongue guard를 설치. **c,** 6개월 후 전치부 피개가 개선되었다. 공간은 견치가 맹출할 때까지 경과를 관찰하고 있다.

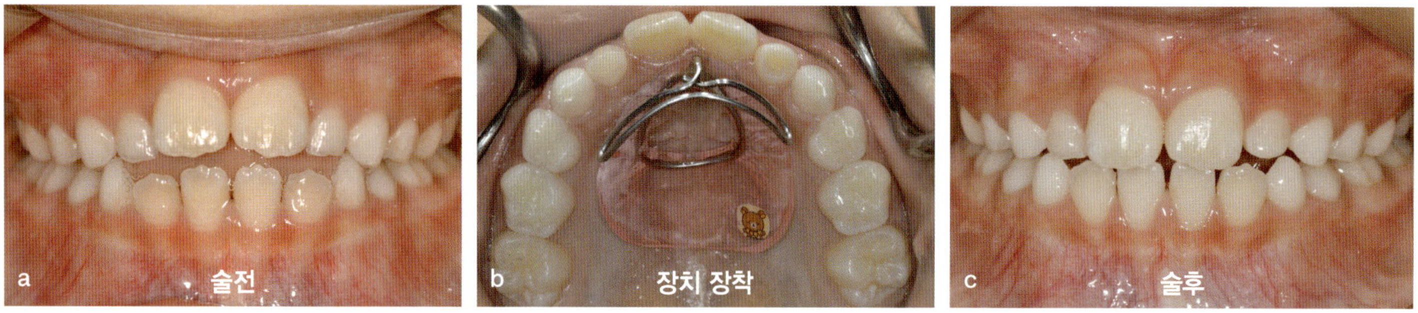

그림 3. Tongue training plate(TTP)의 적응증. 골격적인 문제가 없고 맹출 도중의 전치부 개교라면 MFT만, 혹은 TTP를 병용하면 비교적 빠른 시기에 개선할 수 있다. **a,** MFT 지도 개시, 7세 2개월. 전치부 개교가 확인된다. **b,** MFT를 지도할 때 TTP 병용. **c,** 6개월 후 전치부 피개가 개선되었다.

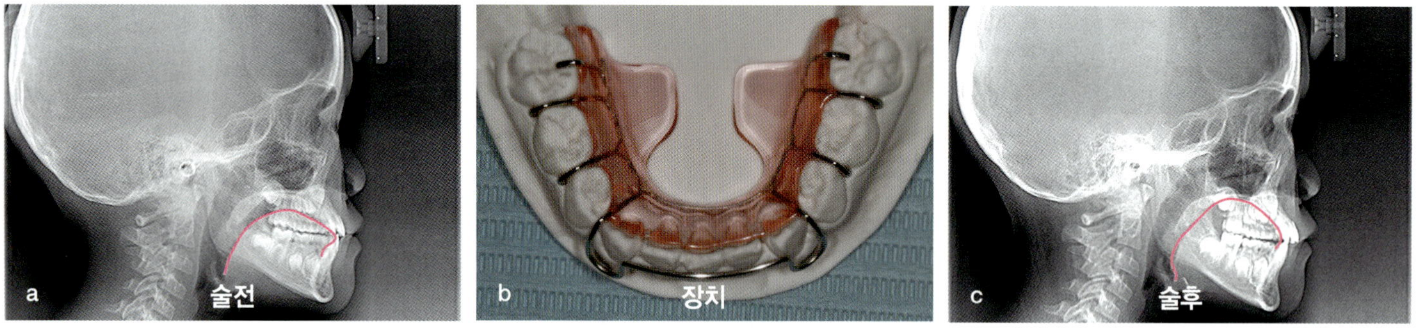

그림 4. Wedge plate의 적응증. 상악 열성장을 동반하는 골격성 반대교합 치료 중, 전치부 피개를 개선한 후에 MFT를 지도하고 저위설의 개선을 시도했지만 변화가 없어 wedge plate를 장착했더니 6개월만에 혀의 위치가 개선되었다. **a,** 전치부 피개를 개선한 후 MFT를 지도할 때 wedge plate를 장착하기 전, 7세 6개월. **b,** Wedge plate. **c,** 6개월 후에 촬영한 측두방사선사진에서도 정상적인 혀의 위치를 확인할 수 있다.

장치의 제작법

여기에서는 임상에 응용하기 쉬운 악습관 제거 장치인 ① tongue guard(가철성)(그림 5), ② tongue training plate(TTP)(그림 6), ③ 혀거상장치인 저위설용 lingual arch(그림 7)를 소개한다.

Tongue guard(가철성) 제작 방법

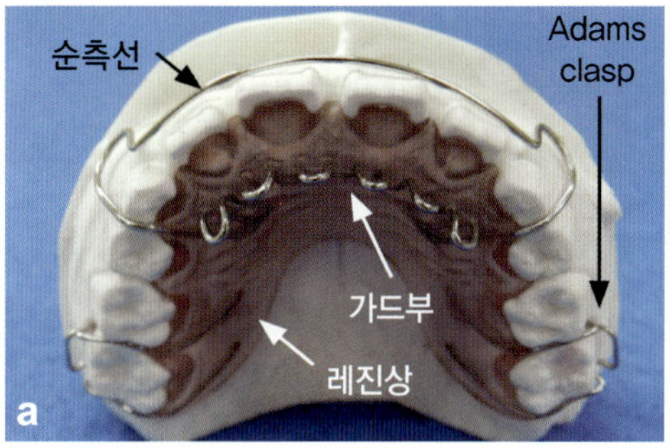

그림 5. a, 장치의 구성.

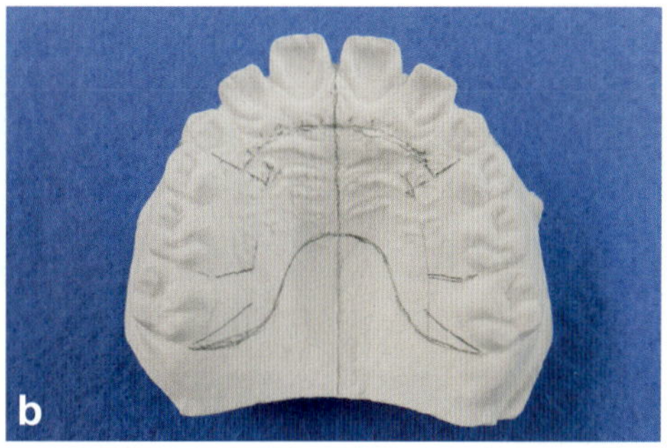

그림 5. b, 인상채득 및 교합채득 후에 기공 지시선을 작성한다. 가드의 위치는 하악과 관계를 보고 섬세하게 조정할 것을 전제로 개략적으로 결정한다.

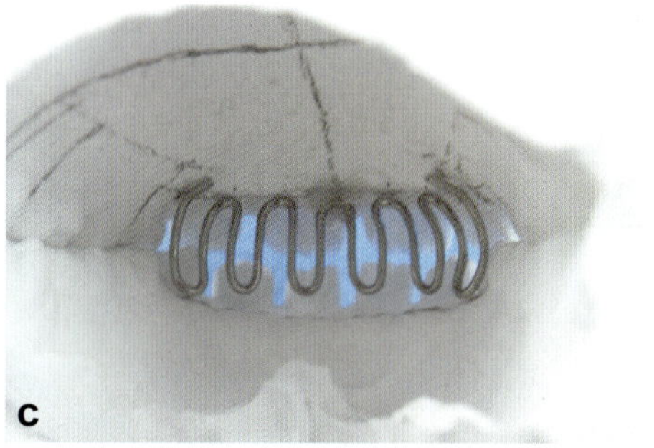

그림 5. c, 각각의 강선을 구부린다. 가드부의 vertical loop는 하악 설측치은이나 구강저에 접촉하지 않도록 모형상에 확인하면서 구부린다. Adams clasp는 본서 '상교정장치' 참조.

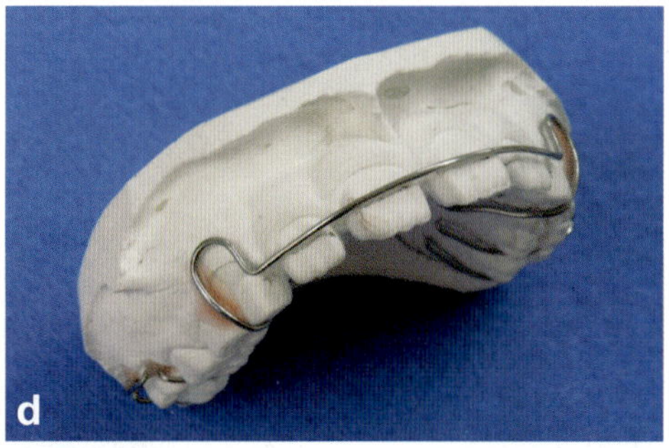

그림 5. d, 순측선은 전치에 가볍게 접촉시키고 견치부 루프는 점막에서 1mm 떨어뜨려 구부린다.

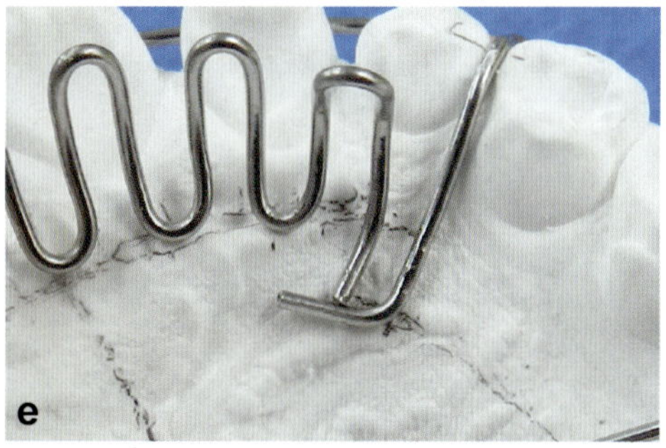

그림 5. e, Tongue guard를 제작할 때 중요한 포인트는 가드의 위치다. 사진처럼 welder로 labial bow의 tag 부위를 임시부착하고 대합치와 위치를 보면서 조정한다. 전·후 위치관계를 결정한 후 용접하면 레진을 축성할 때 가드가 틀어지지 않는다.

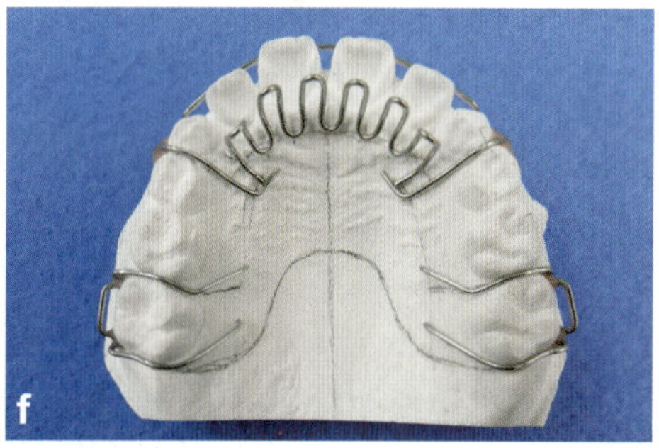

그림 5. f, 강선을 정해진 위치에 설치하고 설계선을 따라 레진을 축성한다. 본서의 '상교정장치'에 준해 레진을 축성한다.

12

Tongue Training Plate(TTP)의 제작 방법

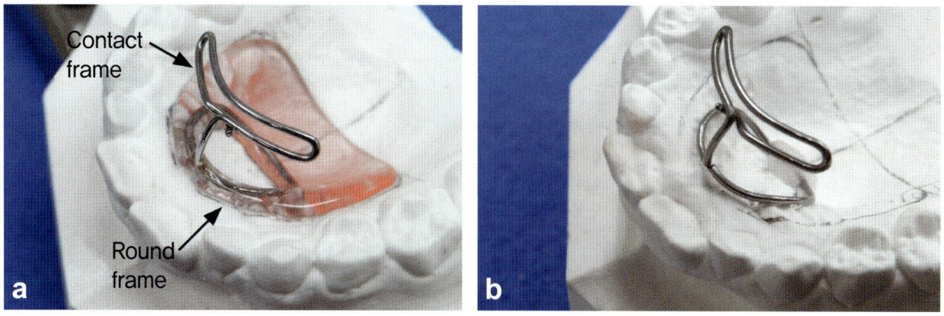

그림 6. **a**, 장치의 구성. 작용 원리는 안정시 혀가 돌출해 contact frame에 접촉하면 장치가 구개에서 탈락하므로 혀의 돌출을 확인할 수 있다. 또한 장치가 떨어졌을 때 혀가 거상해 스팟 링 전체를 안정시키면 연하 시 혀의 거상과 똑같은 움직임을 재현할 수 있다. **b**, 인상채득 및 교합채득 후에 설계선을 그리고 강선을 구부린다. 스팟 링의 틀에 해당하는 round frame과 contact frame을 연속해서 구부린다.

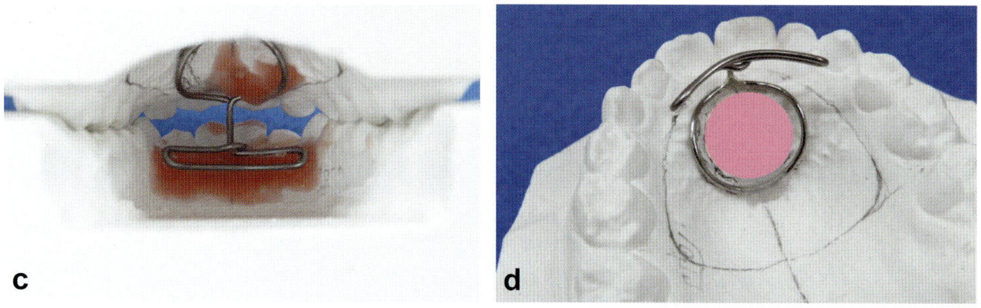

그림 6. **c**, 구부리면 상악 모형에 고정하고 contact frame이 하악 전치나 치경부에 접촉하지 않도록 조정한다. **d**, 조정 후 round frame을 납착해 닫는다. 이때 contact frame과 round frame이 연결되는 곳은 치료 중에 조정하므로 납착하지 않는다. Resin plate의 제작, 스팟 링(분홍색 부분) 안쪽에 납을 박싱 해 레진을 축성하고 설첨이 스팟에 직접 접촉하도록 한다.

저위설용 lingual arch의 제작 방법

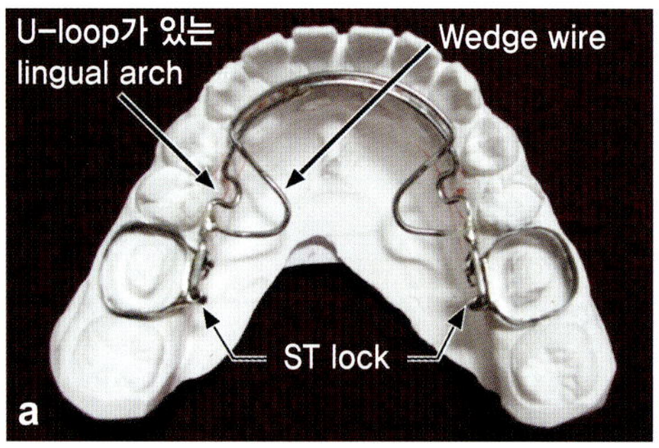

그림 7. **a**, 장치의 구성.

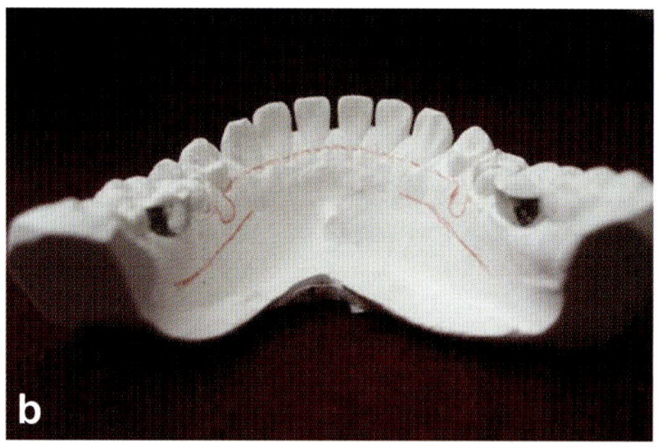

그림 7. **b**, 치아에 seamless band를 시적한 후 픽업인상을 채득하고 밴드를 인상면에 끼워 작업용 석고모형을 제작한다(본서의 '상교정장치' 참조). 설계선을 그린다.

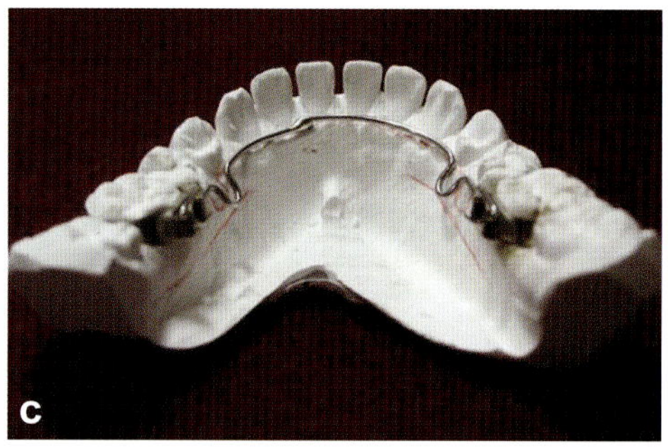

그림 7. **c**, 0.9mm 교정선으로 소구치부에 길이 조정용 U-loop를 부여한 lingual arch를 제작한다. ST lock 등의 유지장치는 필요하면 부여한다.

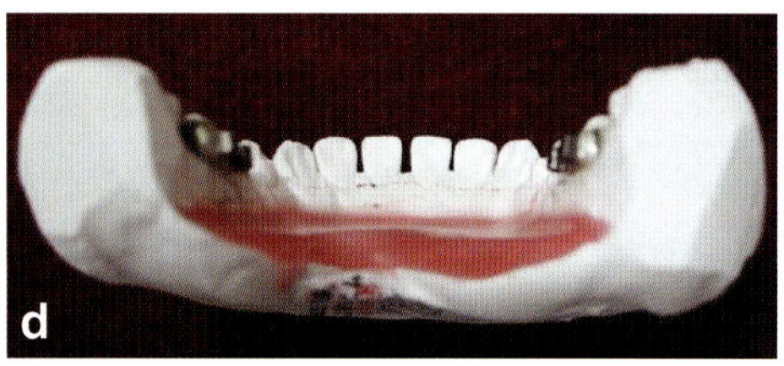

그림 7. **d**, 악설골근선까지 파라핀왁스로 릴리프한다.

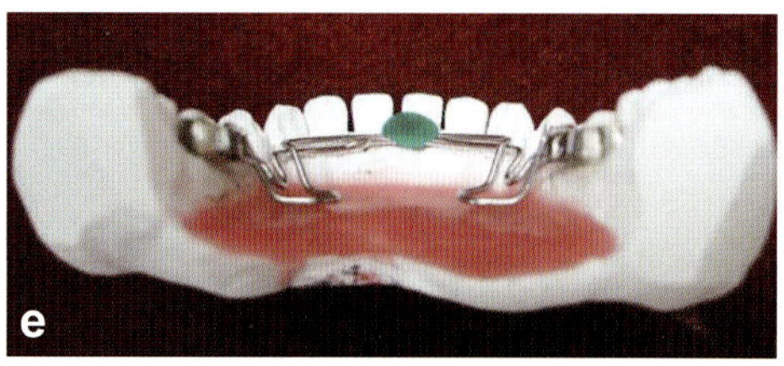

그림 7. **e**, 혀를 거상할 wedge wire를 구부린다.

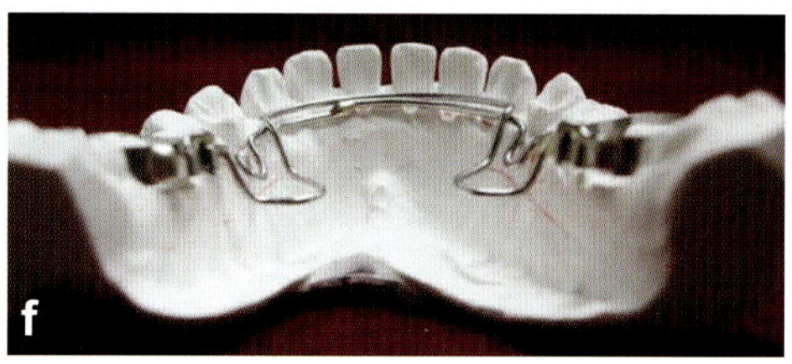

그림 7. **f**, Lingual arch에 wedge wire를 납착해 완성. 혀의 위치에 준해 wedge wire를 적절하게 위로 올린다.

증례

증례 1: 전치부 개교에 대하여 MFT와 tongue guard(확대 기능 부착)를 적용한 증례

초진 시 8세 3개월의 여아로 전치 돌출감과 총생을 호소하며 내원하였다(그림 8). 보호자가 혀 내미는 습관을 지적하며 습관을 고치면 치아배열이 좋아질지 상담을 청하였다. 골격적으로 상악은 정상 범위 내에 있지만 전치부는 순측경사하고 하악은 후퇴 경향을 보였다. 전치부 치아는 2SD(표준편차 2배)를 넘어 크고, 치열 폭경이 작다. 따라서 습관을 개선하면 돌출감이 개선될지 모르지만 호소하는 모든 불만을 해결할 수 없고, 조기에 개입해도 장차 발치 가능성이 높다고 설명하였다. 그러나 혀 내미는 습관의 개선에 관심이 높아 2차 치료를 전제로 MFT와 1차 치료를 희망해 치료를 시작하였다. MFT를 시행하고 tongue space의 확보와 혀 내밀기 습관의 개선을 보조하기 위해 확대기능이 있는 tongue wall을 1년 6개월 사용하고 올바른 혀의 위치와 연하습관을 키우도록 하였다(그림 9).

정기적으로 MFT를 지도하고 15세가 된 현재 영구치열이 완성되었다(그림 10). 입술을 다무는 습관이 생기고 상악 견치가 축소되어 초진에 비해 입 주변의 돌출감이 사라졌다. 더 이상 총생의 개선을 기대할 수 없어 교합이 안정되기를 기다려 2차 치료를 재진단할 예정이다.

12

증례 2: Tongue habit의 재발에 대해 MFT와 TTP를 적용한 증례

초진 시 6세 9개월의 남아로 반대교합을 호소하며 내원하였다(그림 11). 상악 열성장과 하악 전치의 순측경사를 동반하는 경증 골격성 반대교합이므로 가철성 장치로 상악의 측방확대와 Face Crib(Rocky Mountain Morita)으로 1년 6개월 전방견인하고, 전치부 피개와 제1대구치의 교합관계를 개선하였다. 형태를 개선한 후에도 저위설과 혀 내밀기 습관이 남아 있어 1년간 본격적인 MFT를 지도하고 경과를 관찰하였다(그림 12).

고등학교 입시를 앞둔 15세(그림 13), #42, #43 사이에 공간이 생겨 혀의 위치에 관심을 가지도록 하고 경과관찰했지만 교합이 얕아졌다. 다행히도 골격적인 변화가 아닌 치성 변화였는데 계속 성장하므로 경과를 예단하기가 쉽지 않은 상황이었다. 원래 이 시기의 치료 개입은 피해야 하지만 본인이 원해 MFT 지도와 TTP를 병용하고(그림 14) 치축의 flare out에 대해 2×6(그림 15)으로 조기(약 6개월)에 개선하였다.

현재 16세 3개월(그림 16)이며, 성인기까지 경과를 주의 깊게 관찰하고 2차 치료도 검토 중이다.

증례 3: 저위설을 동반하는 골격성 반대교합에 저위설용 lingual arch를 적용한 증례

초진 시 8세 6개월의 여아로 튀어나온 아래턱이 신경 쓰여 내원하였다(그림 17). 악안면의 올바른 성장발육을 위한 '저위설의 치료 지원 순서'[10]에 준해 교두간섭의 제거 → 상악 치열궁의 확대 → 피개 개선 → 구치부의 저작 훈련 → 중심교합위 확립 → MFT로 혀거상훈련 → 저위설용 lingual arch 등으로 혀거상의 습관화 → 입술 다물기, 코호흡 → 하악의 성장 방향을 확인하면서 장기적으로 관리하였다(그림 18). MFT와 저위설용 lingual arch를 병용해 궤양이 발생하지 않으면서 혀의 저위와 혀운동을 효율적으로 개선할 수 있었다(그림 19).

증례 1: 전치부 개교에 대하여 MFT와 tongue guard(확대 기능)를 적용한 증례

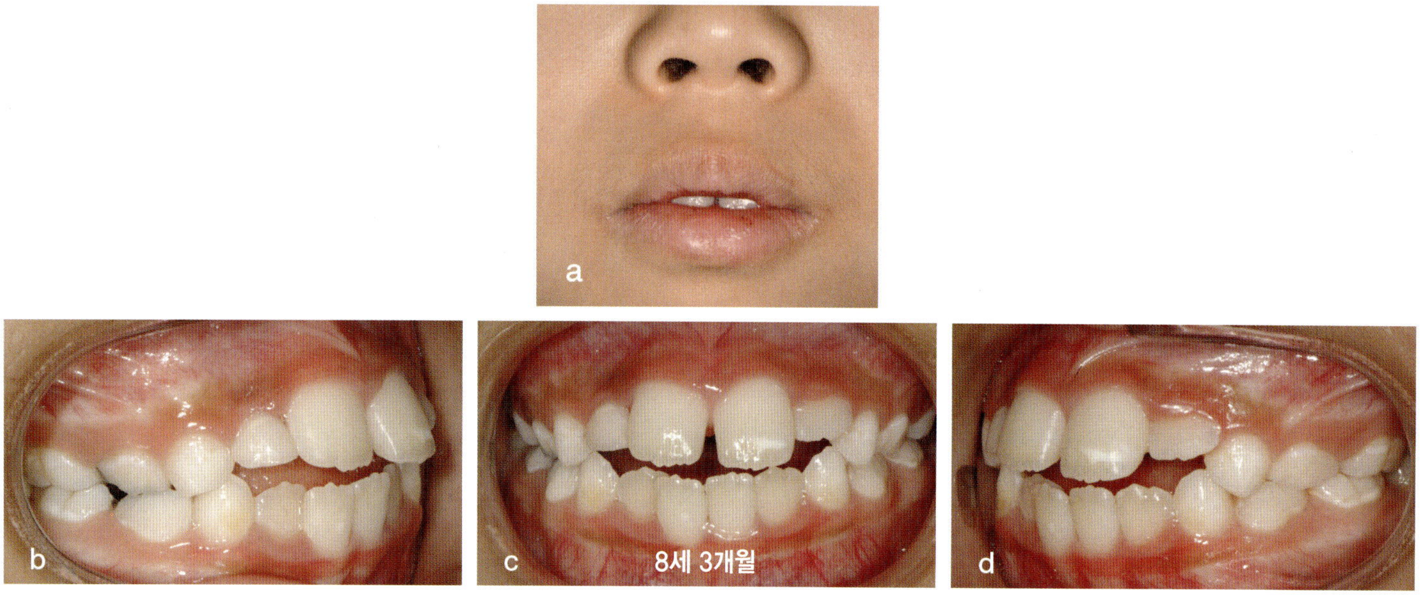

그림 8. 초진 상태. 전치가 돌출해 입술을 자연스럽게 다물지 못한다.

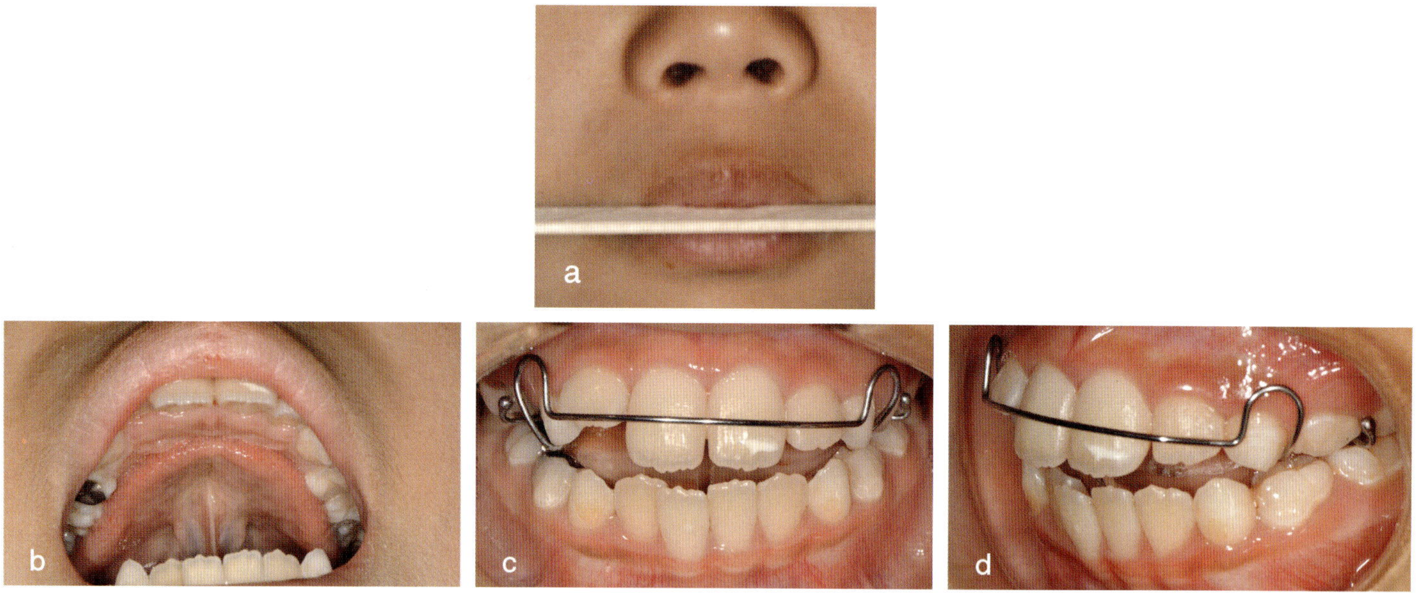

그림 9. **a,** 입술의 자세. 입술의 힘만으로 정해진 시간만큼 막대를 무는 훈련(입술이 무의식적으로 벌어지는 시간대에 훈련하면 좋다). **b,** Popping. 혀 전체를 상악으로 들어 올린 상태. **c, d,** Tongue space 확보와 돌출 습관의 개선을 보조하기 위해 확대 기능이 있는 tongue wall을 설치한다. 투명한 레진으로 제작한 가드가 설측에 있다.

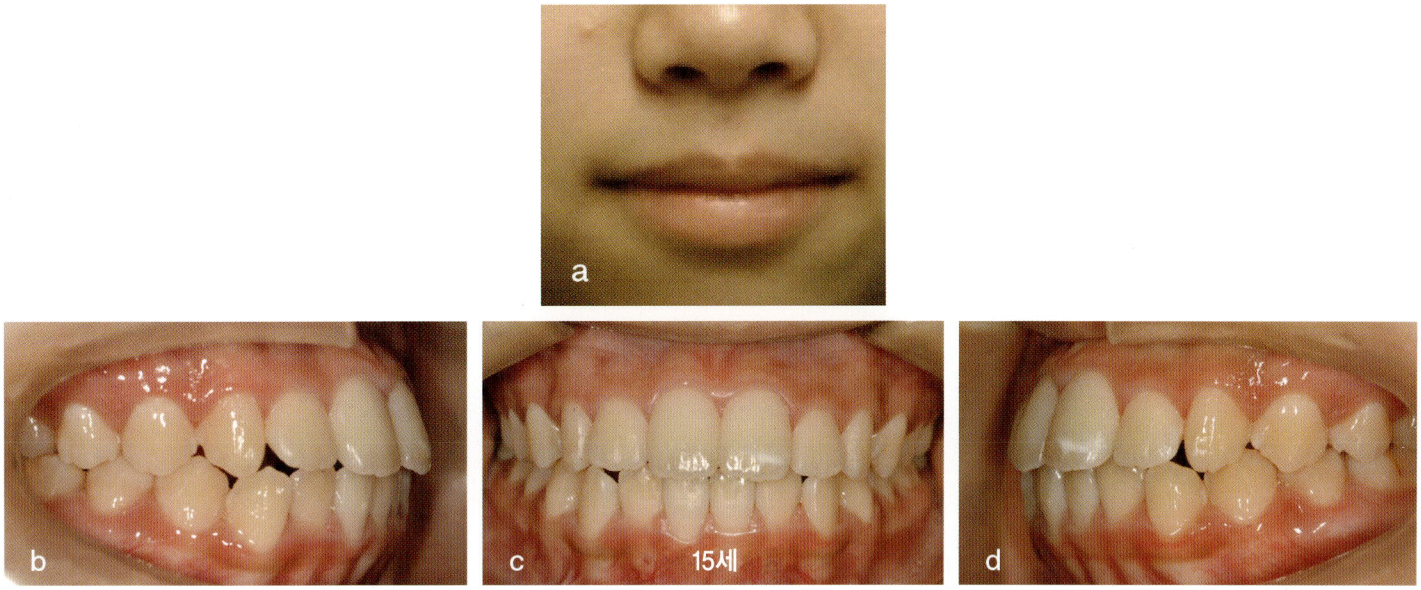

그림 10. 구순폐쇄가 가능해졌다.

증례 2: Tongue habit이 재발해 MFT와 TTP를 적용한 증례

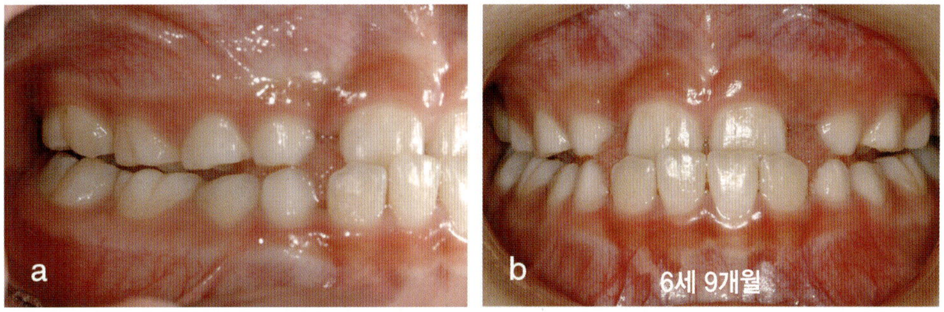

그림 11. 초진 상태. Tongue habit과 저위설이 있는 상악 열성장과 하악 전치의 순측경사를 동반하는 반대교합.

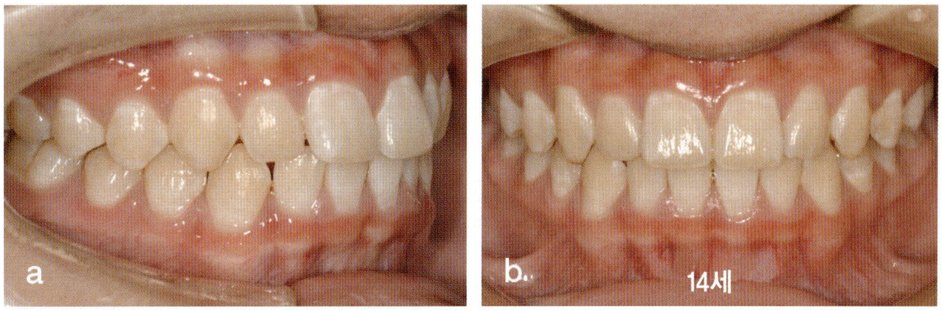

그림 12. 경과관찰 중.

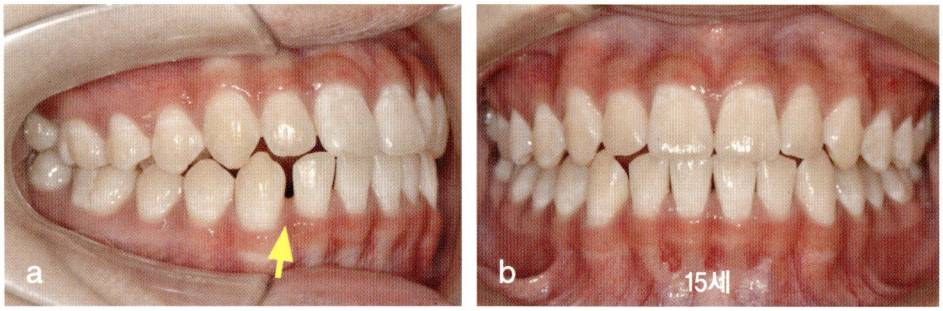

그림 13. #42, #43 사이에 공간(화살표), 그림 12보다 수평피개가 얕아졌다. 이곳은 경과를 관찰하는 중에 공간이 생긴 기왕력이 있었는데 당시에는 MFT만 적용할 수 있었다.

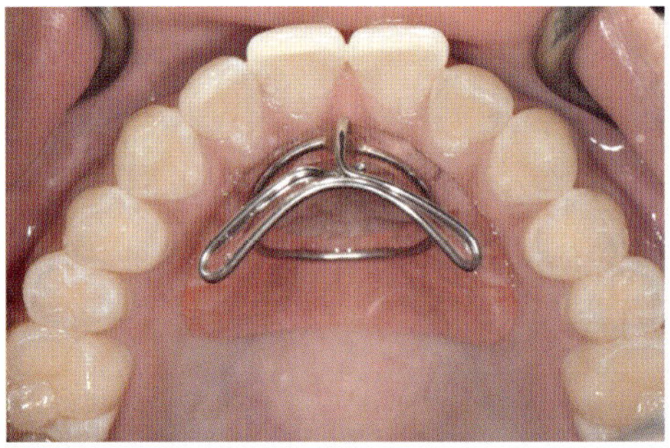

그림 14. TTP 장착.

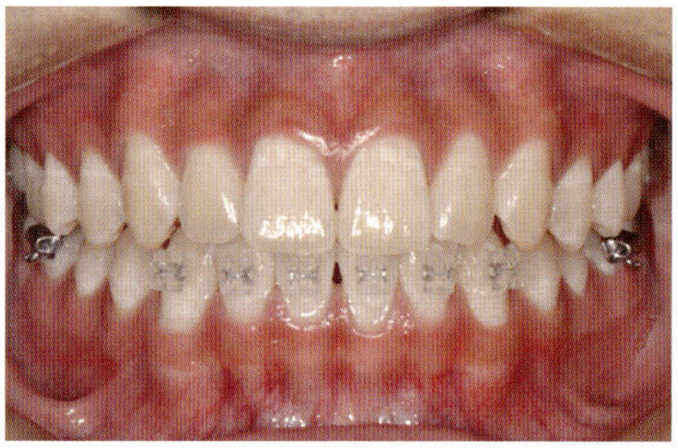

그림 15. 대구치 2곳과 6전치에 브라켓을 부여하는 2×6을 장착.

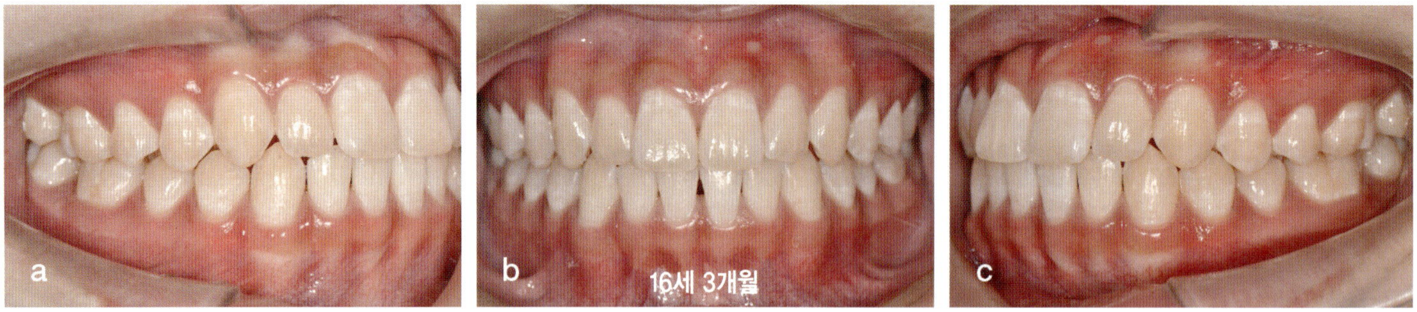

그림 16. 제1대구치와 견치 관계는 앵글 1급, 수평피개-bite 모두 정상교합이 되었다.

증례 3: 저위설을 동반하는 골격성 반대교합에 저위설용 lingual arch를 적용한 증례

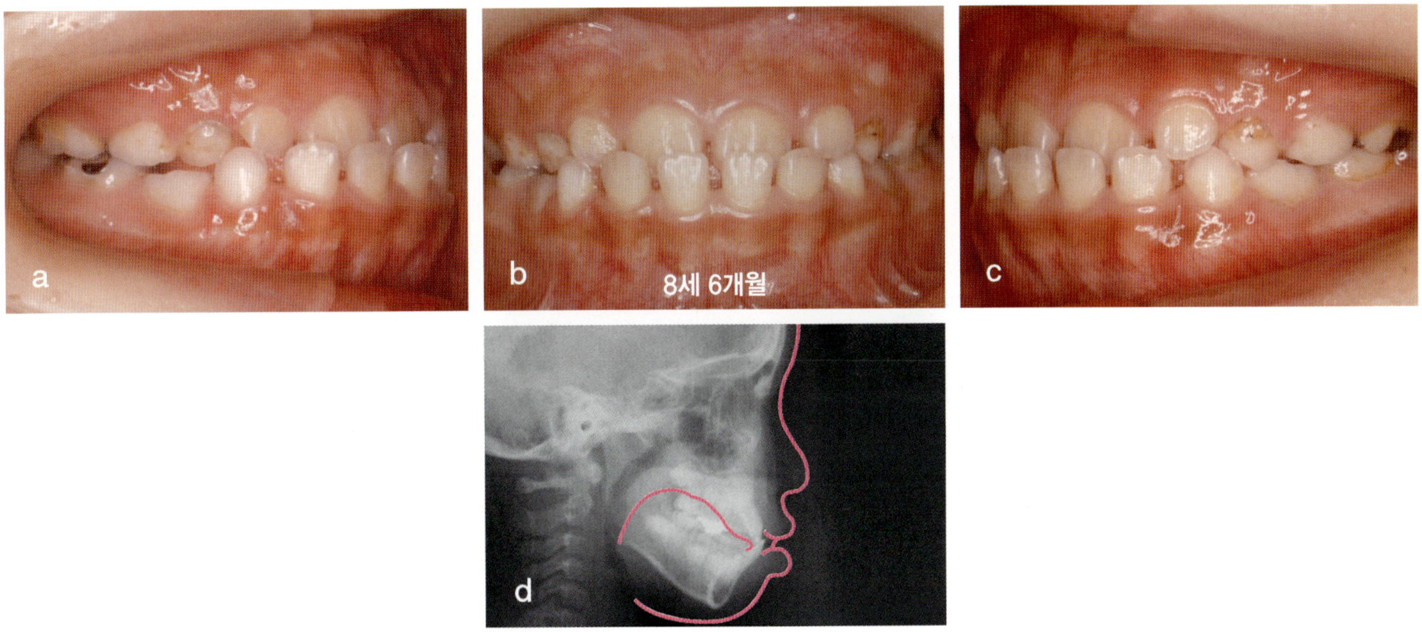

그림 17. 초진 상태, 여아. 주소는 반대교합. 측두방사선사진에서 혀의 저위가 확인된다.

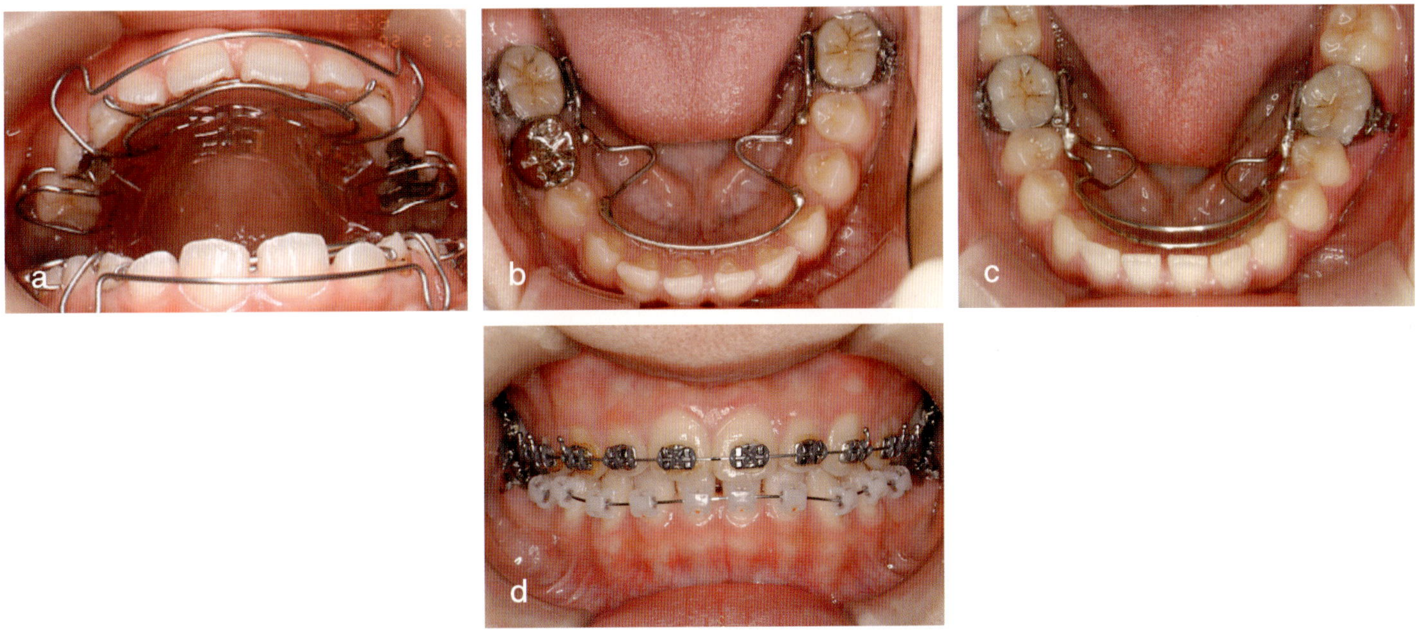

그림 18. **a,** 상악 Biobloc으로 6개월 확대. 그동안 MFT와 chin cap(100~150g)을 병용한 저작 훈련을 실시하고 구치부의 안정적인 저작과 정상 연하를 도모한다. **b,** 예전 저위설용 lingual arch를 세팅. **c,** 신규 저위설용 lingual arch를 세팅. 길이를 늘릴 수 있는 lingual wire를 부여하였다. **d,** 1년 3개월간 multi-bracket과 전방견인을 진행한다.

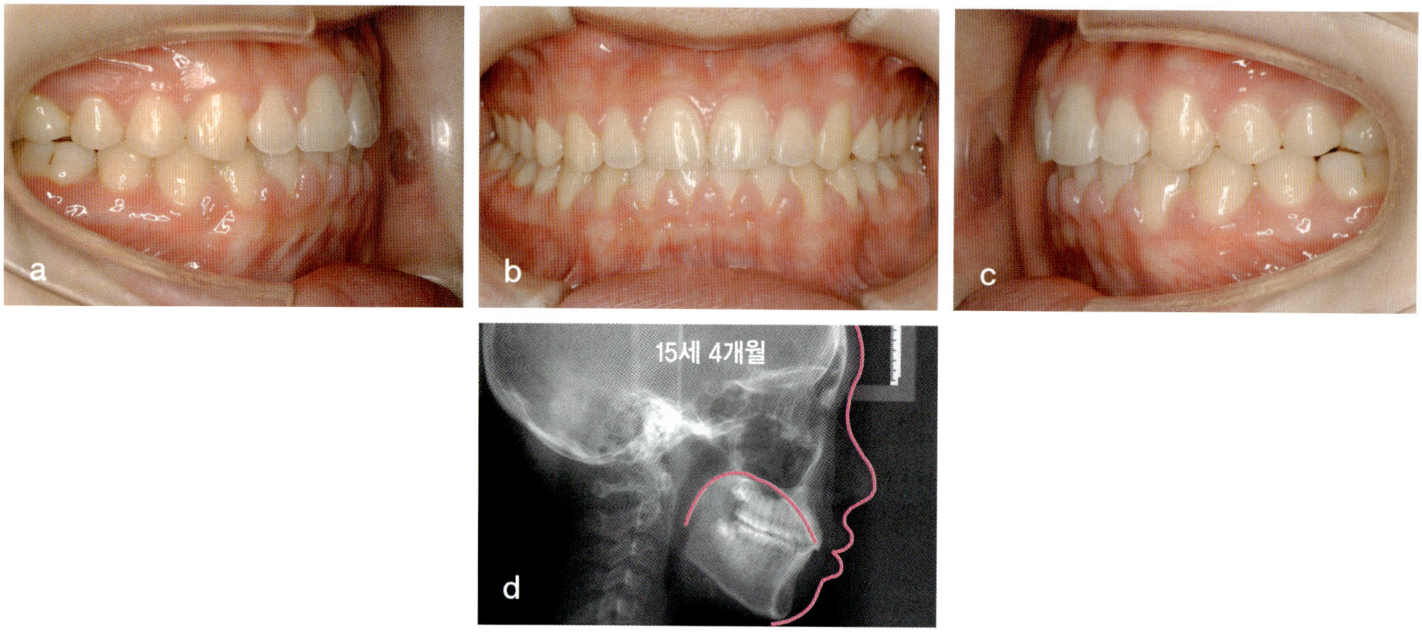

그림 19. 동적 치료 종료. Clear-aligner로 보정. 측두방사선사진에서 저위설의 개선과 상·하악 간 관계의 개선을 확인할 수 있다.

장치 사용 시 주의사항

이러한 장치와 MFT에 따른 형태의 변화는 치열에 가해지는 부적절한 힘을 배제해 부차적으로 얻을 수 있다. 따라서 부정교합의 원인이 구강근기능장애 이외에도 존재하는 경우에는 그에 준하는 치료가 필요하다(증례 1~3). 진단하지 않고 안이하게 MFT를 시행하거나 악습관제거장치를 사용하면 충분한 효과를 얻을 수 없고, 그 점은 다른 교정장치와 크게 다르지 않다.

Rothstein이 MFT, 악습관제거장치만 사용해 수평피개, 수직피개를 개선한 단기 성공률을 조사했더니 MFT는 50%, 악습관제거장치는 60%였다는 흥미로운 보고가 있다[11]. 또한 잘 조절되는 것처럼 보이는 혀 내밀기 습관이 환경이나 사춘기 성장기의 기질적인 변화로 악화되는 예가 임상에서 흔하다. 적어도 교합이 안정되는 성인기에 이르기까지 주의가 필요하다(증례 2).

혀의 위치와 혀 내밀기 습관, 즉 기능의 개선 여부에 대하여 기능과 형태의 개선이 적절하게 순응하려면 임계기(critical period)가 있다고 하는데, 모든 증례가 100% 개선된다고 볼 수 없다[12]. 장치를 사용해도 혀의 위치와 내밀기 습관에 변화가 없다면 반대로 부적절한 힘이 장치에 지속적으로 작용해 치아의 정출과 근심이동을 유발할 수도 있다. 특히 고정성 장치는 부정교합을 초래할 가능성이 있다는 것을 잊지 말아야 한다[13]. 장치만 단독으로 안이하게 사용하지 않고 혀의 정확한 위치와 연하 패턴 습관을 위해 MFT의 병용을 강하게 추천한다.

결론

혼합치열기 전기에 MFT나 혀 내밀기 장치만 사용해 전치부 개교와 같은 부정교합을 개선하고 그 후 교정치료가 필요 없었던 임상 보고에 감동을 받아 자칫하면 '본격적인 교정치료보다 쉽다'고 오해할 수 있다. 그러나 구강근기능장애를 동반하는 치열부정교합은 분명히 까다로운 증례이고, 안이하게 개입하는 것은 위험하다. 기능적인 문제에 관해서는 환자가 자각하지 못하는 경우도 있으므로 치료 전에 기능과 형태를 꼼꼼하게 검사하고 영구치열기 정상교합이라는 목표를 향해 치료계획을 신중하게 세우고 환자와 가족에게 설명해 이해를 구한 후 개입해야 한다.

다른 어떤 교정장치를 사용하든 혀와 입술 습관에 관심을 가질 필요가 있다. 형태를 개선하면 기능은 자연스럽게 따라올 텐데, 그것이 모든 증례에 해당된다면 얼마나 좋을까 하고 장기 증례를 성실하게 추적하는 임상의라면 고개를 끄덕이지 않을까. 형태를 개선해도 기능이 개선되지 않는 경우는 재발과 재치료가 반복되어 결국 술자와 환자에게 비극이다. 어린 환자의 가족과 오랜 기간 친분을 쌓은 '단골 주치 치과의사'라면 기능적인 문제에도 눈을 돌려 기능과 형태 모두 고려한 안심할 수 있는 치료를 실천하여 영구치열 정상교합에 도달하게 되기를 당부하고 싶다.

감사의 말

자료 수집과 MFT 및 악습관제거장치의 역사적 배경을 지도해 주신 오노교정클리닉의 오노(大野肅英) 선생님께 마음 깊이 감사드립니다. 또한 장치 제작 및 사진을 제공해 주신 Orthodent 도쿄 지점의 나카노(中野宏紀) 씨께 이 자리를 빌려 감사의 말씀을 전합니다.

12

참고문헌

1) Angle EH : Treatment of Malocclusion of the Teeth : Angle's System Ed.7, 162, S.S. White Dental Manufacturing Company, Philadelphia, 1907.
2) Rogers AP : Open bite cases involving tongue habits. Int Orthod Oral Surg Radiogr, 13 : 837-844, 1927.
3) 大庭淳一 編著：歯科矯正學要義. 413, 出版者 小桐新太郎, 東京, 1935.
4) Rogers AP : Muscle Training And its Relation to Orthodontia. Int J Orthod, 11 (4) : 556-577, 1918.
5) Truesdell B, Truesdell FB : Deglutition : With Special Reference to Normal Function and the Diagnosis, Analysis and Correction of Abnormalities. Angle Orthodontist, 7 : 90-99, 1937.
6) Straub WJ : Malfunction of the tongue Part Ⅲ. Am J Orthod, 48 (7) : 486-503, 1962.
7) Barrett RH, Hanson ML : Oral Myofunctional Disorders. 26, Mosby, Michigan, 1974.
8) Fuwa Y, et al : Application of Biofeedback Technique Using (TTP). Orthodontic Product, Sep/Oct : 62-65, 1998.
9) 渡辺 修, 森脇以倶子：舌挙上による下顎骨への整形的効果と歯列弓の変化. バイオプログレッシブ スタディクラブ会誌, No.13 : 9-20, 1999.
10) 里見 優：成育クリニカルヒント「低位舌を考える」. 成育歯科医療研究会会誌, 2017, *in press*.
11) Rothstein RL : Cephalometric Evaluation Comparing the Effectiveness of Myofunctional Therapy with Mechanical Restraint in the Correction of the Deviate Swallow (Tongue-Thrust). Am J Orthod, July : 104, 1974.
12) 佐々木 洋 編著：口腔の成育をはかる セカンドステージへのステップアップ 生活背景にあわせた解決策の提案. 69-76, 医歯薬出版, 東京, 2004.
13) 大野肅英：マイオファンクショナル セラピーの臨床 舌癖と指しゃぶりの指導. 48, 日本歯科出版, 東京, 1986.

제 IV 부

종합 시스템

제 13 장 Biobloc

사토미 마사루(里見 優)

13

Biobloc

Biobloc은 John Mew(이하 Mew J)가 고안한 가철성 교정장치[1-3]고, 적응증은 혼합치열기의 상악후퇴형 하악전돌증이나 하악후퇴를 동반하는 상악전돌증에 효과를 발휘한다. 각 치료 단계마다 Stage 1~4의 4종류 장치를 사용한다. 이 장치는 주로 치열을 확장하는 장치(Biobloc Stage 1)(그림 1)나 기능적 악교정장치(Biobloc Stage 3)(그림 2) 등 치료 단계와 목적에 부합하는 장치를 선택하고, Mew J가 제안하는 Facial orthotropics 개념에 기초해 사용해야 한다. 따라서 개념과 치료법을 충분히 이해한 후 장치를 사용하고 치료를 진행하는 것이 중요하다.

Facial Orthotropics

Facial orthotropics는 Mew J가 ortho(올바르게 하다) + tropic(성장, 방향성)을 조합해 만든 용어다. 이 개념

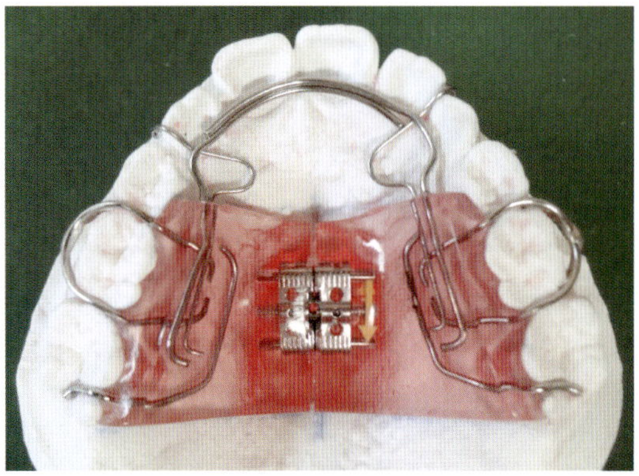

그림 1. Biobloc Stage 1.

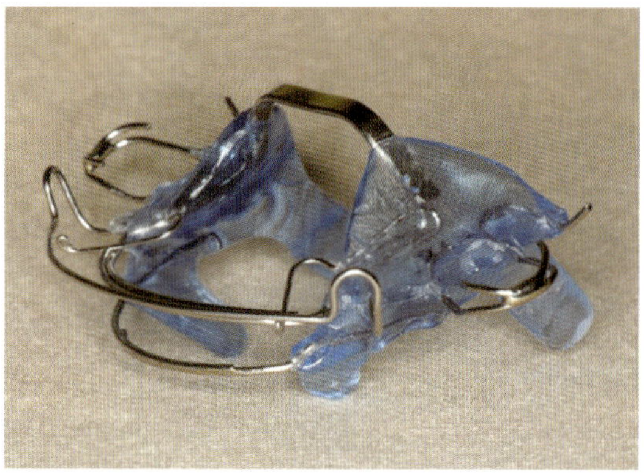

그림 2. Biobloc Stage 3.

은 natural growth guidance(자연성장유도법)라고도 부르고, 입술의 폐쇄부전이나 혀의 위치이상 등 자세(posture)나 호흡을 개선하고 부정교합의 원인이 될 수 있는 상악골이나 하악골이 아래 방향으로 성장하는 것을 억제하며 전방성장을 촉진하고(그림 3), 상악골의 열성장을 개선한다. 치열교정의 범주를 넘어 안모를 보다 매력적으로 만드는 목적이 있다.

Indicator Line

Facial orthotropics 치료는 indicator line(그림 3*1)과 growth direction(성장방향)(그림 3*2)을 지표로, 성장의 전제 조건의 획득에 수반하는 안면의 전방성장과 그에 따른 indicator line 값과 growth direction 각의 감소를 목표한다.

Indicator line 값이란 상악 중절치 절연에서 코끝까지 거리이다. 5세는 28mm(나이+23mm), 성인 남성 38mm, 성인 여성 36mm가 facial orthotropics 치료의 목표값이다.

Growth direction 각은 초진 시 턱점 Gn(gnathion)과 치료 후 점 Gn′를 연결한 선과 SN 평면이 이루는 각이다. 안면의 전방성장을 보이는 증례는 45° 이하일 때도 있다.

Facial orthotropics란?

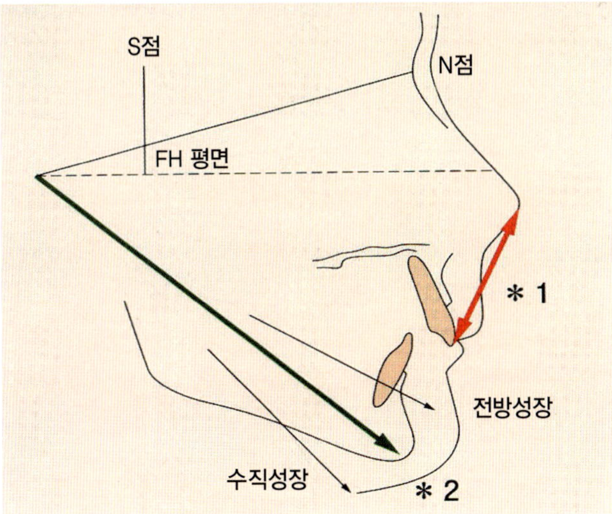

그림 3. Facial orthotropics(natural growth guidance, 자연성장유도법).
Mew J는 부정교합의 원인은 안면의 수직성장에 있고, 전방성장을 달성할 수 있다면 부정교합은 치유된다고 하였다. 성장의 전제조건은 다음과 같다.

① 안정상태에서 혀가 구개에 위치한다.
② 입술이 잘 닫히고 접촉한다.
③ 치아가 접촉하거나 접촉에 가까운 상태에 있다.

위의 세 자세를 유지하면서 코로 호흡하면 하악의 성장이 수직방향에서 전방방향으로 바뀌어 안모가 자연스러워지고 부정교합도 개선된다고 주장하였다.

＊1 Indicator line 값은 상악 중절치 절연에서 코끝까지 거리다.
＊2 Growth direction 각은 초진 시 턱점 Gn(gnathion)과 치료 후 점 Gn′를 연결한 선과 SN 평면이 이루는 각. 안면의 전방성장을 보이는 증례는 45° 이하일 때도 있다.

13

Biobloc 장치와 치료 순서

Biobloc 장치로 치료하는 순서는 크게 네 단계로 나눌 수 있다.

Stage 1

Biobloc Stage 1(그림 1, 4a)을 사용하여 다음 내용을 진행한다.

- 상악골의 semi-rapid expansion(뒤에 설명)과 전방확대
- 상악 전치의 순측경사 + 압하
- 상악 제1대구치의 압하 + 원심협측이동

이것으로 상악골의 전방성장을 촉진하고 상악골의 하방성장을 억제한다.

Stage 2

Biobloc Stage 2(그림 4b)를 장착하고 전치 레벨링과 확대된 상악 치열을 보정한다.

Stage 3

Biobloc Stage 3(그림 2, 4c)을 장착하고 하악을 전방위로 유도, 구강 내에 혀의 공간과 기도를 확보한다.

전치부와 입술의 폐쇄를 촉진해 입술의 자세를 정돈하고 하악 전방위의 안정화를 도모한다. Facial orthotropics는 Stage 3이 가장 중요하다.

Stage 4

Biobloc Stage 4(그림 4d)는 Biobloc Stage 3에서 획득한 전방위의 보정과 교합의 긴밀화를 도모한다. Biobloc Stage 3으로 대신할 수 있어 사용하지 않는 경우가 많다.

준급속상악확대

준급속상악확대(semi-rapid maxillary expansion)는 1977년에 Mew J가 고안하고 1주에 1mm 속도로 확대하는 것이다(표 1). Mew J에 따르면[2] "1주에 1mm라는 'semi-rapid'의 확대 속도와 치아를 강력하게 고정하는 Crozat clasp를 갖춘 Biobloc Stage 1로 불쾌감 없이, 치아를 동요시키지 않고, 아크릴계 플랜지가 연조직에 궤양을 만들지 않으면서, 정중구개봉합을 확실하게 분리시켜 몇 주만에 10~12mm 확대했다."고 하였다.

Biobloc Stage 1은 많은 확대장치처럼 치아배열을 위한 공간을 확보하는 목적만이 아니라 "1주에 1mm 속도로 확대하는 준급속확대는 중안면의 골변화를 유도한다."고 Mew J는 기술하였다.

Biobloc Stage 1~4

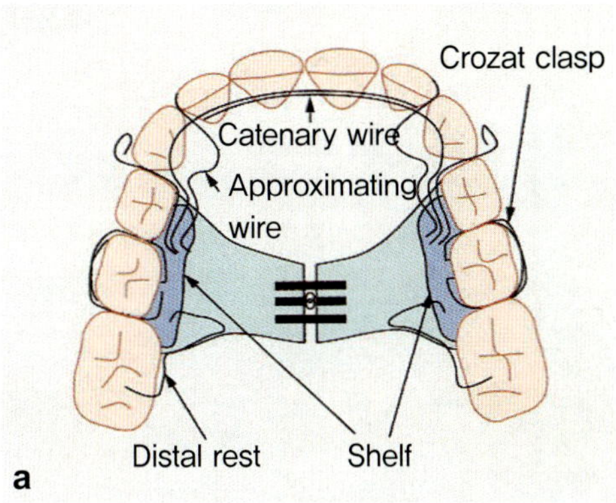

그림 4. a, Biobloc Stage 1(상악).

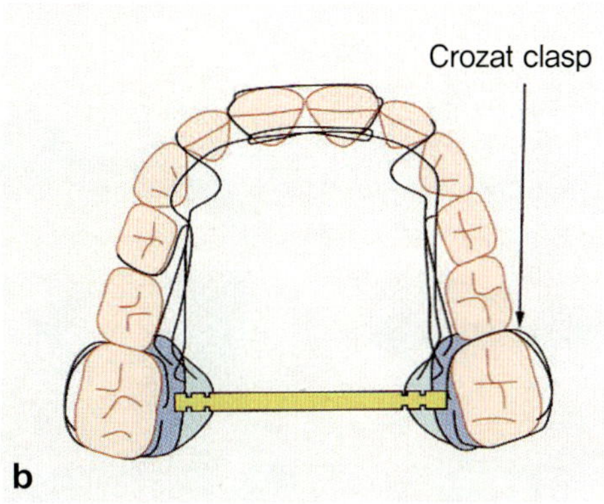

그림 4. b, Biobloc Stage 2(상악).

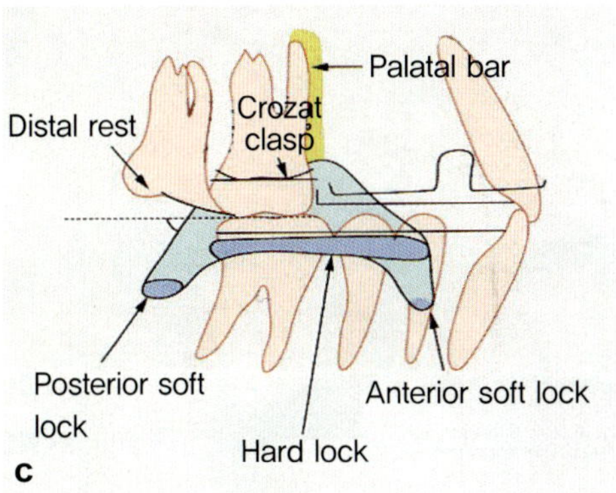

그림 4. c, Biobloc Stage 3.

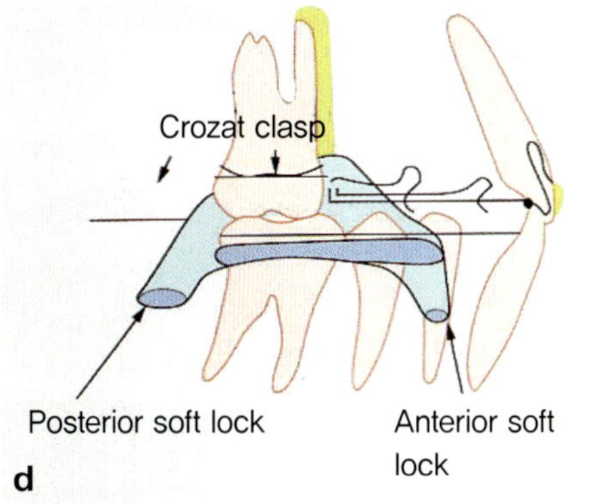

그림 4. d, Biobloc Stage 4.

표 1. 급속확대~준급속확대~완속확대의 차이[6)]

비교	급속상악확대	준급속상악확대	완속상악확대
확대속도	0.2~0.4mm/day	1.0mm/week	0.2mm/day 이하
교정력	kg 단위	기재 없음	g 단위
소요시간	2~3주	수개월	수개월~년
치아경사	적음(치체이동)	적음(치체이동)	많음(경사이동)
주요 변화 부위	정중구개봉합	정중구개봉합~치조돌기	치조돌기
치조 기저부	확장	확장	확장이 적음
재발	적음	적음	많음

상악확대는 급속에서 완속확대까지 가능한데, Biobloc Stage 1에서는 준급속으로 상악을 확대하고 치열확대만이 아닌 중안면의 골변화를 유도한다.

Facial orthotropics 치료법과 기존의 기능적 악교정장치 치료법의 차이점

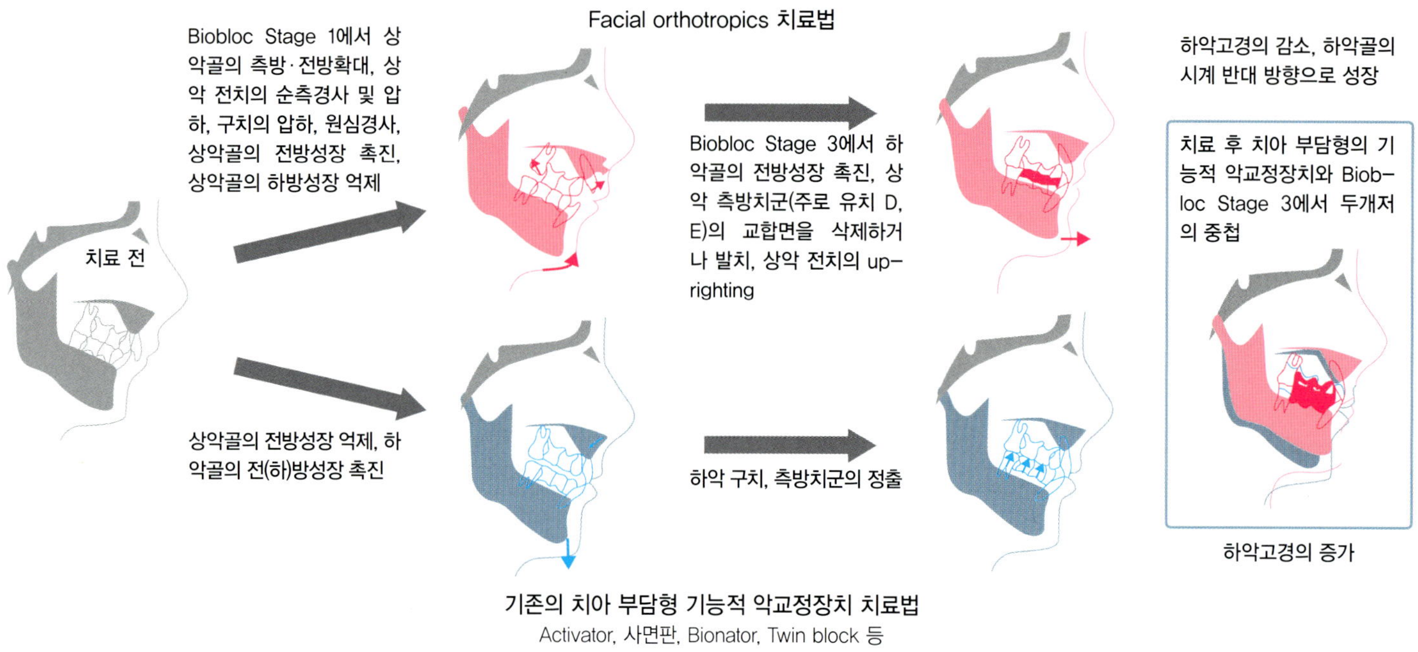

그림 5. Facial orthotropics 치료법은 악안면고경을 높이지 않고 하악을 전방위로 성장시킬 수 있다.

13

Facial Orthotopics 치료법과 기존의 기능적 악교정장치 치료법의 차이점

기존의 치아 부담형 기능적 악교정장치 치료는 하악을 전방위로 유지하고 측방치군이나 구치부를 정출시켜 교합을 긴밀하게 만들기 때문에 교합고경이 증가하고 하악이 시계 방향으로 회전해 악안면이 길어진다(그림 5). 그러나 Facial orthotropics 치료법은 Biobloc Stage 1로 상·하악 전치의 순측경사와 압하, 상·하악 제1대구치를 압하하고, Biobloc Stage 3으로 유치 측방치군의 교합면을 삭제하고 교합을 올리지 않기 때문에 악안면 고경을 늘리지 않고 하악을 전방위로 성장시킬 수 있다(그림 5).

Biobloc 장치의 제작 방법

Biobloc Stage 1, 2

Biobloc Stage 1과 Biobloc Stage 2의 제작법은 본서 '상교정장치'에 준하므로 생략하였다.

Biobloc Stage 3, 4

인상채득은 특히 상악 제1대구치를 선명하게 채득하는 것이 중요하다. 하악은 anterior와 posterior soft lock을 정확하게 제작할 수 있도록 전정부 인상이 선명하게 채득되어야 한다(그림 6).

교합채득은 수평피개가 약 2mm 위치에서 깨물게 한다. Frankel appliance나 다른 기능적 악교정장치처럼 절단교합이나 마이너스의 수평피개가 되지 않도록 한다.

Biobloc Stage 3의 제작 방법

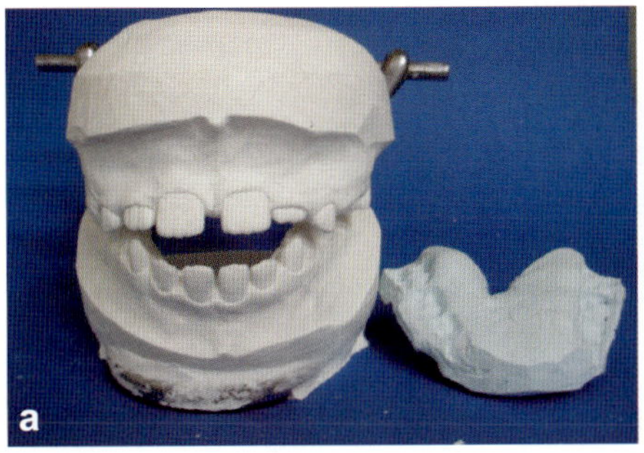

그림 6. a, 교합기 부착.

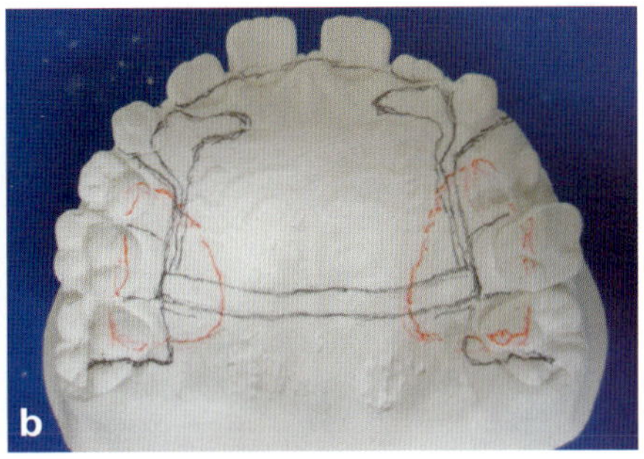

그림 6. b, 상악 설계.

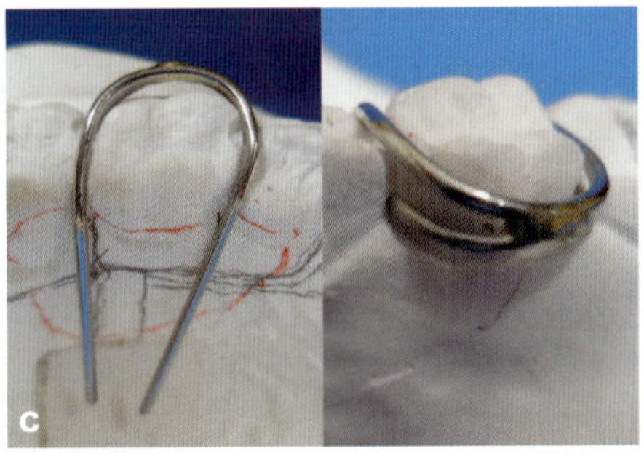

그림 6. c, Crozat clasp 제작.

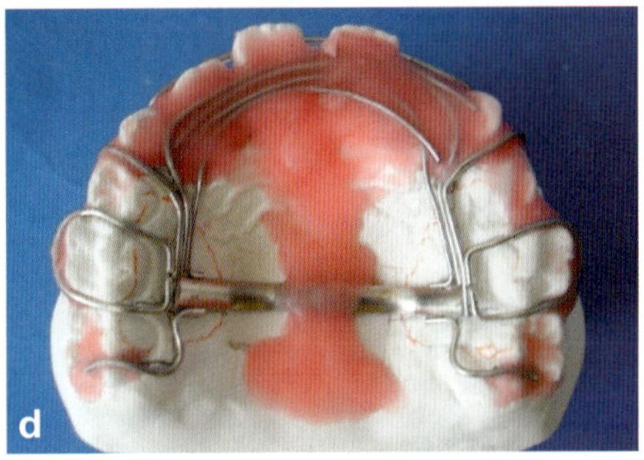

그림 6. d, 상악 프레임 구부리고 용접하기.

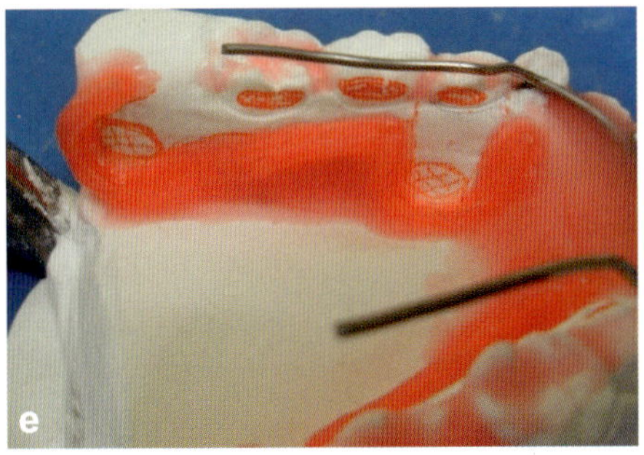

그림 6. e, 하악 프레임 구부리기.

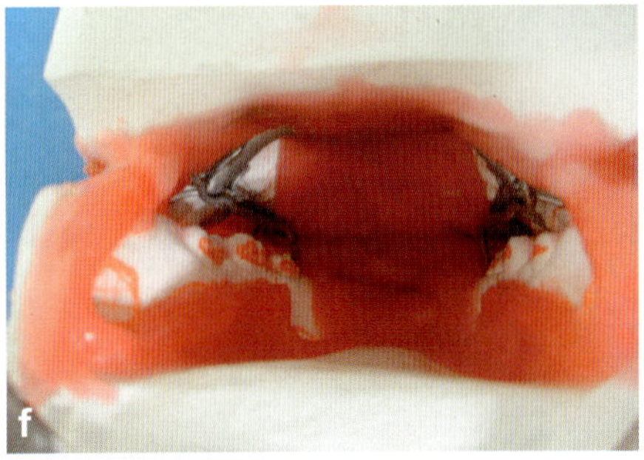

그림 6. f, 박싱.

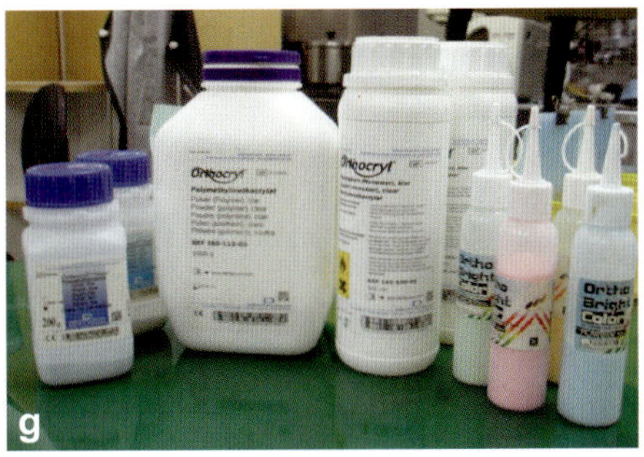

그림 6. g, 레진중합.

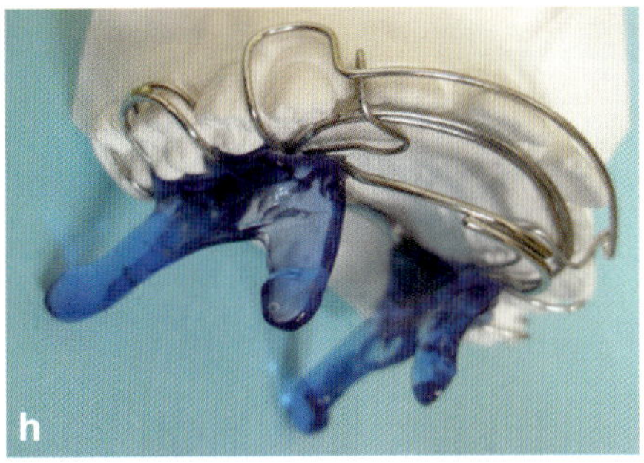

그림 6. h, 완성.

Crozat Clasp의 제작 방법

Crozat clasp는 Crozat GB가 고안한 Crozat's orthodontic appliance의 유지장치이다. Biobloc 장치는 가철식 장치이지만 Crozat clasp를 조합하면 고정성 장치 수준의 유지력을 발휘한다.

다만 탈착을 반복할 때마다 Crozat clasp에 부담을 주고 금속피로가 가해져 파절될 수 있다. 따라서 탄성도 있고 내구성이 강한 교정용 강선(Remaloy/Dentaurum 또는 ELGILOY/Rocky Mountain Morita)의 사용을 권장한다.

Biobloc Stage 1의 사용 시 주의사항(그림 7)

Biobloc Stage 1로 상악골을 준급속확대하고 상악과 하악 전치의 순측경사를 진행하는데, 단순한 순측경사가 아니라 상악은 catenary wire, 하악은 nudge wire를 설측 치경부에 적절하게 접촉시켜 압하력을 가해야 한다(그림 7a, b).

상악과 하악 제1대구치의 압하 + 원심협측이동도 진행하고 혀를 전방으로 내밀기 쉽게 해 자세를 개선할 필요가 있다. 또한 제1대구치를 확실하게 압하하지 않으면 Stage 3으로 교합고경의 감소를 유도할 수 없다(그림 7c).

Biobloc Stage 3의 사용 시 주의사항(그림 8)

1. Anterior soft lock

입술을 다무는 훈련에 사용하고 폐구할 때 anterior soft lock은 점막에 닿지 않지만 하악이 1mm 후퇴하면 설측점막에 닿아 통증이 생기도록 설정되었다.

Biobloc Stage 1, 3 장치 사용 시 주의사항

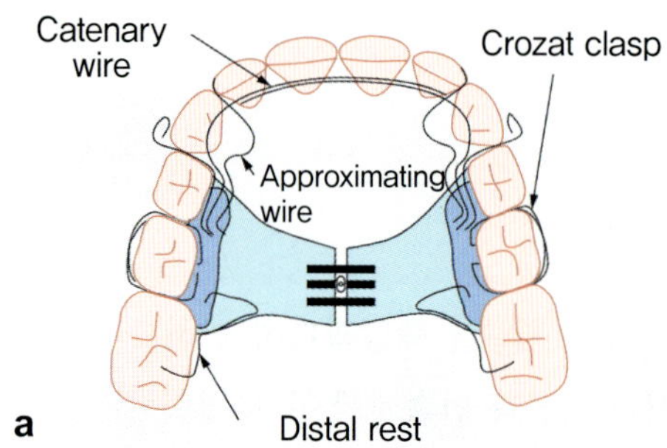

그림 7. a, Biobloc Stage 1(상악).

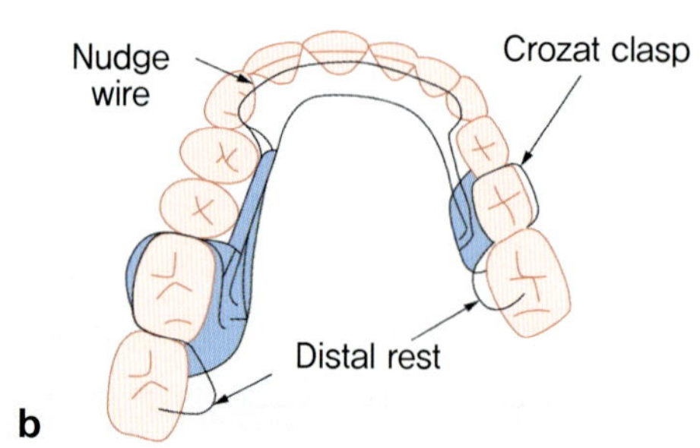

그림 7. b, Biobloc Stage 1(하악).

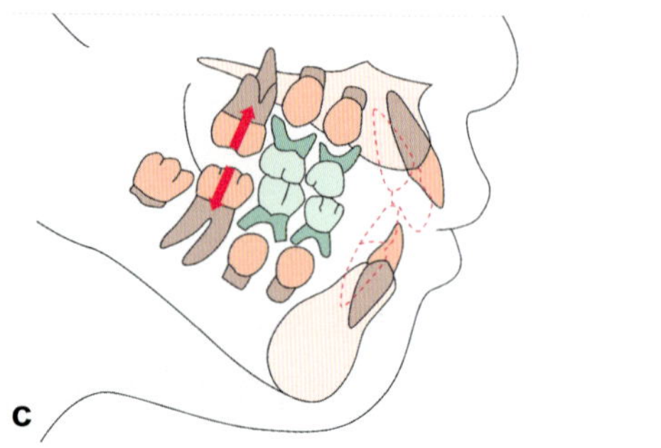

그림 7. c, 상악 전치의 순측이동만이 아니라 압하, 상·하악 제1대구치의 압하도 가능하다.

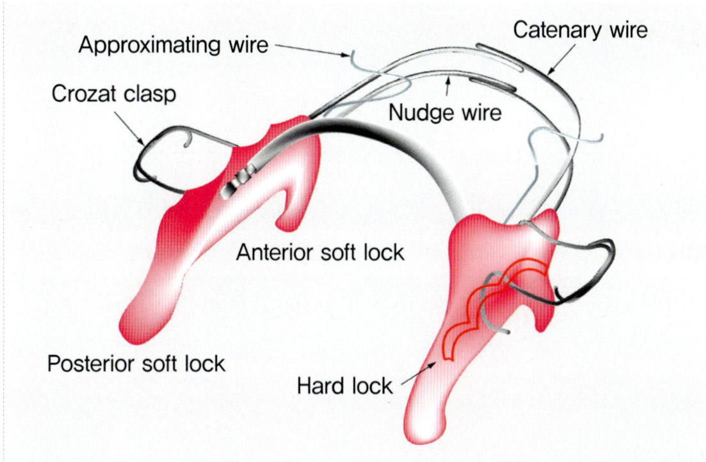

그림 8. Biobloc Stage 3의 입체도. 하악을 전방으로 슬라이드 시켜 그곳에서 후방으로 이동할 때 5mm 이내에서 lock에 접촉하도록 조정한다. 또한 hard lock에 레진을 첨가해 하악을 측방으로 확대한다. 환자에게 미리 탈착 방법을 설명한다.

2. Posterior soft lock

Stage 3을 장착할 때 대부분의 경우 anterior soft lock으로 하악을 전방으로 유도하지만 개구가 가능하므로, 개구하지 않도록 하는 posterior soft lock이 있다. Posterior soft lock은 악설골근선의 설측에 오게 된다. 하악을 전방으로 슬라이드 시켜 그곳에서 후방으로 이동할 때 5mm 이내에서 lock에 접촉하도록 조정이 필요하다. 입을 다물면 posterior soft lock의 정확한 위치를 확인하기가 곤란하므로 구강 내에서 조정한다. 미리 환자에게 탈착 방법을 설명하지 않으면 점막에 상처가 생길 수 있다. 또한 연하했을 때 통증이 발생하지 않도록 조정한다.

13

증례

7세 7개월의 여아로 턱이 좁고 치아가 가지런하지 않아 내원하였다. 안모는 중안면형이고 협근이 비대하며 두위 경사가 있고 좌·우 안모가 비대칭이다. 치열은 앵글 1급이고 총생, 협착 경향, 전치부 저작과 우측 저작, 혀 내미는 습관이 있다(그림 9).

치료

구강 발육을 위해 Biobloc을 사용하기로 결정하였다. Biobloc Stage 1로 상악골과 치열을 측방확대하고 혀 거상과 입술을 다물 수 있도록 MFT와 Biobloc Stage 3을 사용하였다(그림 10). 혀의 거상과 입술폐쇄 등 자세의 생리화 및 안정화를 달성했다면 부분적 multi-bracket technique으로 치열을 배열한다.

증례: Biobloc으로 자세를 개선한 증례

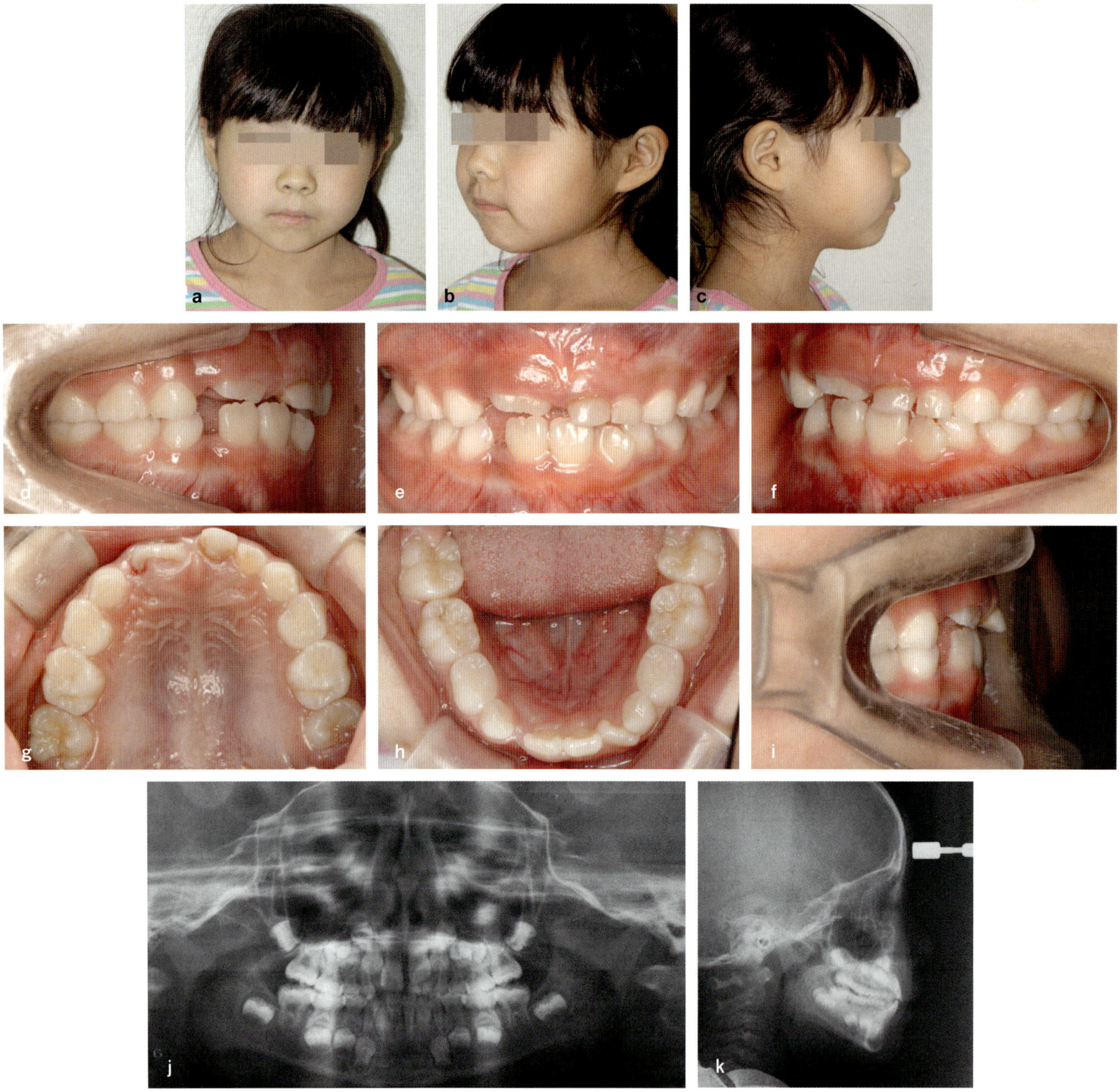

그림 9. 초진 시, 7세 7개월. 상·하악에 마이너스 discrepancy가 보이는 앵글 1급의 총생 증례. 협근의 비대가 현저하다.

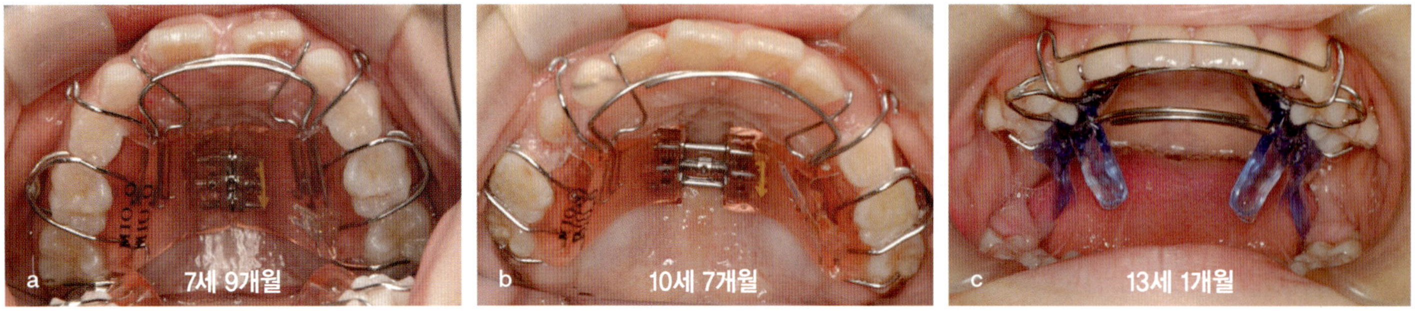

그림 10. 장치 장착. **a,** Biobloc Stage 1(장착). **b,** Biobloc Stage 1(확대 후). **c,** Biobloc Stage 3(장착).

치료결과

두위 경사와 좌·우 안모의 비대칭, 전치부 저작과 편측 저작 및 혀 내밀기 습관이 있는 증례를 Biobloc으로 확대하고, 튜브를 씹는(그림 13) 훈련을 시켜 균형 잡힌 자세를 만들었다(그림 11). 측두방사선사진 중첩에서 growth

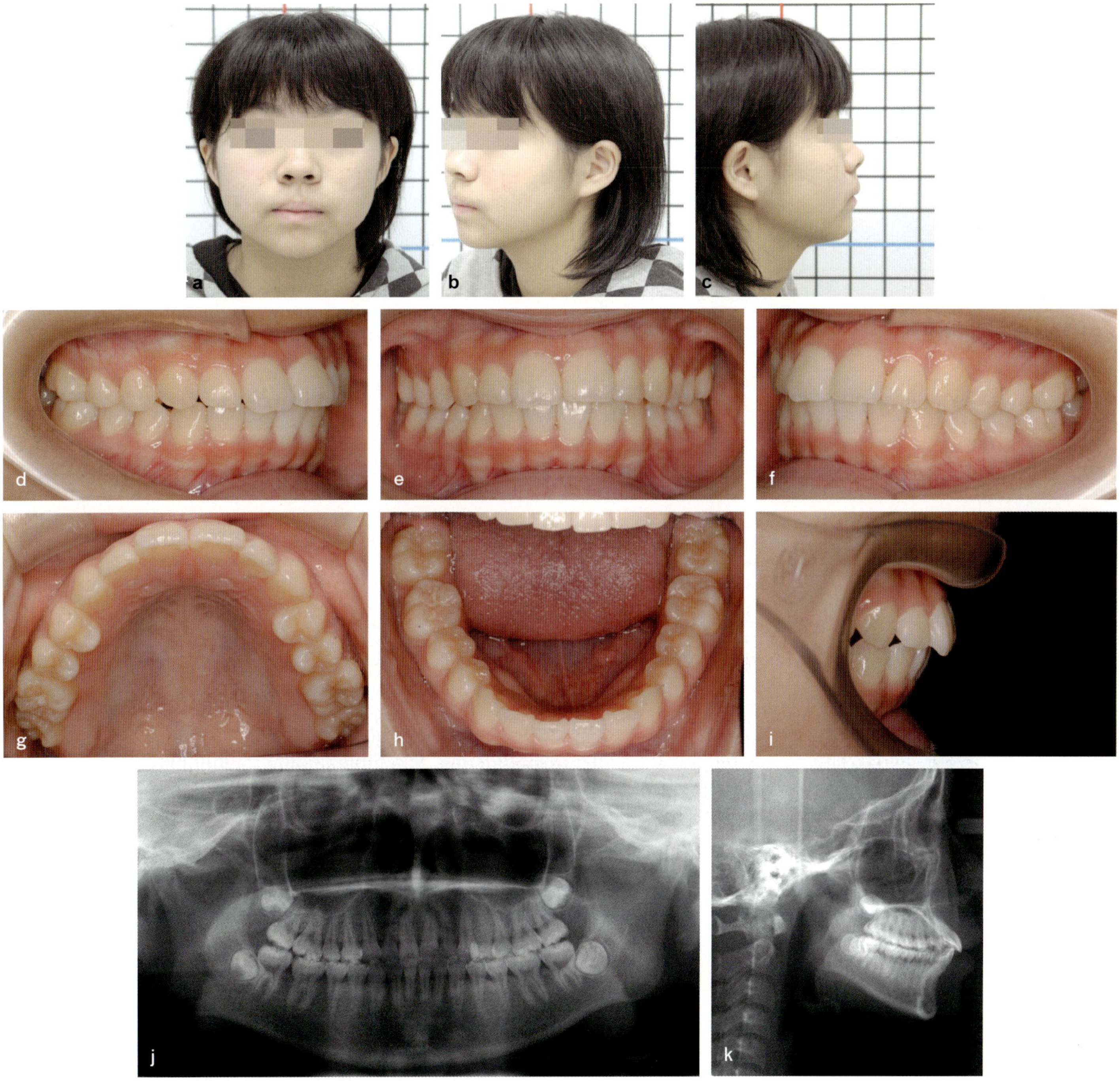

그림 11. 16세 3개월. 성장이 종료되었고, 자세가 개선되었으며, 저작연하운동이 원활해져 리테이너 없이 자연보정에 들어가 교합이 안정되었다. 협근의 비대가 소실되었다.

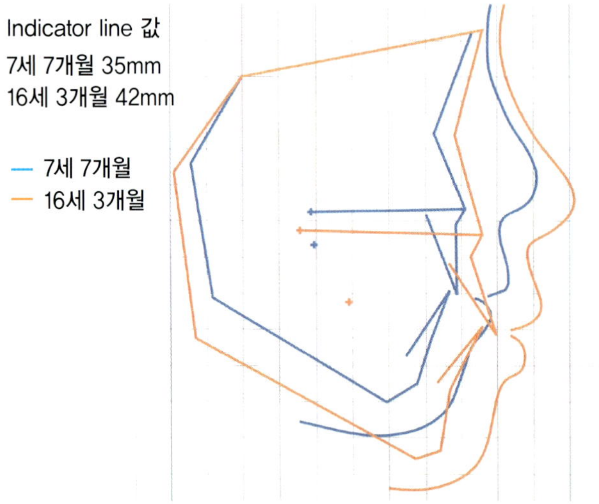

그림 12. 측두방사선사진의 중첩. Growth direction 각은 76°, indicator line 값의 증가는 +7mm에 그쳐 상·하악이 충분히 성장했다고 볼 수 있다.

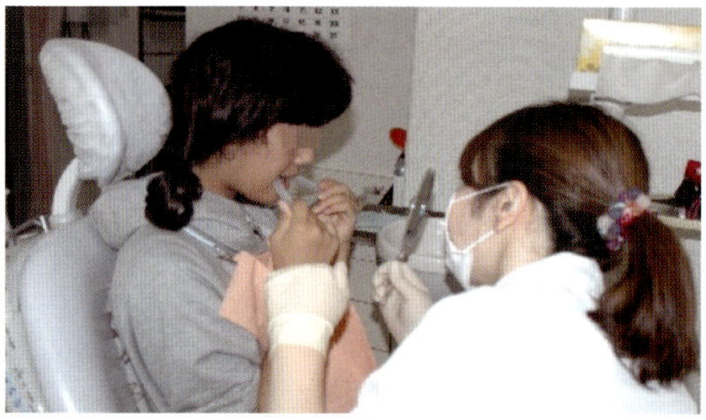

그림 13. 의료용 실리콘 튜브를 구치로 씹어 훈련한다(다른 증례).

direction 각이 76°, indicator line 값의 증가는 +7mm에 그쳤다. 상·하악이 전하방으로 충분히 성장하였다(그림 12).

13

결론

유치열, 혼합치열기부터 시작하는 조기 교정치료의 필요성 여부는 학계의 오래된 논쟁거리이다. 그것을 둘러싼 다양한 연구가 지금도 진행되고 있지만 조기치료를 판단하는 결정적인 근거는 존재하지 않는다.

한편 우리 임상의는 환자의 주변 환경이나 증상에 따라 조기치료가 주효했던 증례를 실제로 많이 경험하였다. 일찍부터 문제를 발견해 모니터링하고 최적의 시기에 치료를 진행하면 영구치열기의 기계적 치료를 경감하거나 생략할 수 있고 어린 환자 입장에서도 부담이 줄어 조기치료는 치과의사들과 환자에게 장점이 많다[7].

조기치료는 환자의 성장 가능성을 활용하고 악안면의 성장발육을 좋게 해(growth modification) 악골관계를 개선하는 것이 최대 장점이고 치료 옵션도 풍부해진다.

지면의 제약으로 내용을 충분히 전달할 수 없었지만 자세한 내용은 Mew J의 책 "The Cause and Cure of Malocclusion"[8]을 참고했으면 한다.

마지막으로 앞의 장치를 효율적으로 작용시키기 위해서는 면밀한 검사(파노라마 방사선사진, 측두방사선사진, 구강 사진, 안면 사진, 모형)와 성장 예측을 포함한 진단이 반드시 필요하고[7], 장치는 어디까지나 수단일 뿐 선행되어서는 안 된다. 장치가 무엇을 해 줄지 고민하고, 사용할 장치를 결정하며, 필요한 선택지를 추가해 치료계획을 세워야 한다.

참고문헌

1）Mew J：Semi-rapid maxillary expansion. British Dental J, 143：301-306, 1977.
2）Mew J 著，北總征男 監：バイオブロック・セラピー：自然成長誘導法 第1版第2刷．学建書院，東京，2001.
3）Mew J, 北總征男：垂直成長（変化）の原因と治療．臨床矯正ジャーナル，(5)：11-33，2004.
4）北總征男：デンタルフロンティア バイオブロック装置 Q&A 30．29-43，デンタルダイヤモンド，東京，2005.
5）里見　優：矯正歯科治療における子どもたちの成長に寄り添った治療支援とは 上顎前突症例．臨床家のための矯正 YEARBOOK 2015．94-101，クインテッセンス出版，東京，2015.
6）関崎和夫：GP のための咬合誘導　効果的な歯列拡大と床矯正の限界．クインテッセンス出版，東京，2014.
7）Bahreman A：Early age orthodontic treatment. Quintessence, Hanover Park, IL，2014.
8）Mew J：The Cause and Cure of Malocclusion. Printstation Ltd, East Sussex England，2013（日本語訳製作中）.

제14장 Right Angle Maxillary Protraction Appliance(RAMPA) 치료

마시코 마사노리(益子正範)·이와무라 히로시(岩村 浩)·미타니 야스시(三谷 寧)

RAMPA

Right Angle Maxillary Protraction Appliance(RAMPA)는 Mitani가 개발[1]한 상악골 상전방 견인장치이다(그림 1a). RAMPA 본체는 구강 외장치이고, 그것과 별도로 구강 내 장치인 RAMPA Oral Appliance(이하 ROA)와 active bow(그림 1b)가 있다. 실제 장착은 이것들을 조합해 사용한다.

RAMPA 본체에 사용하는 프레임은 SS 강선 조립식이고, SUS304(JIS 규격) 직경 2.6mm의 메인 강선에 서브 강선 직경 2.0mm, 직경 1.2mm를 사용한다. 그 밖에 악외 고정원인 head pad와 cheek pad를 사용해 상악골에 작용한다(그림 2).

ROA는 레진으로 된 치아 피복형 장치이다. ROA 종류별로 복수의 확대 스크류를 사용하고 증례에 따라 다르지

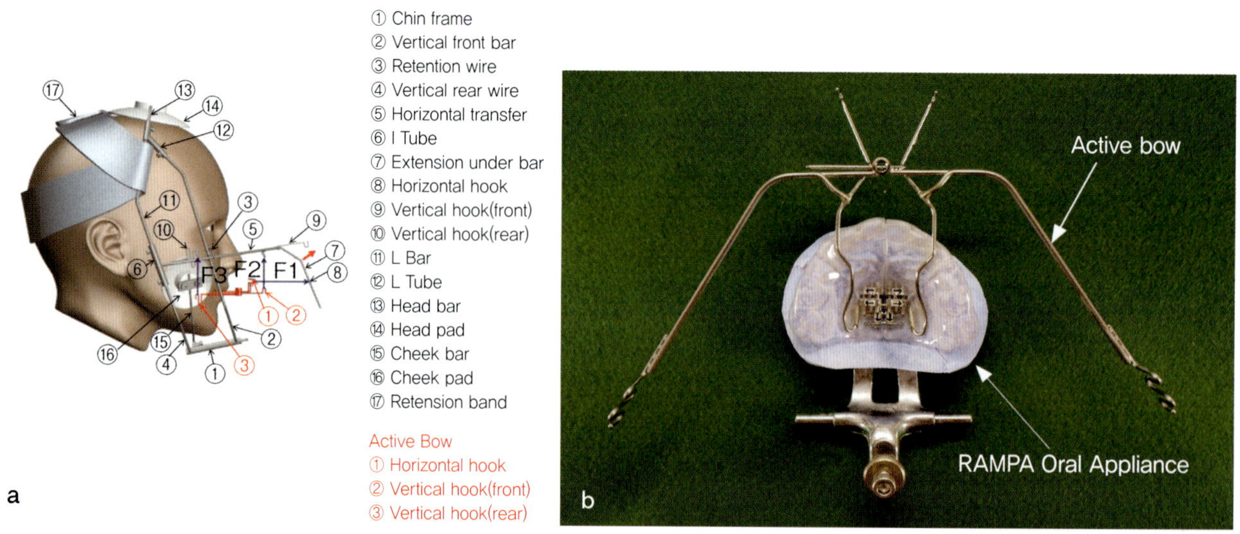

그림 1. **a,** RAMPA 외관. 현재 주류가 된 타입의 기본 세트. 상황에 맞게 다양한 선택지가 가능하다. **b,** RAMPA Oral Appliance(ROA)와 active bow. Active bow와 ROA를 접속하기 위해 주입선을 사용한다. Active bow가 길기 때문에 vertical hook의 견인으로 변형되지 않도록 보강하였다.

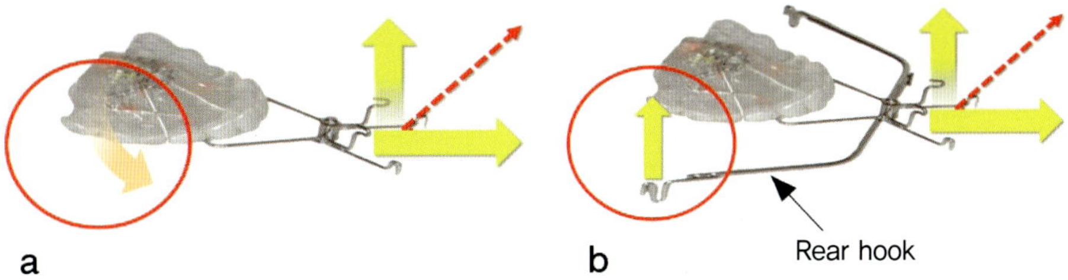

그림 2. **a**, 개발 초기 RAMPA는 rear hook이 전방에만 설계되어 벡터가 상전방을 향하고 구치부는 그것을 부담하는 반작용으로 하방을 향했다. **b**, 현재의 RAMPA는 상전방을 향한 벡터의 반작용을 보상하기 위해 rear hook을 추가하였다. 따라서 상악골을 일체화해 상전방으로 견인하는 벡터가 작용한다.

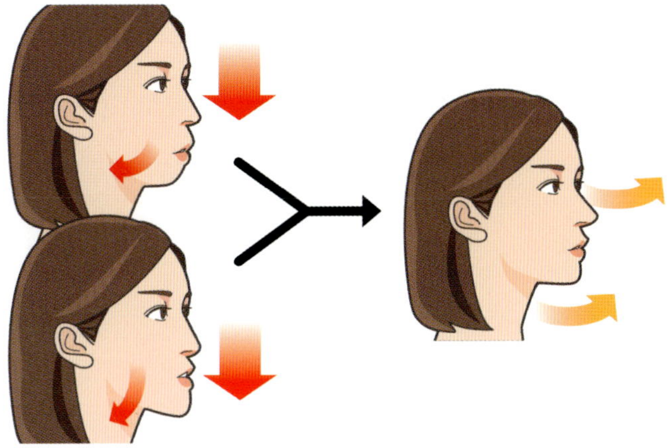

그림 3. 하방성장(down growth)한 상악위의 개선. RAMPA는 상악을 전상방에 위치시키면서 시계 방향으로 회전시키고 동시에 하악을 시계 반대 방향으로 회전시킨다(우측).

만 준급속확대를 기본으로 한다. 현재 ROA에는 type B, type C, VomPress type이 있다(뒤에 소개한다).

이들 장치를 사용해 치료하는 방법을 'RAMPA therapy'라고 부른다.

실제 치료는 ROA 외에 앞에 소개한 Biobloc 장치도 일부 병용한다. 왜냐하면 Biobloc과 RAMPA는 중안면의 전방성장을 목표한다는 공통점이 있기 때문이다. Biobloc은 Mew J가 제안하는 facial orthotropics에 기반을 둔 치료이고, RAMPA의 경우는 두개악안면복합체에 대한 정형적 보존요법이라고 말할 수 있다(전방성장, 준급속확대, facial orthotropics에 대해서는 제13장 'Biobloc' 참조).

적응증

RAMPA 치료의 축이 되는 Orthocephalics라는 개념이 있는데 이 개념을 기준으로 치료의 적응증을 판단한다. Orthocephalics는 Enlow DH, Harvolt EP가 1977년에 "American Journal of Orthodontics"에 소개하였고[2], 이 개념은 현재 미국 National Institute of Dental and Craniofacial Research(NIDCR)에 계승되었다. 그들은 "정형적인 힘을 매개로 부정교합을 교정하는 임상은 두개골 전체에 적용할 수 있다."고 하며, 생물학적 상위 개념으로 Orthocephalics를 도입하였다. 넓은 의미에서 치열은 두개악안면복합체의 일부이고, 그 상위에 두개저가 위치한다고 본다. 현재 악안면복합체에 대한 외과적 접근은 Proffit[3]을 필두로 눈부신 발전을 거두었다. 한편 RAMPA 치료의 직접적인 목적은 하방성장(down growth)한 상악위의 개선(그림 3)에 있고, 그 상위에 해당하는 뇌두개저

표 1. Proffit의 두개 성장에 관한 기본 이론[3)]

구조 단위	장소, 부위	역학	결정 요인
두개관	봉합부	봉합부의 이개에 수반하는 막성 골형성	뇌의 성장(두개내압)
두개저	연골결합	내연골성 골형성	내인성 자극(뇌의 성장도 관여하는 듯)
상악	봉합부	봉합부의 이개에 수반하는 막성 골형성	연조직/비중격 성장과 견인
	수동적인 전방으로 전위	두개저의 압출	두개저의 성장
하악	하악두	내연골 골형성	연조직의 견인(구체적으로 불분명)
	골표면	막성 골첨가 흡수(리모델링)	연조직의 견인(구체적으로 불분명)
	수동적인 전위(전방/후방)	측두와의 변위	불분명

상악 성장에는 두개저의 결정 요인이 지대한 영향을 미친다.

영역의 개선도 겨냥하므로 체계적으로 두개악안면복합체에 대한 접근의 범주에 속한다고 생각한다(표 1).

사실 Mitani의 보고에 따르면 골격성 반대교합 증례에 진행한 RAMPA therapy의 치료결과로 전뇌두개저 크기가 12~32% 증가했다[1)]고 한다.

대상 연령은 혼합치열기가 바람직하지만 성인에서도 일정한 결과가 보고되었다. 다만 결과를 얻으려면 1일 12시간 이상 장착해야 하므로 환자의 사정을 고려하면 역시 어린 환자가 적절하다.

RAMPA therapy의 치료 방침을 세울 때 치료 자체가 골격 형태에 접근한다는 의미가 크기 때문에 Sassouni의 분류(그림 4)[4)]처럼 앵글 분류에 추가해 성장의 수직적 요소를 고려하는 등 각 환자의 골격적 특징을 정확하게 파악한다.

장치의 종류

ROA에 대해서는 치료 시기와 치아 연령을 고려해 몇 가지 타입 중에 선택한다(그림 5~7, 표 2). 지금도 Type B, Type C, VomPress Type으로 분류한다. Type A는 개발 단계의 원형이고 현재는 사용하지 않아 생략하기로 한다.

장치 제작법

ROA를 제작할 때 구개골(수평판)의 상태를 보고 모형을 진단하므로 치아는 물론 Ah-line 또는 hamular notch까지 인상을 채득한다(그림 8).

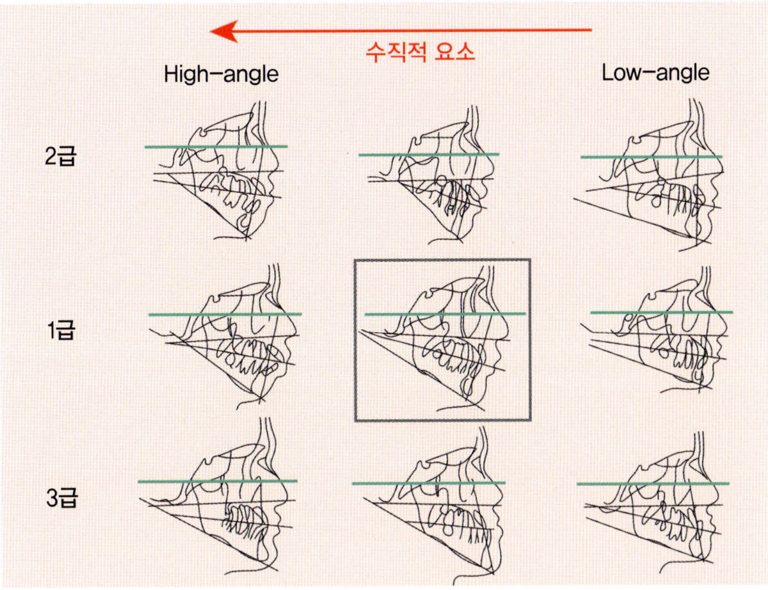

그림 4. Sassouni의 분류를 수정[참고문헌 4)에서 인용]. RAMPA의 치료진단에서는 골격 형태의 분류가 중시된다.

장치의 종류

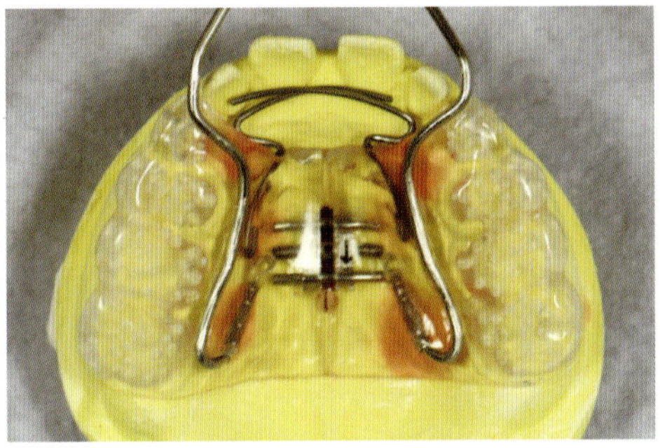

그림 5. ROA type B.

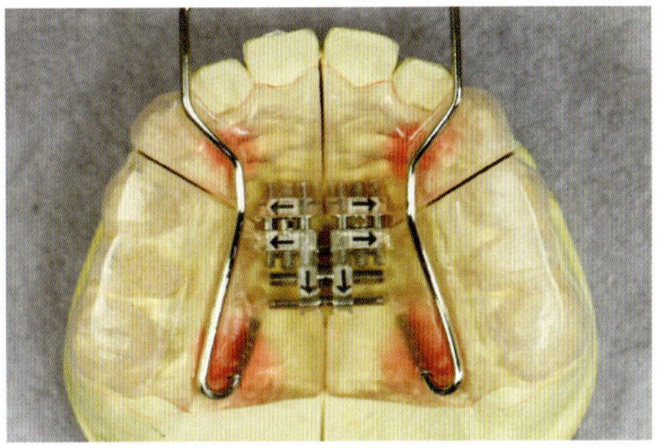

그림 6. ROA type C.

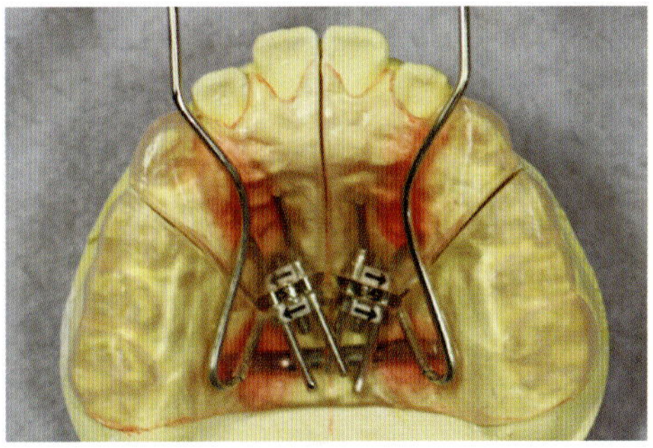

그림 7. ROA VomPress type.

표 2. 각종 ROA의 적응증과 특징

	Type B	Type C	VomPress Type
종류	• 구강 내 장치는 구치부 피복형 • Biobloc에서 사용하는 catenary wire를 추가하고, 측방확대 스크류를 1곳에만 설계	• 구강 내 장치는 전체 치열 피복형 • 측방확대 스크류를 1곳, 전방확대 스크류를 2곳에 설계 • 이차원적으로 두 방향의 확대 효과를 병용하는 설계	• 구강 내 장치는 구치부 피복형과 전치부 일부 피복형을 조합한 타입 • 서골(vomer) 바로 아래에 있는 구개융기부나 전악골부를 견인 작용의 중심에 설계한 타입
적응증	• 혼합치열기 전기 • 유중절치가 동요하거나 또는 교환하기 위해 탈락한 시기 • 혼합치열기 후기(단 동요치가 있을 때는 주의)~영구치열기	• 유치열기(유전치 동요가 없는 교환기 전까지) • 혼합치열 중기(상악 중절치가 맹출해 레진 피복이 가능한 시기) • 혼합치열 후기(다만 동요치가 있는 경우는 주의)~영구치열기	• 유치열기(유전치 동요가 없는 교환기 전까지) • 유치열기 전기(유견치의 골식이 충분한다고 판단할 수 있는 시기) • 혼합치열기 후기(다만 동요치가 있는 경우는 주의)~영구치열기
특징	• 상악골 상전방으로 견인하고 측방확대에 따른 상악골 하방성장을 방지하는 효과 • RAMPA에 의한 상악골 상전방 견인은 확대작용이 동반할 때 더 활성화됨[5]	• 상악골 상전방으로 견인, 시상 방향으로 확대와 그로 인한 구치부 anchor loss(원심경사)를 방지	• 상악골 상전방으로 견인 작용과 함께 전악골부 벡터 강화 • 이차원적 확대 작용과 달리 rear hook(rear)을 강화해 사용하면 반작용(구치부가 내려가는 상태)을 방지하고 Type B, Type C보다 견인 작용이 더 강해짐

장치 제작법

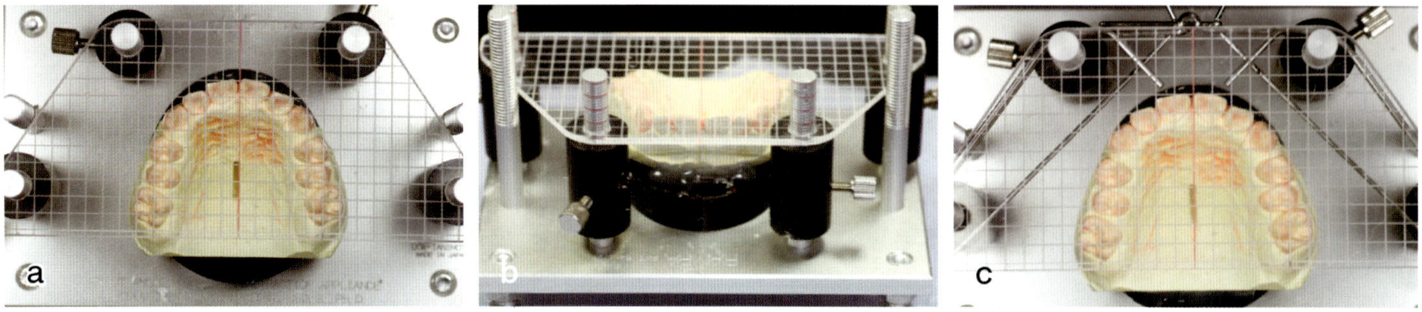

그림 8. **a, b,** 모형을 지그(jig)에 장착한다. 모형을 정밀하게 진단한 후 세팅. **c,** Active bow를 지그에 맞춘다. 중절치부터 거리는 15~30mm이다. 환자의 나이 등을 고려해 조정한다.

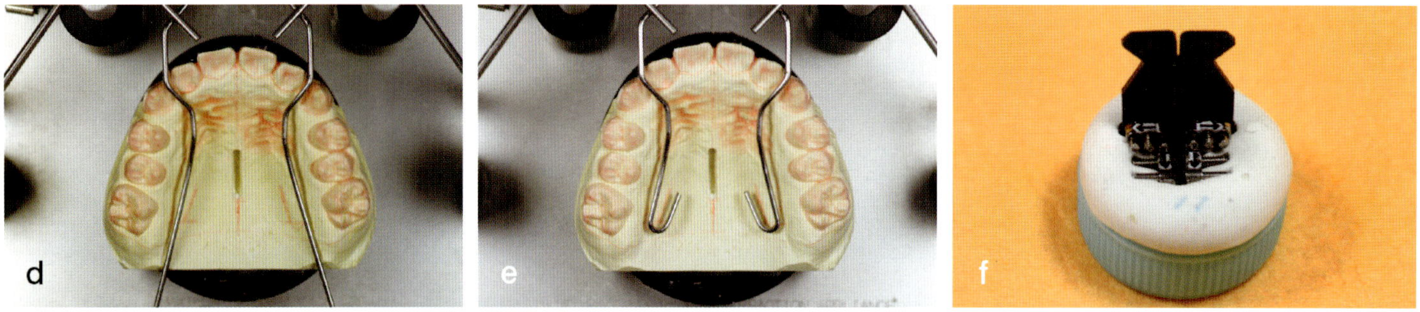

그림 8. **d, e,** Active bow 구부리기. 치아 일부를 파라핀왁스로 릴리프한다. **f,** 확대 스크류. Type C의 경우 스크류 3개를 사용한다.

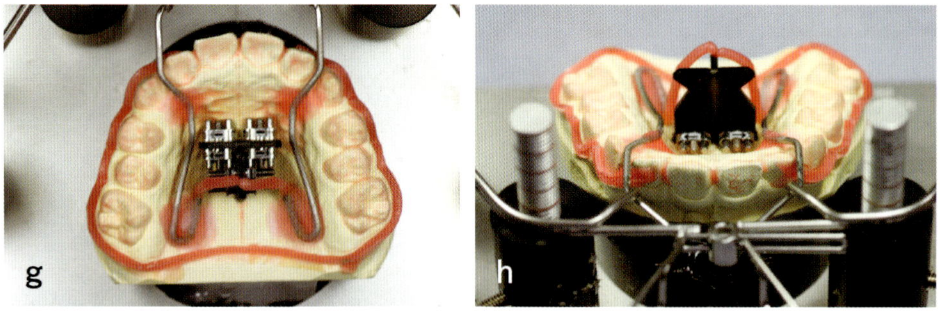

그림 8. **g, h,** 확대 스크류와 active bow의 임시고정. 레진을 사용할 때 과잉 부분을 줄이기 위해 유틸리티왁스로 박싱 하면 좋다.

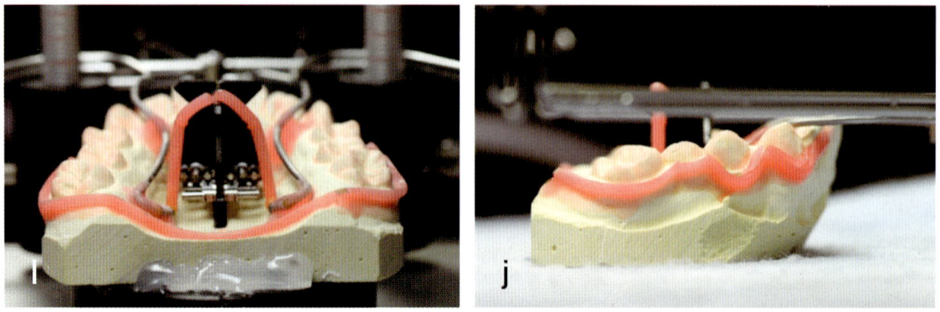

그림 8. **i, j,** Resin-up 직전 상태. 교합평면보다 구개골(수평판)을 기준으로 active bow의 위치를 설정한다.

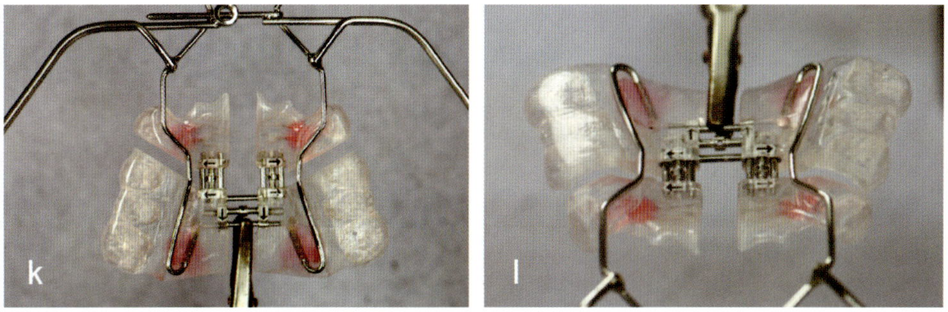

그림 8. **k, l,** Resin-up해 삭제한 후 확대를 확인한다.

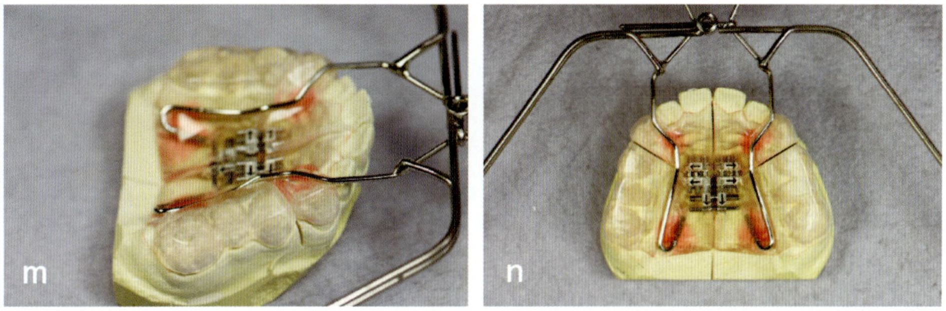

그림 8. **m,** 연마 후 상태. Active bow의 원할한 탈착이 가능한지 확인한다. **n,** 완성.

14

조정 방법

RAMPA의 올바른 장착에는 보호자의 도움이 필요하다. ROA와 RAMPA, 각각 2주에 1회 확인을 권장한다. RAMPA를 장착하면 생체가 부담하는 힘이 증가하므로 가급적 내원 주기를 짧게 해 확실하게 조정한다.

1) ROA 의 확인

구강 내 장착은 스플린트 조정에 준해 진행한다. 특히 주의할 점은 상악에 장착해 교합시켰을 때 하악장치(예: Biobloc 하악 Stage 1 등)의 강선과 ROA 레진이 접촉하지 않아야 한다. 또한 교합할 때 하악 전치가 active bow에 접촉하지 않는 것도 함께 확인한다.

ROA에 복수의 확대 스크류를 사용하는 증례도 있으므로 보호자가 구강 내에서 스크류를 감는지 확인한다.

2) RAMPA 본체의 확인

장착 시간과 치료를 시작할 때 적합감을 유지하는지 확인한다.

확인할 때 골격적 변화가 어느 정도 있는 경우에는 그때마다 장착감을 조정하고 적절한 상태를 유지하는 것이 중요하다. 특히 본인의 적합감과 술자의 적합감이 다른 경우에는 술자가 꼼꼼하게 조정할 필요가 있다(예: 밴드의 세기, 견인고무의 세기, 두부 압박감, 뺨의 압박감 등).

조정 방법

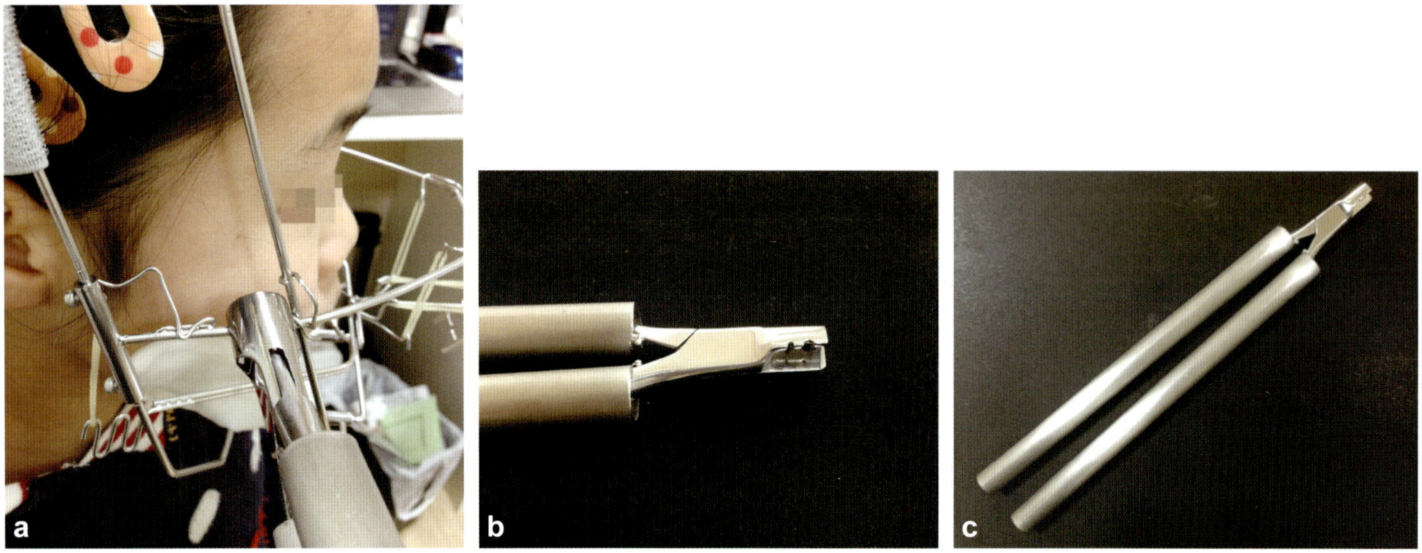

그림 9. a, 특수 바 밴더로 조정한다. b, 일반 판매용 바 밴더에 파이프를 용접해 사용한다. c, 바 밴더(TSK사, #2 CODE No.45502 의료기기신고번호 09B2X0010000103 일반의료기기·치과기공용 겸자).

필요하면 바 밴더를 사용해 프레임을 조정한다(그림 9).

14

3) RAMPA 치료를 시작할 때의 원칙

- 1일 12시간 이상 장착한다.
- 설정한 견인 벡터를 준수한다.
- ROA에 부속된 확대 스크류의 규정된 배분을 준수한다(예: 매일 45°씩, 격일 45°씩 등)
- 약 2주 주기로 내원하게 한다.
- RAMPA 치료기간은 약 2~4개월이 기본이다.

RAMPA 시 주의사항

1) ROA 사용 시 주의사항

치아 피복형 장치이고 ROA를 제거할 때 치은염이 나타날 수 있다. 레진을 사용하므로 식사 내용이 제한된다(예: 점착성이 있는 껌 등).

2) RAMPA 본체 사용 시 주의사항

RAMPA 사용 시 고정부의 탈모, 협부에 멍이나 물집이 생길 수 있으므로 교정력을 확인한다.

3) RAMPA 의 부적절한 사용

RAMPA 치료를 시작할 때 원칙을 지키지 않으면 다음과 같은 위험이 따른다.

- 장착 시간 부족에 따른 견인 부족, 설정을 무시한 견인 벡터에 의한 down growth의 조장
- ROA의 확대 부족에 따른 치료기간의 연장과 ROA가 혀의 위치를 장기적으로 침해해 down growth 조장
- 과도한 확대 배분에 따른 치아정출, 그에 수반하는 down growth의 조장

증례(그림 10~14)

7세 1개월의 남아(그림 10).

초진 상태: 우측 앵글 2급, 좌측 앵글 1급, 하악 전치의 총생, 상·하악 치열궁협착, 하악후퇴, 이근긴장, 수평피개 1.8mm, 수직피개 1.2mm, #16~#26 폭경 36.5mm

환자는 치열과 함께 코막힘이 있어 얼굴이 길어졌다고 호소하며 내원하였다. 치료를 위해 7세 2개월부터 RAMPA로 치료를 개시하였다. 치료 중에 RAMPA와 Biobloc을 병용하였다.

증례: 만성비염과 down growth를 보인 상·하악 협착치열 증례

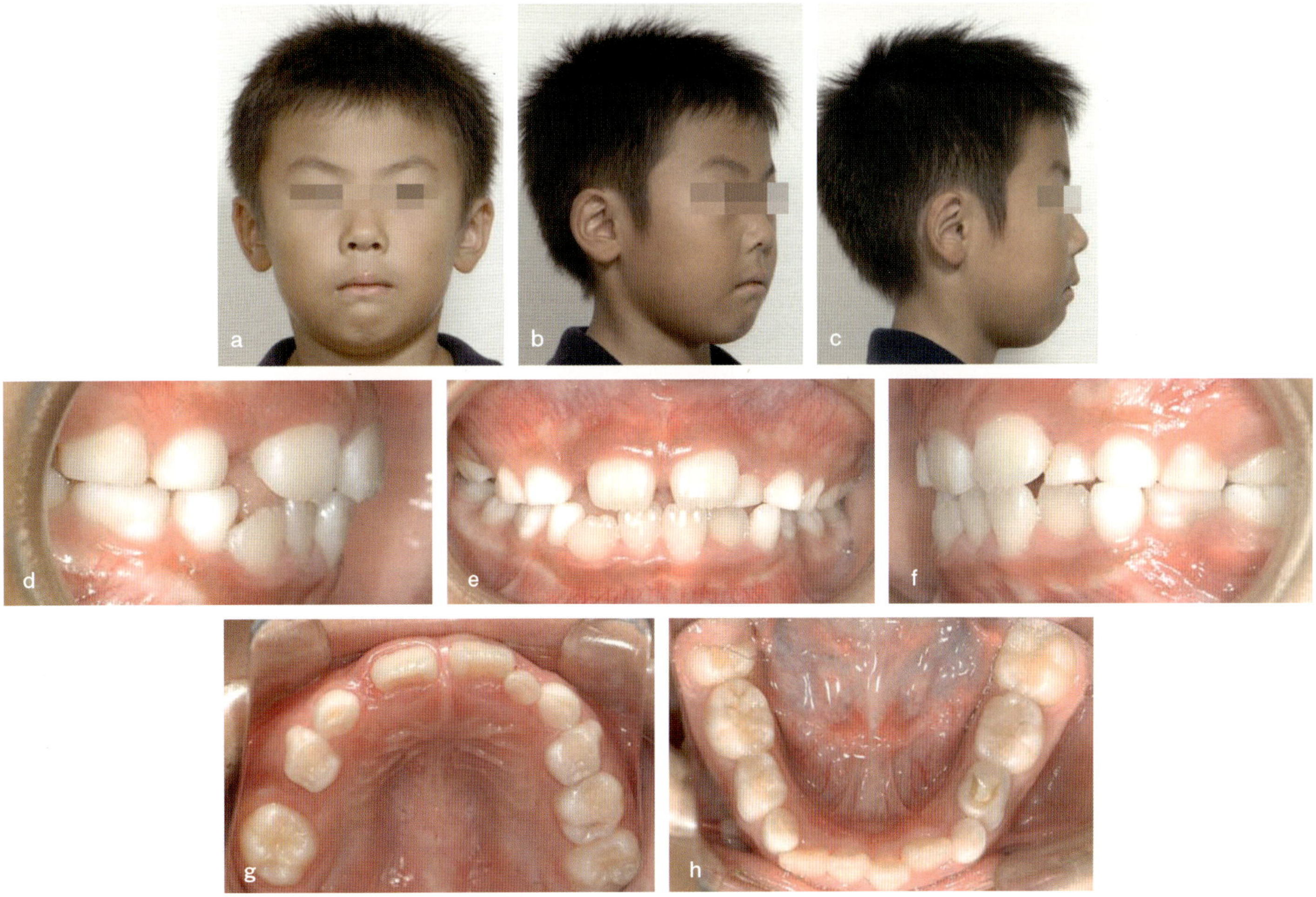

그림 10. 7세 1개월. 치열궁의 과도한 협착과 #55가 조기탈락해 RAMPA therapy를 선택하였다.

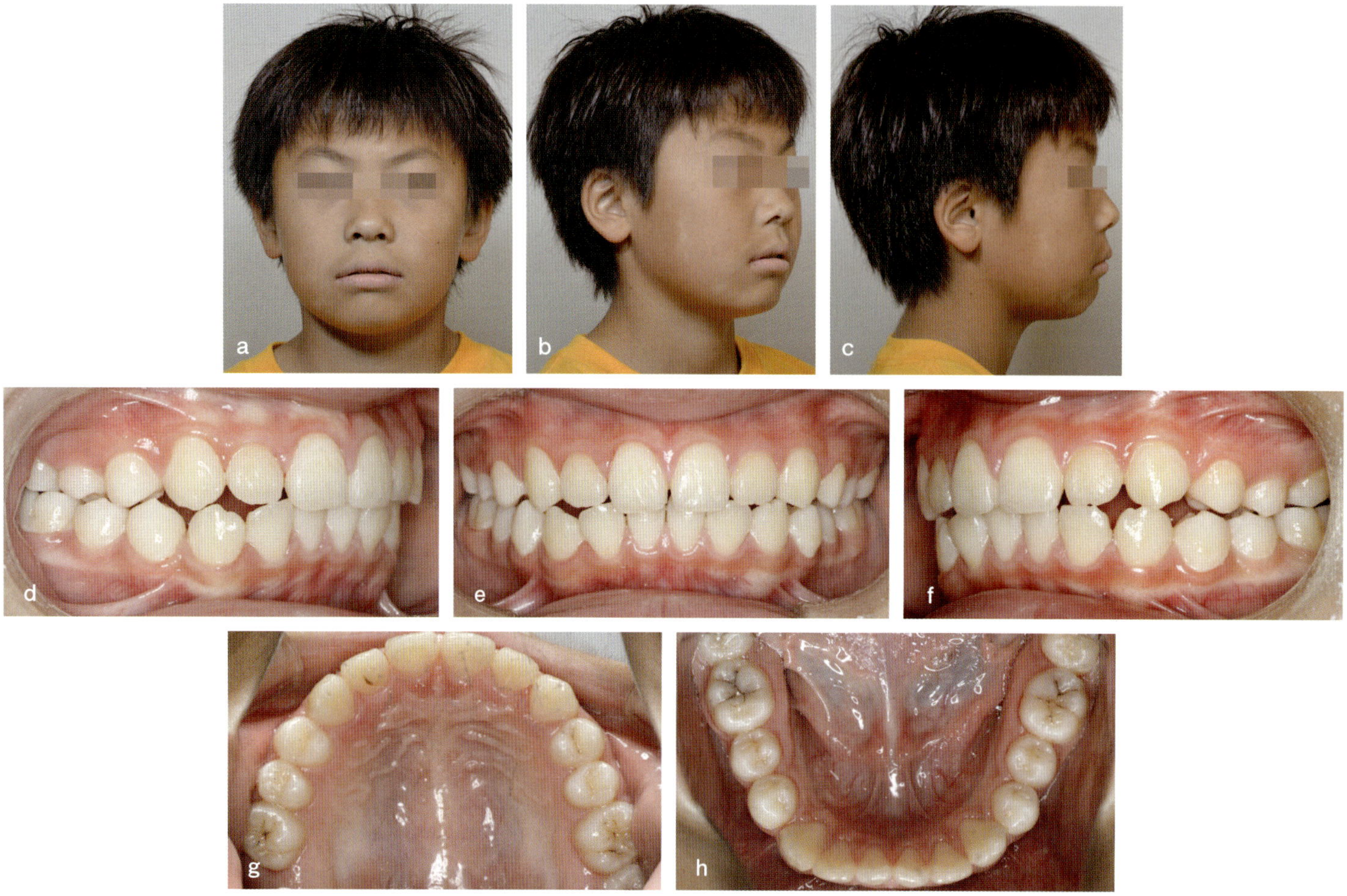

그림 11. 11세 10개월. 영구치열이 될 때까지 RAMPA로 상전방 견인치료를 4회 진행하였다.

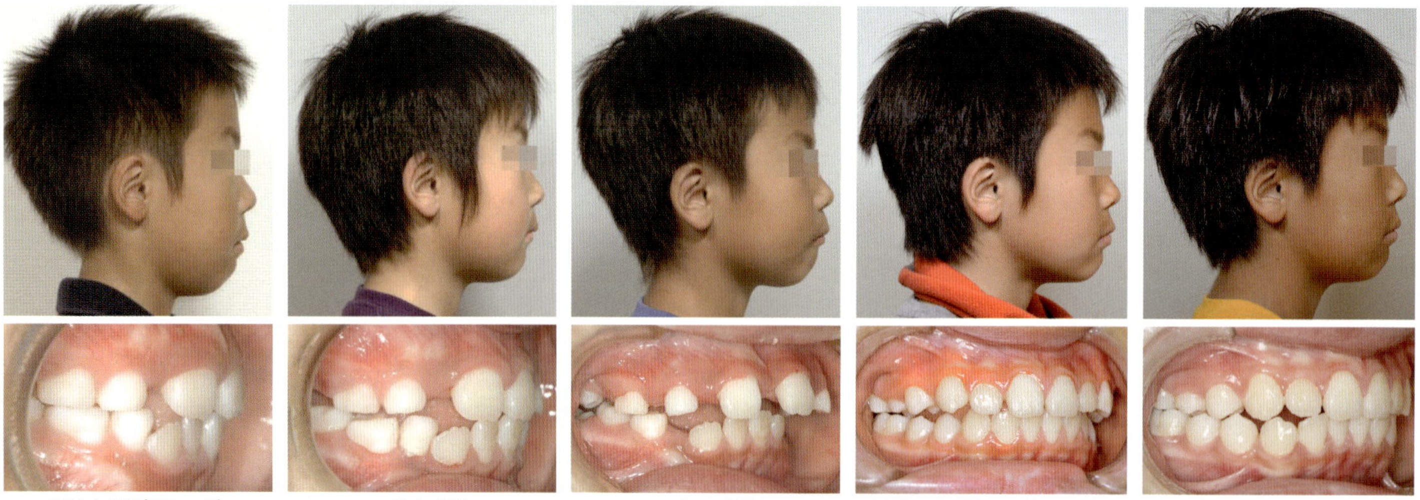

7세 1개월(치료 전) | 7세 8개월 | 7세 11개월 | 10세 8개월 | 11세 10개월

그림 12. 7세 1개월부터 11세 10개월까지 치료경과. 골격적으로 전방성장이 확인되고 안모가 건강해졌다.

14

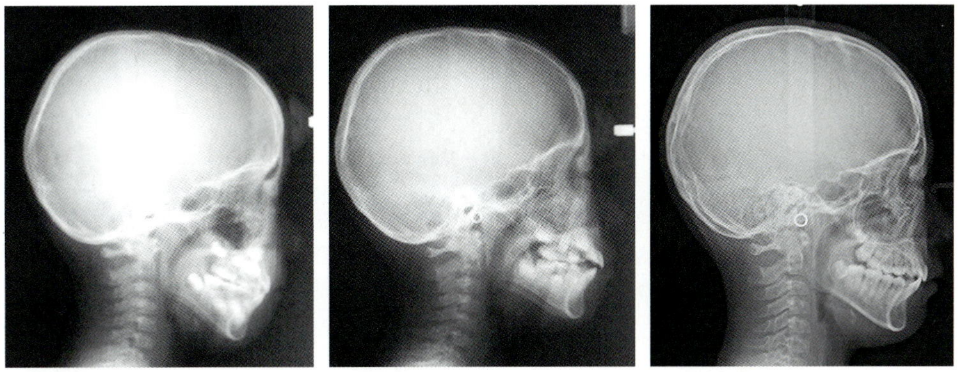

7세 1개월(치료 전) 8세 11개월 11세 10개월

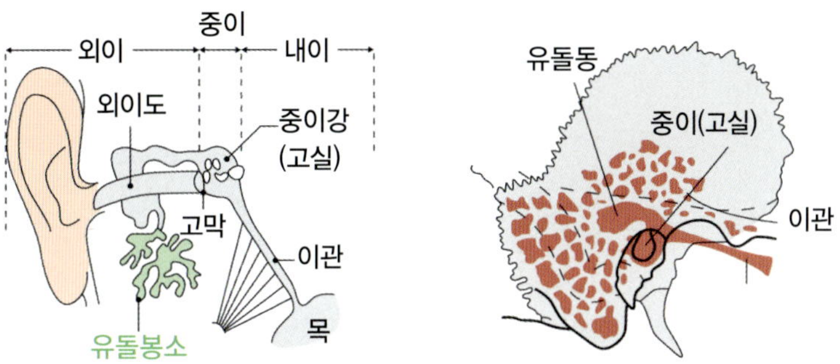

유돌봉소: 유양돌기 속에 있는 벌집과 같은 다수의 작은 공간. 출생할 때는 없지만 호흡해 고실에 공기가 들어가면 12세 무렵부터 서서히 형성된다. 형성기에 중이염 등 장애가 생기면 형성부전을 일으킨다.

그림 13. 7세 1개월부터 11세 10개월까지 유돌봉소나 부비강 영역의 증대, 상기도의 확대를 볼 수 있다.

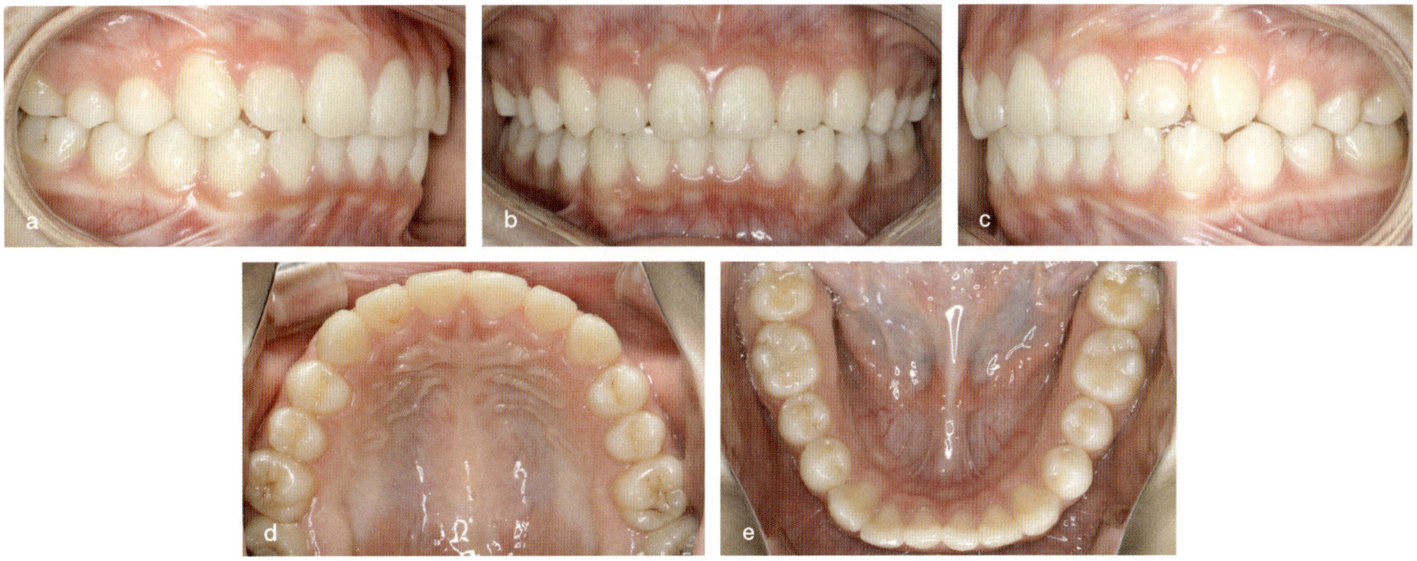

그림 14. 13세 2개월. RAMPA 치료의 주목적이 치열 정렬에 있지 않지만 환자는 만족하였다.

결과는 상악골의 전방성장과 함께 시계 방향으로 하악의 회전을 유도해 기능적으로 좋은 안모를 획득할 수 있었다. 현재 영구치열기에 들어왔는데 큰 변화 없이 현재 상태를 잘 유지하고 있다(그림 14).

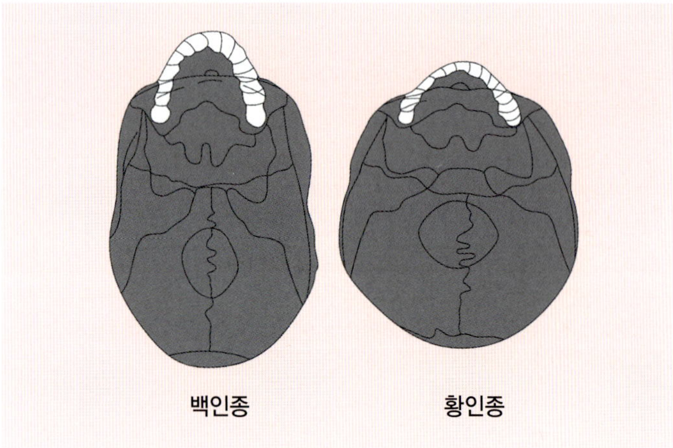

그림 15. 백인종과 황인종[참고문헌 7)에서 인용]. 장두형과 단두형의 차이는 측두골이나 후두골의 성장방향과 관련이 있다.

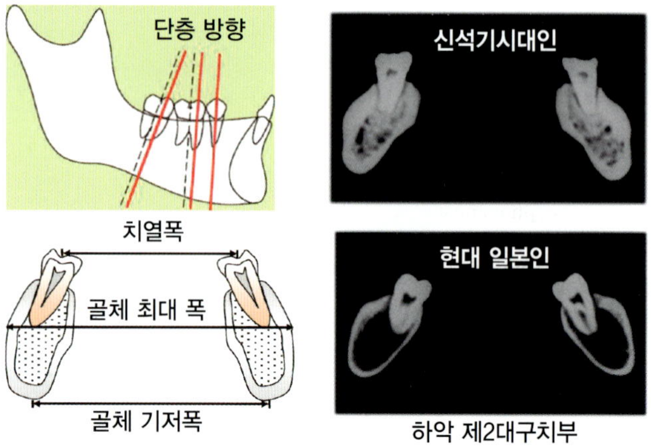

그림 16. 현대 일본인과 신석기시대인의 하악골[참고문헌 8), 카사이 카즈타카(葛西一貴) 선생의 제공]. 환경에 따라 골격 형태가 변한다.

결론

RAMPA 치료는 Orthocephalics라는 개념에 '골격의 회전과 왜곡의 시정'을 추가해 일본인에게 적용할 수 있도록 승화시킨 요법이다. 원래 일본인을 포함해 동아시아인은 안면 구조가 평평해 골격적으로 전방으로 성장하는 힘이 부족하다(그림 15). 그래서 연조직을 비롯해 '기능'이 골격 형태를 결정짓는 면도 있지만 이 요법은 골격이라는 '형태'의 개선을 우선한다. 골격 형태가 바르지 않은 상태에서는 MFT(구강근기능요법)를 실시해도 기능이 개선되지 않을 수 있으므로 먼저 형태를 개선하고 자발적인 기능 개선을 촉진한다.

따라서 이 요법은 '치열에 대해'라기보다 '골격적 부조화에 대해' 접근하는 치료 체계이며, 치열교정치료와 목적이 다르다고 이해하는 것이 좋을지도 모른다.

대상 연령이 어릴수록 효과가 좋기 때문에 많은 경우 유아기에서 학령기에 걸쳐 치료를 시작한다. 현대 소아의 특징인 '공간이 없는 치열'의 구강 상황을 생각하면 앞으로 다가올 '부정교합의 홍수 시대'에 대비해 많은 치과의사들은 위기의식을 가졌으면 한다(그림 16). 구체적으로 수면·호흡·연하·자세라는 기능의 문제이다. 이 요법은 복합적인 문제에 대해 수많은 증례보고를 통해 일정한 임상결과를 도출하였다.

본고가 RAMPA 치료를 이해하는 데 도움이 되기를 기대하며, 필자는 앞으로 더 심도 깊은 임상연구를 진행할 생각이다.

참고문헌

1) Mitani Y, Banabilh SM, Singh GD : Craniofacial changes in patients with Class III malocclusion treated with the RAMPA system. Int J Orthod Milwaukee, 21 (2) : 19-25, 2010.

2) Enlow DH, Harvold EP, Latham RA, Moffett BC, Christiansen RL, Hausch HG : Research on control of craniofacial morphogenesis : an NIDR State-of-the-Art Workshop. Am J Orthod, 71 (5) : 509-530, 1977.

3) Proffit WR ほか著, 黒田敬之 監訳 : 顎顔面異形成—その治療体系と臨床. 東京臨床出版, 東京, 2011.

4) Sassouni V : A classification of skeletal facial types. Am J Orthod, 55 (2) : 109-123, 1969.

5) Lee KG, et al : A study of holographic interferometry on the initial reaction of maxillofacial complex during protraction. Am J Orthod Dentofacial Orthop, 111 (6) : 623-632, 1997.

6) Proffit WR, White RP, Sarver DM : Contemporary Treatment of Dentofacial Deformity, Mosby, London, United Kingdom, 2003.

7) 清水正裕 : 日本人へのオーソトロピクス—モンゴロイドとコーカソイドの違いについて. 顎顔面口腔育成研究会誌, 2 (1) : 15-20, 2014.

8) 葛西一貴, 金澤英作 編著 : 歯科に役立つ人類学—進化からさぐる歯科疾患. わかば出版, 東京, 2010.

14

마치며

책을 읽고 난 후 독자의 소감이 궁금하다. 이 책에서 소개한 각종 교정장치는 교정치료에 사용하는 일부 장치에 불과하다. 치과교정은 치료법이 다양하지만 그중에 한 방법이라도 깊이 연구한다면 많은 증례에 적용할 수 있고 치료를 완결할 수 있을 것이다.

그러나 교정치료는 장치만 사용해서 되는 것이 아니며 치료 성패의 70~80%를 '진단력'이 결정한다. 초진 시 만남을 시작으로 자료수집, 검사, 진단이 중요한데 환자와 치료목적을 공유하지 않고서는 치료목표에 도달할 수 없다. 환자 입장에서 생각하고 인심 쓰듯 '치료해 준다'는 식의 태도로는 좋은 치료결과를 기대할 수 없다.

치과교정의 이상만 부르짖어서는 치료목표에 도달할 수 없고 치료를 지원하는 '기술'이 필요하다. 먼저 이 책에서 소개한 기술을 모방하는 것이 교정치료를 습득하는 가장 빠른 지름길이다. 모든 내용을 모방할 수 있다면 그 수준 가까이까지 도달했다고 말할 수 있다. 거기에 자신의 독창성을 발휘한다면 레벨업도 가능할 것이다. 부디 처음부터 자기만의 아류에 빠지지 않기를 당부하고 싶다. 왜냐하면 확립된 기술은 선인들의 지혜가 집약된 결과이므로 일단 그것부터 진지하게 배워야 한다.

조기에 치열을 확대하는 치료를 결심했다면 성장이 멈추고 제2대구치가 교합하며, 지치 처치가 필요할 때까지 책임지겠다는 자세로 치료에 임해야 한다. 인간의 성장에 개입하는 것은 매우 중요한 의미를 가지며 임시방편으로 처리하는 듯한 치료지원은 용납될 수 없다. 그리고 환자 자료는 치료지원의 기록이며 술자와 환자 모두에게 귀중한 재산이다. 특히 초진 시 데이터는 두 번 다시 채득할 수 없으므로 꼼꼼하게 수집하고 충분한 주의를 기울여 활용했으면 한다.

교정치료의 목표가 '기능적 교합의 획득'에 있다고 말하는 이가 많은데 교합이란 형태가 아닌, 운동을 동반하는 '기능'임을 잊어서는 안 된다. 거기에는 환자의 일상생활도 포함된다. 즉, 치료목표는 환자의 삶의 질에 가장 우선순위를 두어야 한다. 교합유도에 관여할 때 치료를 지원하는 행위는 막중한 책임이 따른다는 것을 충분히 이해했으면 한다.

마지막으로 이 책이 교정치료를 공부하는 독자 여러분께 도움이 되기를 희망한다.

2017년 5월

사토미 마사루(里見 優)

찾아보기

ㄱ
고무줄 39
구강근기능요법 140
급속상악확대 57
급속상악확대장치 58

ㅂ
반고정성 lingual arch appliance 27

ㅅ
상교정장치 7, 14

ㅇ
악간고무 39
악습관제거 140
악습관제거장치 8, 140

ㅈ
준급속상악확대 156

ㅋ
코일 스프링 39

ㅍ
폴리우레탄 스레드 39
폴리우레탄 체인 39

ㅎ
혀거상 140
혀거상장치 8, 140

A
Anterior soft lock 160

B
Bimler appliance 8, 115
Biobloc 8, 154
Biobloc appliance 8
Bite jumping appliance(BJA) 8, 127
BJA 8, 127

C
CLEA 7, 70
Clear expansion appliance(CLEA) 7, 70
Co–axial wire 38

D
Direct bonding system 39

E
EF line 110

F
Facial orthotropics 154
FR 104
Functional regulator(FR) 104

G
GMD 7, 80
Greenfield molar distalizer(GMD) 7, 80

H
Haas type maxillary expansion appliance 59
Hyrax type maxillary expansion appliance 59
Hyrax type RME 7

I
Indicator Line 155

L
Lingual arch appliance 7, 24
Lip bumper 7, 80

M
Maxillary protraction appliance 59
McNamara type maxillary expansion appliance 59
MFT 140
Mouth shield appliance 8, 104, 105
MPA 59
MUH shield 107
Multi–bracket appliance 7, 35
Myofunctional therapy 140

N
Natural growth guidance 155

O
ON type pendulum appliance 93

P
Pendulum appliance 7, 91
Posterior soft lock 161
Preadjusted bracket 38

Q
Quad Helix 7, 46
Quad Helix appliance 46

R
RAMPA 166
RAMPA oral appliance 166
Rapid maxillary expansion(RME) appliance 57
Right angle maxillary protraction appliance(RAMPA) 166
RME 57
ROA 166
Rolf Frankel 104

S
Schwarz 장치 14
Semi-rapid maxillary expansion 156
SLA 115
Soldered lingual arch(SLA) 115
SS 강선 38
Standard bracket 38

T
Tongue guard 142
Tongue training plate(TTP) 140, 142
TTP 140, 142

W
Wedge plate 142